うつのためのマインドフルネス実践
－慢性的な不幸感からの解放－

マーク・ウィリアムズ
ジョン・ティーズデール
ジンデル・シーガル
ジョン・カバットジン

訳
越川房子
黒澤麻美

星和書店

The Mindful Way through Depression
FREEING YOURSELF FROM CHRONIC UNHAPPINESS

A proven program from leading scientists
Including a CD of guided meditations by Jon Kabat-Zinn

by
Mark Williams, Ph.D.
John Teasdale, Ph.D.
Zindel Segal, Ph.D.
Jon Kabat-Zinn, Ph.D.

Translated from English
by
Fusako Koshikawa, M.A.
and
Asami Kurosawa

English Edition Copyright © 2007 by The Guilford Press
A Division of Guilford Publications, Inc.
72 Spring Street, New York, NY 10012
Japanese Edition Copyright © 2012 by Seiwa Shoten Publishers, Tokyo

日本の読者の皆様へのメッセージ
― マインドフルネスによるうつ病の予防 ―

　うつ病は世界中で約121万人もの人々を苦しめており，大きな問題となっています。うつ病を患うと，気分や生きるエネルギーは下がり，生きようとする意志さえも弱くなります。思うように働けなくなることも多く，自分や家族の生活のために収入を得る力が低下してしまいます。他の重篤な病気と異なり，うつ病には外からそれとわかる兆候がありません。皮膚に水疱が出ることも，高熱が出ることも，発疹が出ることもありません。ですから他の人にはうつ病であることがわからないのです。うつ病を患っている人々は恥ずかしいと感じ，役立たずで，失敗者であると感じます。そして，どうしてこんなに気分が悪いのかがわからないので，一体何が悪いのかと悩み，絶えず自分自身を苦しめるのです。

　何年もの間，私と私の共同研究者は，こうした重篤な再発を繰り返すうつ病を予防するのに最もよい方法は何かを研究し続けてきました。そして私たちは，マインドフルネストレーニングが，うつ病のリスクを減じる上で力強い協力者となりうることを見出しました。このマインドフルネスを涵養するために用いられる方法の最初の記録は，確かに，２千年以上も前にさかのぼります。マインドフルネスは，長い間，仏教者の伝統の中心であり続けていますが，こうした規則的な訓練はあらゆる叡智の伝統のひとつの特徴であり，だからこそ世俗と宗教，古代と現代をつなぐ架け橋として機能しうるのです。マインドフルネス瞑想では，内的な経験と外的な経験の双方に，意図的に注意を向けるようにトレーニングします。それは，十分な意志を持って，そして思いやりのない判断をせずに，どのようにして瞬間瞬間に起こっていることに焦点を合わせるのかを教えてくれます。マインドフルネスはそのようなトレーニング

を通して現れてくる気づきです。そしてそのような気づきを創りだし持続する技術でもあります。

　現代のヘルスケアにおけるマインドフルネスをベースにおくアプローチは，アメリカで始まりました。1970年代の後半，ジョン・カバットジンがこの領域を切り開く研究を行い，慢性の痛みとストレスに，マインドフルネスストレス低減法が注目に値する効果を持つことを見出したのです。ジョン・ティーズデール，ジンデル・シーガル，そして私は，マインドフルネストレーニングが，たとえそれが健康なときに指導されるものであっても，将来のうつ病の再発を予防するのに強力な効果を持つであろうと考えました。そしてこの仮説をテストするために，8週間のマインドフルネス認知療法のプログラムを創案したのです。

　私たちの臨床試行や，他の世界中で実施された試行は，マインドフルネス認知療法がうつ病の再発リスクをこれまでの約半分にまで減じることを示しています。2つのさらなる研究が，マインドフルネス認知療法は抗うつ薬と同じくらい効果があることを示しています。

　こうした研究を受けて，マインドフルネスは実証に基づいた心理学的介入として認められるようになってきています。例えば，イギリス政府の国立臨床研究所（National Institute for Clinical Excellence：NICE）は，うつ病の再発予防に関する費用効率の高い介入としてマインドフルネス認知療法を推奨しています。

　マインドフルネス認知療法は，今，あなたが手にしているこの本の核心にあるものです。私たちのだれもが自分自身と共にいる時間を得るときに起こることを，あなた自身が味わうことができるように，そしてコントロールを失ったり疲労消耗することもある世界に直面しながら，穏やかさと思いやりをもってそうすることができるように，私たちは，ここに，あなたをマインドフルネスの実践へとご招待いたします。

あなたがこのマインドフルネスの偉大な冒険に踏み出すにあたって，心からのご挨拶と祝福の言葉をお届けいたします。

2012 年 9 月

マーク・ウィリアムズ

謝　辞

　本書の出版は，多くの方々の寛大な援助や支援なしには実現しなかったでしょう。私たちは皆さんに大きな感謝の念を抱いています。

　本書の原稿を多数回にわたって読み直し，私たちが表現したかったアイデアの明確化を助け，最善の表現方法を提案してくださった方々，Jackie Teasdale, Trish Bartley, Ferris Urbanowski, Melanie Fennell, Phyllis Williams, Lisa Morrison に，心から深く感謝します。本書の制作に貢献してくださった以下の方々のプロ意識や技能を大いに評価しています；The Guilford Press 社の皆さん，特に Barbara Watkins, Chris Benton, Kitty Moore, Anna Brackett, Seymour Weingarten と，CD の製作に貢献してくださった皆さん，特に Soundscape Studio 社の Dave Doherty と Phyllis Wiiliams。また，Wellcome Trust, U.K. Medical Research Council, Centre for Addiction and Mental Health（Clarke Division），National Institute of Mental Health といったスポンサーの皆さんの援助と支援にも感謝を表します。

　智慧と知識をもって，私たちのマインドフルネスの教えが継続的に発展していくことを支援して導いてくれた仲間の教員や同僚たちに，特に Christina Feldman, Ferris Urbanowski, Antonia Sumbundu に感謝することは，喜びに他なりません。

　このプロジェクトが実を結ぶまでの多くの浮き沈みを支え励ましてくれた私たち各々の家族，特に妻たち——Phyllis, Jackie, Lisa, Myla——に非常に感謝します。

　私たちのクラスへの参加者たちにも謝意を述べたいと思います。その勇気，忍耐，そして発見を分かち合う前向きな態度があればこそ，本書を媒介に私たちが彼らの経験を伝えることが可能になったのですから。

　最後に，この本と CD 作成の仕事での共同作業は，私たち一人ひとり

にとって喜びであったと，この機会に述べることができてとても嬉しく思います。互いに協同し，互いの言葉を読み，互いの智慧を探求し，私たちは，深い共鳴と冒険の展開を共有しているという感覚を繰り返し発見して，大切にしてきました。

　そして，以下の出版社または著者は，寛大にも原著の複製を許可してくださいました。心より御礼申し上げます。

- American Psychiatric Association : Diagnostic and Statistical Manual of Mental Disorders, Fourth Edition, Text Revision（Washington, DC : American Psychiatric Association, 2000）．
- Philip C. Kendall and Steven D. Hollon : Cognitive Therapy and Research, 4, 385-395（1980）に掲載された，"Cognitive Self-Statements in Depression: Development of an Automatic Thoughts Questionnaire" より "Automatic Thoughts of People Currently Depressed"．
- Marie Åsberg : "Exhaustion Funnel"（未発表論文）．
- The Orion Publishing GroupのJ. M. Dent and Sons : Collected Poems 1945-1990（London : Phonix, 1995）より "The Bright Field" by R. S. Thomas．
- Random House, Inc. : "Letters to a Young Poet" by Rainer Maria Rilke, translated by Stephen Mitchell（New York : Modern Library, 1984）．
- Threshold Productions and Coleman Barks（翻訳者）: The Essential Rumi（San Francisco : Harper, 1997）より "The Guest House"．
- Farrar, Straus and Giroux : Collected Poems 1948-1984（New York : Farrar, Straus & Giroux, 1986）より "Love after Love" by Derek Walcott．

目 次

日本の読者の皆様へのメッセージ …………………………………… iii
謝　辞 ………………………………………………………………… vi

序　章　あまりにも長く，ひどく気分が悪いことに疲れて …………… 1
　　　本書を最大限に活用するためには　7

　　　　　　　　　第Ⅰ部　心，身体，感情

第1章　「ああ嫌だな，またか」：
　　　なぜ不幸感から逃げられないのか ………………………… 13
　　　不幸感がうつへ変わるとき……そしてうつが消えてくれないとき　19
　　　うつの解剖学　21
　　　　フィーリング　23
　　　　思　考　25
　　　　うつと身体　31
　　　　うつと行動　34

第2章　「気づき」の治癒力：自由・解放へのシフト ……………… 39
　　　感情の役割　40
　　　自分の感情に対する自分自身の感情的反応の問題　41
　　　「私をここから出して！」　43

気分と記憶　45
　　　気分に誘発された記憶　46
　　　決定的な瞬間　49
　「作業」モード：批判的思考ではできない仕事をやろうとするとき　50
　　　なぜ自分の感情に対して問題解決ができないのか？　52
　　　こぼれたミルク　55
　　　反芻に代わるもの　57
　マインドフルネス：気づきの種　58
　　　マインドフルネスとは何か？　60

　　　　　　　第Ⅱ部　その瞬間，瞬間ごとに

第3章　マインドフルネスの開拓：初めての味見 ……………… 65
　意識すること　66
　現在の瞬間に生きる　71
　思考を一過性の精神的出来事としてとらえる　73
　自動操縦装置をオフにする　74
　物事を直接経験する　77
　　　変化の見落とし　77
　　　皿を洗う　78
　これまでの目標焦点を超えて　80
　避ける代わりに近づく　82
　日課活動のマインドフルネス　84
　気づきの新鮮な空気　87

第4章　息：気づきへの門 …………………………………………… 91
　心を落ち着かせる　91
　　新米僧　92
　　強制力よりも意図がよく機能するとき　95
　呼　吸　97
　　予期せぬ落ち着きの発見　101
　　さまよう心に対処する　104
　　発見を期待に変える　107
　　心の放浪を受け入れて，やり直す　109
　　あるがままにし，承認する：コントロールの放棄　112
　　一息ごとに：この瞬間のみ　113
　マインドフル・ウォーキング　114
　　ウォーキングから学ぶ　118
　無意識から気づきへ　120

第5章　別の知る方法：反芻する心から一歩横に踏み出す ……… 123
　直接経験を通じての感覚刺激……考える代わりに　126
　　私たちは直接の身体的体験から何を学べるか？　130
　ボディスキャン　132
　　リラックスのための瞑想法？　136
　　心がさまよう：作業モードを認識する別のチャンス　140
　　悪い瞑想などというものはない　142
　朝のマインドフルな目覚め　144

第Ⅲ部　不幸感を受容する

第6章　フィーリングとの再連結：
　　　　私たちの好きなもの，好きではないもの，
　　　　そして持っていることを知らずにいるもの ……………… 149
　私たちが耳を貸さない理由　150
　　内なるバロメーター　152
　新たな可能性を開く　154
　迷路の中のねずみ　157
　マインドフル・ヨガ　158
　　ヨガに反応して　163
　呼吸の周囲に注意を広げる　165
　　マリアの話　170
　あなた自身のバロメーターを読むこと　176

第7章　フィーリングと友達になる ……………………………… 179
　身体の気づきを信じる　181
　境界に働きかける　184
　　座ったままの瞑想で境界に働きかける　187
　　アンソニーの話　189
　困難な感情を変容する　191
　　アマンダの話　194
　　メグの話　197
　誠実と開放の道を行く　199
　　困難な感情と共に存在することから獲得できる智慧　202

第 8 章　思考を心の創造物として見る 205

思考を思考として見る　209

 自分自身の思考を聞く　211

 思考の流れに流されて　214

自己批判的な実況解説に気づく　216

 ネガティブな思考パターンに名前を与える　217

 うつという風景でのネガティブ思考　218

思考，そしてフィーリングと友達になる　223

思考とフィーリングを超えて：無選択の気づき　226

第 9 章　毎日の生活でのマインドフルネス：
呼吸するスペースを確保して 231

気づきと承認　237

呼吸空間法を使う　241

 物事を修正しようとしないこと　245

 物事が多忙を極めるとき　248

 マインドフルネスは誘いかけ，許すもの　249

呼吸空間を取った後で私たちにできる選択　250

 選択肢 1：再突入　251

 選択肢 2：身体の扉　253

 選択肢 3：思考の扉　257

 選択肢 4：巧みな行動の扉　258

選ぶ自由　262

第Ⅳ部　人生を取り戻す

第10章　存分に生きる：
自分自身を慢性的不幸感から解放する ……………… 269
　ペギーの話　273
　ディヴィッドの話　278

第11章　すべてをつなぎ合わせる：
マインドフルネスプログラムを生活に織り込む ……… 291
　第1週（第3章，第5章）　296
　第2週（第4章）　297
　第3週（第6章，第9章）　302
　第4週（第6章，第7章）　306
　第5週（第7章）　306
　第6週（第8章）　307
　第7週（第3章，第9章）　308
　第8週（第10章）　309

マインドフルネスの理解と実習をより深めたい方へ ……………… 313
注 ……………………………………………………………………… 317
付録　ガイドCD収録内容 ………………………………………… 327
訳者あとがき ………………………………………………………… 350
索　引 ………………………………………………………………… 358
著者・訳者略歴 ……………………………………………………… 362

❖エクササイズ 一覧❖

1粒のレーズンを食べる：マインドフルネスの初めての味見　68

日常的活動に気づきを持ち込む　86

呼吸のマインドフルネス──横になって　97

呼吸のマインドフルネス──座って　98

マインドフル・ウォーキング　115

手のマインドフルな気づき　129

ボディスキャン瞑想法　133

なぜボディスキャンを続けるのでしょうか？　144

マインドフル立位ヨガ　159

座位の瞑想：呼吸と身体のマインドフルネス　165

中へと呼吸する　168

共に呼吸する　169

経験の心地よい性質と不愉快な性質に気づく　173

身体バロメーター　176

困難を招きいれ，身体を通じて働きかける　192

聞くことと考えることのマインドフルネス　212

自動ネガティブ思考を認識する　218

無選択の気づき　227

3分間呼吸空間法　233

毎日のマインドフルネス　285

心地よい出来事日誌　300

不愉快な出来事日誌　304

❖ガイドCD収録内容❖

1　ボディスキャン
2　立位のマインドフル・ヨガ
3　呼吸のマインドフルネス
4　呼吸と身体のマインドフルネス
5　音と思考のマインドフルネス
6　呼吸空間法

（日本語吹き替え：越川房子）

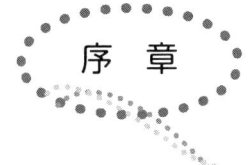

序　章

あまりにも長く，ひどく気分が悪いことに疲れて

　うつとは実に有害なものです[注1]。それは私たちから幸福感を奪い，イギリスでは俗語で 'black dog'（黒犬）と呼ばれますが，まさに夜の「黒犬」のようなものです。眠ることもできず，心は鎮まりません。それはあなたにだけ見える白昼の悪魔のようであり，あなたの目にだけ入る暗黒のようでもあります。

　この本を手に取ってくださったということは，あなたは多分，こういった喩えが大げさではないとご存知でしょう。うつに襲われた人は誰でも不安になり，自分の能力を奪われ，不満がどんどん大きくなっていき，絶望の虚無感に覆われるのです。うつは，あなたが渇望している幸福感の代わりにまるで喜びを感じられない状態を与え，失望を広げることによって，あなたに，希望がない，気力がない，疲れ果てたという感じを残していきます。

　誰でも，こんなふうに感じずにすむのならどんなことでもするでしょう。しかし皮肉にも，私たちの努力は役に立たないようです……少なくとも，ずっと有効というわけではないのです。なぜなら悲しい現実として，ひとたびうつになると，たとえ軽快して数カ月間は気分よく過ごせても，再びうつが戻ってくる傾向にあるからです。このようなことがあなたに起こったなら，あるいは幸福感が長続きしないようなら，あなたは終いには「自分はだめな人間だ」と思うようになってしまうかもしれません。なぜ自分がこんな状態になるのかもっと深い意味を見つけだそ

う，こんなに悲しく感じる理由を今度こそ理解しよう，と努力して堂々巡りに陥るかもしれません。それでも納得のいく答えにたどり着けず，さらなる空虚感に襲われてやけ気味になるかもしれません。最終的には，自分には根本的に悪いところがあるのだと信じ込んでしまうかもしれません。

　けれども，あなたには何も「悪い」ところなどないとしたら，どうでしょうか？

　繰り返すうつで苦しむ他の多くの人々と同じく，あなたもまた，非常に分別があり，英雄的ですらある「自分自身を解放しよう」という努力の犠牲者になっているのだとしたら，どう思いますか？　それは脱出しようともがき，かえってますます深く流砂の中に飲み込まれてしまう人のようです。

　私たちは，最近の研究から得られた，うつや慢性的な不幸感を募らせる理由についての革新的な見解をお伝えして，このようなことが起こる原因とその対処法を理解する一助となるべく，本書を書きました。

- ●私たちの気分が螺旋（らせん）を下降するような落ち込みを始める最も初期の段階では，害をなすのは気分そのものではなく，その気分に対する私たちの反応なのです。

- ●私たちが自分自身をそうした状態から救い出そうと習慣的に努力をしても解放されるには程遠く，実際には，痛みから逃れようとしているのに，その痛みの中へと閉じ込められたままになってしまいます。

　つまり，私たちの気分が落ち込み始めたとき，この状態を何とかしようと努力することは役に立たないのです。なぜなら通常の問題解決方法でうつを退治しようとする，つまり私たちの「悪い」点を「修正」しようとすることで，私たちはより深みにはまってしまうからです。午前3

時に自分の人生について悩み，とりつかれたようになる……自分が悲しみの中へと入り込んでいると感じるときの，自分の「弱さ」への自己批判……心と身体が感じていることから言葉の力で抜け出そうという破れかぶれの試み……これらはすべて，さらに気分の螺旋を下へ下へと向かわせるだけで，解決の出口には一向につながらない堂々巡りです。眠れない夜を重ねて寝返りを打ち，苦しんできた人や，果てしない物思いに耽るばかりで，他のことからすっかり気持ちが逸れてしまっている人は，このような努力がいかに不毛かをよく知っています。しかし私たちはまた，このような心の習慣に自分がたやすく陥ってしまうということもよく知っているのです。

　私たちは本書と付属CDで，あなたを不幸感の泥沼にはめている精神的な習慣から解放するために，日常生活に取り入れられる一連の実践［訳注：原語の 'practice' は実際にやってみるという意味です。「練習」と理解していただいても結構です］をお教えします。このプログラムはマインドフルネス認知療法 (mindfulness-based cognitive therapy：MBCT) として知られ，現代科学の最新の見解と，現在主流となっている医学や心理学で臨床的な有効性が示されてきた瞑想の方法とを融合させたものです。このように心と身体を知るための異なった方法を統合させることは目新しい試みですが，強力で，あなたとネガティブな思考やフィーリング［訳注：原語の 'feeling' には「五感を通しての感覚，感触」の意味があるため，単に「感情」と訳さず，「フィーリング」としました］との関係に，劇的な変化をもたらす役に立つことでしょう。この変化を通じて，うつに入り込まないようにする方法を，気分の螺旋が下方に向かうのを打破する方法を見出せるのです。私たちの調査研究では，本書で述べるプログラムを用いて，3回以上のうつエピソードを経験した人々の，うつの再発リスクを半減できることを示しました[注2]。

　私たちの研究に参加した人々は，全員がうつ病の発症を繰り返していました。とはいえ，本書から大きな利益を引き出せるのは，公式に「う

つ病」という診断を受けている人たちだけではありません。うつに関連した絶望感や苦しみを被っている多くの人々は専門家の治療を求めないことが多いのですが，慢性的な不幸感が自分の生活の多くの時間を包み込んでいて，まるで投獄されているようだと思っています。もし，あなたが絶望や無力感に引きずり込まれ，悲しさの中で繰り返しもがいていると感じてきたのであれば，本書と付属CDに，有意義で価値のある何かを発見していただけるでしょう。螺旋の底へ引きずり込もうとする引力から自分を解放して，人生にゆるぎない本物の幸福感をもたらすことができるでしょう。

　ネガティブな気分との関係に，深い，より健康的な変化がどのように起こるのか，その影響として何が現れるのかは，人によって異なります。このようなアプローチが提供するメリットについて本当に知る唯一の方法は，いったんそのメリットについての価値判断を保留し，長期——この場合は8週間です——にわたり，そのプロセスを真剣に実践して，何が起こるかを自分で確認することです。このプロセスを実感し，このアプローチをより実践しやすくするため，本書で示す瞑想実践のガイド役として付属CDを添えました。

　瞑想実践と並行して，あなたには忍耐，自分自身への共感，オープンな心，穏やかな粘り強さという態度を開拓するようにしてもらいます。このような態度は，いざというときに，現在科学が示している重要な知見をあなたに思い出させてくれるので，うつの「引力」からあなたを解放する助けになってくれます。その知見とは，気分の悪くなる問題を解決しようとしないことは，実際に有効だということです。

　科学者として，また臨床家として私たちは，繰り返すうつに対処するにあたって効果的なものとそうでないものを新たに理解できました。1970年代初めまで，科学者たちは急性のうつ——多くの場合，大災害のような人生上の出来事が引き金となる，超破壊的な最初のエピソード——の効果的治療を発見することに集中していました。彼らは抗うつ

薬による治療法を見つけました。薬物療法は今も多くの人々の治療において大いに有用です。その後，うつはひとたび治ったとされてもまた訪れうる――そして，その経験が頻繁になるほど再発の可能性も高くなる，という発見がありました。これが，私たちのうつや慢性的不幸感の概念全体を変えたのです。

抗うつ薬による薬物療法は確かにうつを「治す」けれども，それは薬の服用を続けるからこそ生じる効果なのです。薬の服用を止めると，何カ月も経ってからかもしれませんが，いずれはうつが戻って来てしまいます。しかし，うつの再発をできるだけ食い止めるために，患者さんも医師も，一生ずっと薬物療法を続けるという考えは好みませんでした。そこで1990年代早期に私たち（マーク・ウィリアムズ，ジョン・ティーズデール，ジンデル・シーガル）は，うつに対するまったく新しい治療アプローチを開発する可能性を探し始めました。

まず，うつが再発を重ねる原因を研究しました。なぜ再発するたびにどんどん手に負えなくなってゆくのか，という理由を探したのです。その結果，うつ状態になるたびに脳内での気分，思考，身体，行動の間に一連の流れが生まれること，それが再発のたびに強化され，うつの引き金が引かれやすくなってしまうことが判明しました。

次に，この継続するリスクについて何ができるのか，探求を始めました。認知療法という心理療法が急性のうつに有効であると証明され，多くの人々をうつの再発から守ったことを知ってはいましたが，この治療法がうつに対してどのように機能するのか，誰もはっきりとは知らなかったのです。私たちはこの謎を解く必要がありました。理論的な関心からばかりではなく，その答えには大きな，実際的な意味合いがあったからです。

その頃までは抗うつ剤による薬物療法も認知療法も，すべての治療は人々がうつになった後で行われていました。私たちは認知療法の決定的な構成要素を特定できれば，その技能をうつでない状態のときに人々に

教えられるかもしれないと考えたのです。次回のうつエピソードという惨事を待つよりもその予兆を小さな芽のうちに刈り取ってしまい，うつの本格的な再発を防止するためにその技能を使えるよう，人々に教えることができるかもしれないと期待したのです。

　私たちは調査研究と探求を続け，やがてある特定の「気づき」を開拓することを目的とした瞑想実践の臨床への適用について検討することになりました。この「気づき」というのはアジアの智慧伝統に起源を発するもので，マインドフルネスとして知られていました。これらの瞑想実践は何千年間も仏教文化の一部として行われてきましたが，マサチューセッツ大学でジョン・カバットジンたちにより，現代の医療の場で使えるように磨きをかけ，精錬されました。カバットジンは1979年に，現在ではMBSR（mindfulness-based stress reduction）と呼ばれ，マインドフルネス・ストレス低減プログラムとして知られているストレス低減プログラムを開発しました。これは，マインドフルネス瞑想実践をストレス，苦痛，慢性疾患に対して応用したものです。マインドフルネスは実際，共感的気づきに関するものですから，「ハートフルネス」と描写することも可能です。MBSRは不安やパニックのような心理的問題と同じように[注3]，慢性疾患や機能を失う病気を抱える患者さんに対して，大いに力を与えました。このような効果は，人の感じ方，考え方，振る舞い方での変化においてだけでなく，ネガティブな感情の基盤にある，脳の活動パターンでの変化にも見られました[注4]。

　最初は同僚や患者さんの反応が少し気になりましたが，うつの予防アプローチとして，瞑想について詳しく検討することにしました。まもなく，西洋の認知療法と東洋の瞑想実践の組み合わせはうつの反復という悪循環を打ち破るために必要なものだということが明確になりました。人はうつになると，何が悪かったのか，現状と理想の状態とがどう違っているか，などといったことをくよくよと考え，悪循環に陥りやすいのです。

うつが私たちを螺旋の下方に引きずり下ろし始めると，よく理解できることですが，私たちはしばしば，そのことを考えないようにすることでそのフィーリングを取り除こうとしたり，それから抜け出る方法を考えたりします。そのようなプロセスの中で私たちは過去の後悔をさらい出し，さらには将来の心配を思い描いてしまうのです。私たちは頭の中でAの解決法を試したりBの解決法を試したりします。しかし自分の苦痛な感情を緩和する方法を見出せないために，まもなく気分が悪くなってきます。現状と願望とを比較して迷子になり，じきに頭の中が一杯になります。世間，周囲の人々，さらに自分が最も愛する人々，自分を最も愛してくれている人々とさえもうまく交流できなくなってしまいます。「生きる」という，充実した経験によってもたらされる豊かな情報提供を拒絶してしまうのです。意気消沈し，自分にできることは何もないと感じて考えが終わってしまうのも不思議なことではありません。しかし，こここそが，「共感的な瞑想の気づき」が重大な役割を演じる場なのです。

本書を最大限に活用するためには

　終わりの見えない「どうしたらうつを抜けられるのか」という考えの堂々巡りは，逆にうつに深く陥るリスクを増大してしまいますが，本書で述べるマインドフルネスの実践をすることで，この堂々巡りに対して全く異なったアプローチを取れるようになることでしょう。このアプローチは，これまでのパターンから脱却する一助となります。マインドフルネスを開拓することは，あなたの過去の後悔と将来への心配とを断ち切る役に立ちます。心の柔軟性が増し，一瞬前には何もできないと感じていたことに対して新たな選択肢が見えてきます。マインドフルネスを実践することで，うつへの螺旋の深みにはまっていくのを防ぐことができるでしょう。私たちには自分でも信じられないほど，学び，成長

し，自らを癒すための内的および外的資源があります。マインドフルネスを実践することでこの資源に再び手が届くようになるので，うつに陥るのを予防できる可能性が高くなるのです。

　うつであろうとなかろうと，私たちがしばしば無視したり当たり前に思ったりしてしまう非常に大切な内的資源のひとつは，私たちの身体そのものです。思考で一杯になってフィーリングを廃棄しようと試みるとき，私たちは身体が送ってくる物理的な感覚刺激にはほとんど注意を払いません。しかし身体の感覚は，私たちの感情と精神の状態に何が起こっているのか，直接的なフィードバックを与えます。うつから自分自身を解放する探求において，価値ある情報を与えてくれるのです。感覚に集中すると，くよくよと将来のことを考えたり，過去に心が縛られたりするという罠にはまらずにすむばかりでなく，感情そのものを変えることが可能なのです。

　本書の第Ⅰ部では，心，身体，感情がどのように共同作業をしてうつを複雑化させ長引かせてしまうのか，この悪循環から抜け出すための最新の調査研究が示唆する見解を検討します。私たちが習慣的に行っていること——思考，フィーリング，行動——のパターンが，「生きる」ことに本質的に備わっている喜びや可能性のパワーを減らしてしまう様子が明確に示されています。今，生きている瞬間瞬間に，全面的な気づきをもって対処することは，疑いようのないパワーがあるのです。

　もっとも，こうした論理と最新の調査研究に基づいた知見は説得力がありうる反面，必ずしもそのままの形で実践に役立つわけではありません。思考にのみ語りかける傾向があるからです。不幸な状態を「修正」しようとして思考の堂々巡りにとらわれ迷子になり，マインドフルネスも含め他の側面や知性とも接触できなくなってしまうと，私たちが失ってしまうものがあります。第Ⅱ部では，あなたが実際にそのことを体験してみることを勧めます。今の時点で心，身体，感情のマインドフルネスを開拓する意義を思い描くことは，ただの抽象化，新たな1つの概念

に過ぎなくなる可能性があります。そこで第Ⅱ部は，あなたがマインドフルネス実践を発展させ，それがいかに深く変容的で解放的なものか，自ら確認できるように構成されています。

　第Ⅲ部では，あなたがこの実践を精錬し，ネガティブな思考，フィーリング，感覚，行動に影響を与えるのをお手伝いします。これらは組み合わさって，単なる不幸感をうつへと変えてしまうパターンを生み出すものたちです。

　第Ⅳ部では，人生のあらゆる難関，特に再発するうつに直面しても，もっと充実して有効な生き方をするために，本書で紹介する戦略を取りまとめていきます。うつになった経験を持ち，マインドフルネス実践の力で成長し変化した人々の話を分かち合い，系統的で容易に実施できる8週間プログラムを提供します。これは本書で紹介するすべての要素と実践とを，実用的な方法で提供するプログラムです。本書を読み，この実践プログラムを行うと，最も実用的かつ実行しやすい方法であなたの内在的能力を活かせるようになり，智慧と癒しの両方が得られることでしょう。

　このアプローチからメリットを引き出す方法はいくつもあります。

　すぐさま本腰を入れ，8週間プログラムを一気に実行する必要はありません。それにふさわしいタイミングであればメリットは非常に大きいでしょうが，本書のマインドフルネス実践をまずは1つか2つまたはそれ以上実習してメリットを得るのに，特にうつの問題を抱えている必要はないのです。習慣的で自動的な心のパターンは，そのパターンを変化させる方法を学ぶまでは，すべての人を悩ませます。あなたは単にあなたの心と内的な感情風景について，もっと学びたいだけかもしれません。好奇心に惹かれて，マインドフルネス実践のいくつか，おそらく第Ⅱ部のプログラムのいくつかを実験してみるかもしれません。そして次には，8週間プログラムに真剣に取り組み，何が起きるか試してみたいと思われるかもしれません。

これから本書を読み進める前に2点の注意を述べます。

　第一に，私たちが提供するさまざまな瞑想実践は，しばしば，そこに潜在する力を全面的に発揮するのにしばらく時間がかかります。貴重な時間とエネルギーを提供しているのだから，それを正当化するためには確実な結果を出すことが重要だとあなたは感じるかもしれませんが，目に見えるような明確な結果を強要するのではなく，オープンな気持ちと好奇心を持って何度も何度も行ってください。これは私たちの多くにとって新しい種類の学習ですが，実行するに十分な価値があります。本書で私たちが述べることはすべて，この実践での努力を支援するものです。

　第二に，うつ病の真っ只中にあるときには，プログラム全体には取り組まないほうが賢明でしょう。まずは専門家の下で適切な治療を受け，うつによる心身的な負担，押し潰されそうな重みから楽になった後で，この思考とフィーリングに働きかける新しい方法にアプローチするほうが慎重で望ましい，と示唆する証拠があります。

　あなたがどこから手を付け始めようとも，私たちは本書と付属CDで述べられているエクササイズと瞑想を，忍耐，自己共感，粘り強さ，オープンな心を併せ持って実践するようにお勧めします。私たち誰もが持っている，物事を自分の思うような状態にしようとする強制的な傾向を捨てて，その代わりに，その瞬間瞬間に物事がその状態になっていることをありのままに受け容れて，進んでいくことをお勧めします。このプロセスを進みながら，学び，成長し，癒すという，あなた自身の持つ根源的な能力を信頼するようにベストをつくしてください。そして本気で，真面目に実践に取り組んでください。そうすれば後は自然とうまくいくのです。

第Ⅰ部

心，身体，感情

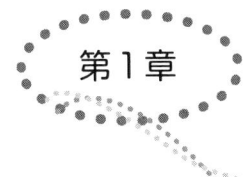

第1章 「ああ嫌だな，またゞ」：
なぜ不幸感から逃げられないのか

　アリスは何度も寝返りを打ちました。もう午前3時だというのに眠れません。2時間前に目が覚めてからすぐ，前日の午後にあった上司との会議を反芻して，心がざわめき始めたのです。それも彼女自身が，辛口のコメンテーターとなって自分を責めながら。

　「何だって，あんな言い方をしなければいけなかったの？　大まぬけだわ。『満足な』なんて言葉で，彼は何を意味していたのかしら——そこそこいい線いってるけど，昇給に値するほどまではよくないっていうこと？　クリスティンの部署？　それがプロジェクトと何の関係があるの？　これは私の縄張りなのに……少なくとも今のところはね。様子を見て評価すると言っていたわね，彼が意味していたのはそういうことなのかしら？　誰か別の人を担当にしようと計画しているんだわ。違う？　私の仕事は十分によいというわけではないって，わかっていたのよ——昇給に見合うほどよくはなかったし，クビにならずにいられる保証だってないんだわ。こうなるとわかってさえいたら……」

　アリスはそれから再び寝つくことができませんでした。目覚まし時計が鳴る頃には，彼女は現在の職場での絶望的な立場から，クビになってまた職探しに出ることになった場合に彼女と子どもたちが陥るであろう苦境にまで考えが進んでいたのです。それでも身体を無理やり起こして

浴室によろめきながら行ったときには，アリスはすでに自分の再就職先の雇用者や上司になるかもしれない人々に次から次へと拒絶されている自分自身の姿を思い描いていました。

「あの人たちを責められないわ。どうしてこんなにしょっちゅう，こんなにひどく落ち込むのか，ちっとも理解できやしない。どうして何もかもにこれほど圧倒されてしまうのかしら？ 他の皆はうまくやっているように見えるのに。どう見ても，私には仕事と家庭を両立できないわ。ボスは私について何て言ったのだったかしら？」

こうして，彼女の頭の中では再び反芻が始まったのです。

一方，ジムは眠るのには苦労しませんでした。実際，起きているのが大変そうに見えたほどでした。彼は職場の駐車場に停めた車の中で，その日1日の重みで座席に釘づけにされたように感じていました。身体は鉛のように重く感じられました。やっとシートベルトを外すことができたくらいで，なおも彼は座り続けていました。まるで身体が固まったようで動けず，仕事に向かうことができないのです。

その日のスケジュールを頭の中で一通り確認すると……いつもボールが転がるように動き出していました。しかし今日は駄目でした。あらゆる約束，あらゆる会議，返さなければならない電話のすべてが，彼に鉄の球のようなものを飲み込ませ，それを飲み込むたびに心はその日の予定からふらふらと離れて，毎朝のように彼に付きまとうお決まりのしつこい質問へとたどり着くのでした。

「なぜこんなに気分が悪いんだ？ 僕は，大抵の男たちが求めるものは，すべて手に入れているじゃないか——愛情深い妻，素晴らしい子どもたち，安定した仕事，立派な家……僕はどこが悪いんだ？ どうし

てシャキッとできないんだ？　なぜいつもこうなんだ？　妻と子どもたちは，僕が自分自身を憐れむのに死ぬほどうんざりしている。もう長くは僕のことを我慢できないだろう。理由がわかりさえすれば，事態が違ってくるのに。こんなに気分が悪くなる理由がわかれば，問題を解決できて，他の皆と同じように人生を進めていけるとわかっているんだ。ああ，まったくもって馬鹿馬鹿しい」

　アリスもジムもただ，幸せになりたいだけなのです。
　アリスは人生でよい時期もあったと語るでしょう。しかし長続きするように思えないのです。何かがアリスを意気消沈した状態に陥れるのです。若い頃にはやり過ごせた出来事が，今では何にぶつかったのかさえわからないうちに，彼女を絶望へと急降下させるのでした。
　ジムもよい時期はあったと語るでしょう——しかし彼はよい時期を，「喜びの存在」よりも「苦痛の欠如」で特色づけ，描写する傾向があります。彼は鈍い痛みを引き起こしたり，自分を繰り返し縛りつけたりするものの正体が全くわかっていません。わかっているのは，家族や友人と笑って冗談を言って過ごした最後の晩を，はっきり指摘できないということでした。
　失業するというイメージがアリスの頭の中でぐるぐる回っているとき，彼女の心の片隅には深い恐怖が潜んでいます。自分と子どもたちのためにすべきことをできないという恐怖です。また，なんて嫌よ，とアリスはため息まじりに考えます。彼女は元夫が浮気をしていたことを知り，彼を家から追い出したときに何が起こったか，よく覚えていました。当然彼女は悲しみと怒りを感じましたが，自分に対する扱いに屈辱も感じていました。彼はアリスでない女性に惹かれていたのです。アリスは，この戦いに「負けた」と感じました。それから彼女は，自分がシングルマザーとしての状況にはまり込んで，身動きが取れないように感じました。はじめ彼女は，子どもたちのために表面上はうまく取り繕っ

ていました。皆が彼女をサポートしてくれていましたが，ある時点から，もうそれを終わりにしなければいけないと考えるようになったのです。彼女には，家族や友人の助けを求め続けることはできませんでした。4カ月後，彼女はどんどん涙もろくなり，抑うつ状態になり，自分が指揮をとる子どもたちの聖歌隊への関心を失い，職場では集中できず，自分はなんて「悪い母親」なのだろうと罪悪感を持つようになっていました。眠ることができず，「四六時中」食べていたアリスは，とうとうかかりつけ医によってうつ病と診断されたのです。

　アリスの主治医は抗うつ薬を処方し，彼女の気分は大幅に改善しました。2カ月ほどで彼女は健康になりました——その19カ月後に事故で新車を大破してしまうまでは。もっとも，幸いなことにアリスは数カ所に打撲傷を負っただけで，歩いて帰ることができました。しかし彼女は「かろうじて死を逃れた」という感覚を振り捨てられませんでした。気づくといつも彼女は，自分は一体どうしてあんなに向こう見ずなことができたのか，子どもたちから，今では唯一の肉親である自分を奪っていたかもしれないリスクに自分自身を晒すことができたのか，と自分に問いかけ，繰り返し事故のことを思い返していました。暗い考えで頭が一杯になってしまい，彼女はかかりつけ医に再び抗うつ薬の処方を求め，薬を飲むとすぐに気分が改善しました。このパターンがそれ以降5年間にわたって数回繰り返されました。彼女は，うつという螺旋（らせん）の下方に引きずり下ろされる兆候に気づくたび，一層恐ろしく感じました。アリスはこれ以上自分が耐えられるのか，自信がなかったのです。

　ジムは一度もうつと診断されたことがありません——自分の憂うつな心持ちや執拗に沈んだままの気分について医師に相談したことすらないのです。彼は確かに生きており，万事はうまくいっていたのです。何の権利があって，誰かに自分の人生について愚痴をこぼすなどということができるでしょう？　誰かが彼のもとを訪れ，彼を動かして車のドアを開けさせ，動き始めさせてくれるまで，彼はその中に座っていること

でしょう。彼は自宅の庭と，もうすぐ芽生くであろう美しいチューリップのことを考えようと試みましたが，前年の秋にきちんと庭を片付けなかったために花壇の準備にはすべきことが山積みだと思い出し，逆に心のエネルギーを消耗してしまいました。それから自分の子どもたちと妻のことを考えましたが，夕食時の会話に参加しなければならない努力を考えると，昨晩同様，早く寝たいと思ってしまうのでした。彼は昨日デスクに残した仕事を仕上げるために早く起き出そうと計画したのですが，どうしても起きられませんでした。おそらく彼は，全部をきちんとやり終えるまでオフィスで残業することになるでしょう。夜中の0時までいなければならないとしても……。

　アリスは再発性の大うつ病性障害です。ジムは気分変調症という，慢性的な軽症うつの一種に罹患している可能性があります。いずれにせよこの場合，診断名はそれほど大切ではありません。アリスとジム，そして私たちの多くにとっての問題は，幸せになりたいけれど，どうしたら幸せに到達できるのか全くわからないということなのです。なぜ一部の人々は繰り返し，ひどく落ち込んでしまうのでしょうか？　本当に決して幸せにはなれないと感じ，自分自身を引きずるようにして人生を歩む人々がいるのはなぜでしょう？　彼らは慢性的に落ち込んでいて，常に不満を持ち，疲れて，憂うつで，かつては喜びを与えて人生を生き甲斐あるものにしてくれた物事に，ほとんど関心を持てなくなってしまっています。

　私たちの多くにとって，うつは人生の悲劇や暗転への反応として幕を開けます。うつになる可能性が特に高いのは，喪失，屈辱，敗北など，自分にとって不利な状況に追い込まれていると感じさせる出来事です。アリスは元夫の浮気を知り，離婚してからうつになりました。はじめ，彼女はその怒りを燃料にして，復讐心に燃えつつシングルマザーとして仕事と家庭生活の両立に取り組みました。けれども，夜，仕事から帰ると家庭での用事をすすませるのがやっとで，仕事の後に友人と集まること

や母親との夕食，近くの州にいる姉妹との電話さえも諦めざるを得ませんでした。まもなく彼女は孤独で沈み込み，絶え間ない「捨てられた」という感覚に押し潰されるように感じてしまったのです。

　ジムにとっての喪失はもう少しわかりにくいもので，外側からはさらにずっと見えにくいものでした。会社で昇進した数カ月後，彼は残業量がどんどん多くなっていき，友人と過ごす時間がなくなり，園芸クラブも辞めねばなりませんでした。それに実際のところ，昇進によって与えられた新しい管理職の役割を，自分には楽しめないとわかったのです。最終的に彼は，昇進前の仕事と似たような仕事に戻れるように願い出ました。異動で負担は軽減し，ジムが幸せではないことに誰も気づいていませんでした――はじめはジム自身さえも。彼はぼーっとするようになり，しばしば気が散って見えました。彼は頭の中で自分の決断を批判したり，上司とのちょっとしたやり取りをすべて過度に分析したり，しまいには会社と自分自身の「期待を裏切った」という理由で，繰り返し何度も自分自身を叱りつけました。ジムは何も語らず，このような思考を無視しようと試みましたが，5年間でますます引きこもってしまい，些細な健康上の問題を数多く訴え，彼の妻の言葉を借りれば，「私がかつて知っていた人ではなくなってしまった」のでした。

　人は喪失を避けることができません。私たちの多くは，アリスが経験したような危機の後では，人生が壮大な闘いであると感じます。また，ジムが経験したように，自分自身や他人への失望から意気消沈することもあります。けれどもアリスとジムの話には，私たちの一部だけがこういった困難から長期的な影響を被ってしまう理由を理解する，手がかりが埋め込まれているのです。

不幸感がうつに変わるとき……
そしてうつが消えてくれないとき

　うつは今日において，世界中で何百万人にも影響を与えている非常に大きな重荷であり，西欧諸国でも発展途上国でも蔓延してきています。

　40年前には，うつは平均して40代，50代で初めて襲ってくる病気でした。しかし，今日では20代半ばでも罹患するようになっています。次ページの囲み記事の統計がこの問題の規模の大きさを示していますが，うつは再発する傾向があるというデータは，最も警戒を要するものです[注5]。うつを経験している人の少なくとも50%がもう治ったと思ったにもかかわらず，うつがまた戻ってきてしまうと感じています。2, 3回のうつエピソードを経験した後では，再発リスクが80〜90%にまで上昇します。20歳になる前に最初のうつを経験した人は，再びうつになってしまうリスクが特に高いのです。

　いったい何が起こっているのでしょう？

　私たち（マーク・ウィリアムズ，ジンデル・シーガル，ジョン・ティーズデール）は，長年にわたってうつの治療と調査研究に携わってきた心理学者として，その答えを見つけたいと思いました。本章の続きと第2章では，科学がうつと不幸感の性質について学んできたことを説明します。そして本書の4人目の著者（ジョン・カバットジン）とグループを組んだことで，最終的に，私たちがこの科学の知識をもって，本書の基盤となっている治療法を生み出したことを説明します。

　私たちが学んだ最も決定的な事実のひとつは，うつエピソードを経験したことのある人々と経験していない人々の間には，明らかに違いがあるということでした。うつは彼らの脳内で，悲しい気分とネガティブ思考の間に連結を作り出します。したがって，うつ病エピソードを経験したことのある人々は当たり前に起こる悲しみでさえも，主要なネガティ

> ## 今日におけるうつの蔓延
>
> 男性の12%，女性の20%が人生のある時期でうつ病に罹患する[注6]。
>
> 最初の大うつ病エピソードは，典型的には20代半ばで発生する。
>
> かなり高い割合の人々が，児童期の終わりか，青少年期に最初のうつエピソードを経験する[注7]。
>
> どの時点をとっても，人口の約5%が深刻なうつ状態にある。
>
> うつは執拗に続くことがある。うつ症状が出始めてから1年後にも，15～39%の症例ではまだうつ状態である[注8]。22%は2年後でもうつのままである[注9]。うつエピソードを繰り返すたびに，さらにうつエピソードを経験する確率が16%上昇する[注10]。
>
> アメリカでは1000万人が抗うつ薬（医師による処方薬）を服用している[注11]。

ブ思考を再び目覚めさせてしまうのです。この洞察で，うつの作動についての私たちの理解には新たな次元が加わりました。

何十年も前に，アーロン・ベックのような科学の先達は[注12]，ネガティブ思考がうつの主役を演じるという洞察を得ていました。ベックたちが，気分が思考によって強力に形作られているという発見をしたとき，うつの理解は大飛躍を遂げたのです。つまり私たちの感情を動かすのは，必ずしも出来事そのものではなく，出来事についての考え方や解釈だということです。今や私たちは，この話にさらに続きがあることを知っています。思考が気分に影響しうるばかりではなく，うつになる人々は，すでに沈んだ気分をさらなる深みに沈ませるような形で，気分が思考に影響しうるのです。感情的に脆弱な人々は，トラウマとなる（心に持続的に影響を与える）喪失経験などなくても，螺旋の下方に再

び真っ逆さまに落ちてしまう可能性があるのです。多くの人々が軽くかわすような日常的な困難によってすら，彼らはうつに沈み込み始めたり，延々と不幸感が続いたりするのです。さらには，後述しますが，この連結が非常に深く植えつけられるので，ときとして経験している本人ですらほとんど気づかないほど一瞬に過ぎる悲しみや，ごく軽い悲しみさえも，うつにつながるネガティブ思考を誘発してしまうのです。

　多くの人が，どれほど必死に努力しても，奈落の底から自分自身を引っ張り出すことができないと感じるのも不思議はありません。どこで下降が始まったのか全くわからないのです。

　今いる場所，うつという螺旋の下方に着いてしまった理由を解き明かそうという懸命な努力は，皮肉にも私たちをさらに深みに引きずり下ろす複雑なメカニズムの一部なのです。自分自身を理解しようという努力が，問題解決どころかさらなる問題につながりうるというのは入り組んだ話です。この話については，うつの解剖学とうつの4つの次元——フィーリング，思考，身体感覚，行動——についての根本的な知識から始めましょう。私たちはこの4つの次元を通して人生の出来事に対応しています。うつを理解するための鍵は，これらの次元がいかに相互作用するかということにあります。

うつの解剖学

　うつの個別要素にかかわる前に，うつのパターンの展開を全体的に，簡単に見ておきましょう。

　深い不幸感や感情を感じると，大うつ病の診断基準である症状のチェックリスト（23ページの囲み記事を参照）で明らかにされているように，フィーリング，思考，身体感覚，行動の変化が始まります。喪失，離別，拒絶，あるいは何かしら屈辱や敗北の感覚をもたらす失敗が大きな感情的変化を起こすのは当然の反応です。心を乱す感情は人生の

重要な部分になっているのです。心は私たちや他人に,「自分は深刻に苦悩している」,「自分の人生に何か不運なことが起こった」と,行動を通じて信号を送るのです。しかし悲しみの感情が,うつ特有の残酷なネガティブ思考やフィーリングに変わっていくと,今度はうつが前面に現れてきます。続いてこのネガティブ思考の泥沼が,緊張,さまざまな痛み,疲労感,混乱を生み出します。さらにこうした泥沼がより深刻なネガティブ思考を生みます。うつはどんどん悪化し,それに伴ってさまざまな痛みも深まります。本当にサポートを与えてくれる友人や家族と一緒に過ごすといったような,日頃私たちに栄養を与えてくれている活動をやめてしまってはいけません。それでは枯渇感をこじらせるばかりです。強い疲労感は,一生懸命に働くことで対処しようとしても悪くなるばかりなのです。

　フィーリング,思考,身体感覚,行動がすべて,うつの一部であると理解するのは難しいことではありません。本章の冒頭で,アリスが夜に自分自身を責めた後で感じた痛みや,ジムが自分の1日に待ち受けているものを考えたときに,飲み込み続けねばならないと感じた「鉄の球」について描写しました。私たちの多くは「落ち込んで」いると何をするのも困難で,行きたい場所へどうやって行くかの選択も難しくなることをよく知っています。しかし,上記のようにその構造を細かく解剖し,どんな一片でも私たちをうつの螺旋の下方へ引きずり込むきっかけになりうること,各々の要素が他の要素に流入してそれらを強化することを理解するのは難しいのです。このプロセスによって,私たちを不幸なままにしたり,うつに対して脆弱になったりする心の状態は,どんどん負の強度を増していきます。この時点で各要素を詳細に見ることは,全体をもっと明確にとらえる役に立つでしょう。

大うつ病の症状チェックリスト[注13]

　大うつ病は，以下の項目の最初の2つのどちらかと，3番以降の症状のうち少なくとも4つ以上が最低でも2週間連続し，病前の機能から変化を起こしている場合，その診断が下される。

1. 1日の大半，憂うつあるいは悲しみを感じる。
2. かつては楽しめた活動のすべて，またはほぼすべてに対し，関心が喪失したか，そこから喜びを引き出す能力を喪失した。
3. 食事療法をしていないのに大幅に体重が減った。あるいは体重が増えた。または，ほとんど毎日の食欲減退か食欲増進。
4. 夜通しの睡眠困難や日中の睡眠欲求。
5. 1日が遅く（または速く）感じる，または落ち着きの欠如。
6. ほぼ毎日の疲労感やエネルギー欠如感。
7. 無価値感や極度または不適切な罪悪感。
8. 集中力や思考能力での困難。他人には優柔不断として見られる可能性もある。
9. 反復的な死についての思考や自殺念慮（自殺決行の計画が伴うものも伴わないものもある），または自殺企図。

フィーリング

　もし，以前に不幸感を感じ始めたときのことを振り返り，そのときのフィーリングを表現するなら，多くの言葉が思い浮かぶかもしれません。悲しい，塞いだ，心が沈んだ，惨めだ，落胆した，活気がない，自分自身を可哀想に思った，など。このようなフィーリングの強度はさまざまです。たとえば「悲しみ」と一口に言っても，「ちょっと悲しい」という

レベルから「とても悲しい」というレベルまであるでしょう。感情が行ったり来たりするのは自然なことですが，こういった抑うつ的フィーリングがそれのみで起こるのは稀で，しばしば，不安，恐怖，怒り，易怒性（苛立ちやすさ），希望の欠如，絶望が周りに群がっています。

　易怒性は特によくみられるうつ症状です。落ち込むと私たちは忍耐力がなくなり，自分の生活にかかわっている多くの人々に対する我慢の閾値が低くなってしまいます。そのため，通常よりも怒りが爆発しやすくなる可能性があります。一部の人々，特に若い人々にとっては，易怒性はうつにおいて，悲しみ以上によくある経験なのです。

―――――――――――― ◇◆◇◆◇ ――――――――――――

　私たちが一般にうつを定義しているフィーリングは，通常，終点と考えられています。「うつになっている」から「悲しく，沈んで，塞いで，惨めで，落胆して，自暴自棄に感じる」と。しかし，こうしたフィーリングは始発点でもあるのです。調査研究では，私たちが過去にうつになっていればいるほど，悲しい気分になると自己卑下と自己非難のフィーリングを多く伴うことを示しています[注14]。つまり，ただ悲しみを感じるばかりではなく，自分は失敗者だ，無用者だ，愛されない，負け犬である，などと感じるかもしれないということです。

　こうしたフィーリングは強力な自己批判的思考を誘発します。私たちは自分自身に怒りをぶつけます。おそらくは，経験している感情に関して自分自身を叱責するのです。**こんなの馬鹿馬鹿しい，とっとと乗り越えて先に進めないのはなぜだ？** そして，もちろん，このように考えることは，私たちをただいっそう落ち込ませるだけなのです。

―――――――――――― ◇◆◇◆◇ ――――――――――――

　このような自己批判的思考は極度に強力で有害です。私たちのフィーリングは，うつの終点にも始発点にもなりうるのです。

思　考

以下の点線で囲まれたシーンをできるだけ鮮明に想像してください。時間をかけて，最大の努力をし，どのような感じや思考，イメージが心の中を通過していくかということに着目してください。

> あなたは慣れた道を歩いています……通りの反対側に知り合いを見かけます……あなたは微笑んで手を振ります……相手の人は反応しません……どうやら気づかないようです……相手はあなたの存在を認識したという感じもなく，ただ歩き去って行きます。

Q．この状況をどういうふうに感じますか？
Q．どのような思考やイメージが心をよぎりますか？

あなたは，これらの質問の答えはわかりきったものであると考えるかもしれません。しかし，このシナリオを友人や家族に試してみると，多分，幅広い反応があるでしょう。私たち一人ひとりがどう感じるか，その感情反応の根拠となっているのは，相手が通り過ぎて行ってしまった理由を何と考えるかということです。この状況自体は曖昧なものです。多様な解釈が可能で，広範囲の感情反応を喚起しうるものです。

私たちの感情反応は，私たちが自分自身に語るストーリー，つまり，感覚を通して受け取ったデータをどのように解釈するかに拠ります。このシナリオの状況が気分のよいときに起これば，相手が（目が悪いにもかかわらず）眼鏡をかけていなかったとか，考え事に耽っていたという理由で，多分，自分が目に入らなかったのだろうと解釈する可能性が高いでしょう。私たちはほとんど，あるいは全く感情反応を感じないかもしれません。

しかしその日ちょっと落ち込んでいたのならば，私たちは相手がわざと自分を無視した，自分はまた友人を失ったのだ，と解釈するかもしれ

ません。どんなことでその人を怒らせたのかと記憶を反芻して、私たちの心は別のものを派生させるかもしれません。はじめはそれほど憂うつに感じていなくても、やがて気分を悪化させることがあります。「無視されちゃった」と独り言を言えば、怒りを感じる可能性があります。「あの人を傷つけるようなことをしちゃったんだ」と言えば、きっと罪悪感を持つでしょう。「多分、私は友人を失ったんだ」と言えば、孤独で悲しく感じるかもしれません。

　1つの事実に対してしばしば、多数の異なる解釈が可能です。私たちの世界は、私たちがそれぞれ、思い思いの台詞をつけている無声映画のようなものです。今起きたことについての解釈は次に起きることに影響します。もし穏当な解釈をすれば、その出来事をすぐに忘れるかもしれません。しかしネガティブな解釈をすれば、冒頭の例でアリスがした類の自己叱責へと投げ込まれてしまうかもしれません。

　私は何をしでかしたのかしら？　私はどこがおかしいのかしら？　私にはなぜもっと友人がいないのかしら？

　ネガティブ思考はしばしば凝った演出をして登場し、「明確な答えがありそうな質問」という仮面を被っています。それゆえに何分経っても答えが見えず、その質問に悩まされ続けることもありえます。

　多くの状況は曖昧ですが、私たちの解釈方法が私たちの反応の仕方に、大いなる差異をもたらすのです。これは感情のA-B-Cモデルです。Aは状況そのもの——ビデオで撮影して記録できるような事実——を表します。Bは私たちが状況に与える解釈です。これは、意識の表面下にある「実況ストーリー」で、しばしば事実として受け止められます。Cはそれに対する反応です。すなわち感情、身体感覚、そして行動です。多くの場合、私たちは状況（A）と反応（C）を意識して見るものの、解釈（B）を意識していません。実際は自分の解釈が引き起こしたのに、状況そのものが私たちの感情反応や身体反応を引き起こしたのだと考えます。

「私の仕事は十分によいというわけではないって，わかっていたのよ」とアリスは言いました。しかし，アリスの上司はアリスが疲れ果てているとわかっていたので，プロジェクトでのサポートを与え，負担が軽くなるようにと気遣って彼女を呼んだのでした。上司は少しもアリスがうまくやっていないなどとは考えていなかったのです。

「妻と子どもたちは，僕が自分を憐れむのには死ぬほどうんざりしている」とジムは考えていました。「もう長くは僕に我慢できないだろう」と。ところが実際には，ジムの家族は死ぬほど彼を心配していて，彼を励ましたり，彼に再び人生の輝きを取り戻してもらう方法を編み出そうと努力していたのです。ジムは自分を恥じるあまり，それに気づかなかったのです。

いっそう事態をこじらせることには，気分が沈んでいると，私たちの反応自体がインパクトを持つようになります。最もネガティブな解釈を選んで，それを精巧に練り直すようになるのです。たまたま道で知人が通り過ぎて行くのを目にしたとき，自分の沈んだ気分のせいで，その人が「意図的に自分を無視した」という解釈が心に浮かぶと，これがさらに心を沈み込ませます。続いて気分はどんどん悪化し，この知人が「私をすげなく無視した」理由についての疑問につながり，「自分は愛されていない」という結論を支持するための証拠を集め始めます。これはつい先週もAさんと私との間で起こったことだ。私は誰にも好かれていないのだろう。私にはずっと続く人間関係は築けないのだ。私はどこが悪いのだろう？……こうした思考の流れは無価値感，孤立，無能性といったテーマに留まり始めます。

あなたがもし，この類の思考の流れに慣れているなら，このパターンのネガティブ思考は自分だけではないと知ってほっとするでしょう。1980年にフィリップ・ケンドールとスティーヴン・ホロンはうつの患者さんによって表現された思考のリスト（次ページの囲み記事を参照）を作成しました。

ご覧のとおり，無価値感と自己非難のテーマがリストのあちこちに見られます。あなたが現在気分がよい，あるいは普通であれば，かなりはっきりとこうした思考が歪んでいると理解できるでしょう。しかし，うつになるとこうした思考が絶対的な真実のように見えるのです。

うつというのは，私たちが自分自身にしかける戦争のようなもので，攻撃手段としてネガティブな方向に偏った情報を一片残らずかき集めるのです。しかし，誰がこの戦争に勝つのでしょう？

現在うつ状態にある人たちの自動思考

1. 世界を敵に回しているように感じる。
2. 私はだめだ。
3. どうして全く成功できないのだろう？
4. 誰も私を理解してくれない。
5. 私は人々を失望させてきた。
6. 先に進めるとは思えない。
7. もっと優秀な人間ならよかった。
8. 私はひどく弱い。
9. 私の人生は私が望むように進んでいない。
10. 私は自分にとても失望している。
11. もはや何もよく感じられない。
12. もうこんなことは我慢できない。
13. 何かにとりかかることができない。
14. 私のどこが悪いのだろう？
15. どこか別の場所にいられたらいいのに。
16. 私には物事をやり遂げられない。
17. 私は自分自身が嫌いだ。

18. 私には価値がない。
19. 消えてしまえたらいいのに。
20. 私の何がおかしいのだろう？
21. 私は負け犬だ。
22. 私の人生はめちゃくちゃだ。
23. 私は失敗者だ。
24. 私には決して成功できないであろう。
25. ひどく無力に感じる。
26. 何かが変わらねばならない。
27. 私にはどこか悪いところがあるに違いない。
28. 私には希望がない。
29. やるに値することがない。
30. 私は何も完成できない。

『自動思考質問表』注15) ⓒ Philip C. Kendall and Steven D. Hollon. 許可を得て転載。

　こういった，自分自身に関する有害で歪んだ思考を紛れもない真実として受け入れてしまうという事実は，しばしば悲しいフィーリングと自己批判的な思考との連結をがっちり固めてしまいます。これを知っておくことは，なぜうつにとらわれてしまう人々とそうでない人々がいるのか，あるいは，なぜうつが定着してしまう場合とそうならない場合があるのかを理解するうえでとても重要です。ある機会にこうした思考が作用すると，他の機会にもその引き金を引く準備が整ってしまいます。そして，いざ引き金が引かれると，さらに私たちの気分を螺旋の下方に引きずりこみ，全力で対処しなければならなくなったときにはすでになけなしのエネルギーすらも枯渇させてしまっているのです。あなたが困難に対処しようと必死になっているときに，誰かが背後に立って「役立た

ず」と一日中言い続けたらどのような影響があるか，想像してみてください。ここで自己批判と厳しい価値判断があなたの心の中から湧き出したとしたら，さらにどれほど事態が悪化するかということに思いを巡らせてみましょう。それが事実であると感じられるのも不思議はありません——結局，自分以上に自分自身をよく知っている人などいないのです。こういった思考は私たちを罠にはめます。些細な悲しみがくよくよと頭を悩ませて止まない，こじれた蜘蛛の巣に変身してしまうのです。

───────── ◇ ◆ ◇ ◆ ◇ ─────────

　私たちがひとたび沈んだ気分に襲われると，ネガティブ思考はうつの引き金になったり，うつを増長させたりしかねません。**ひとつもうまくいかないのだ**，と考えることで，憂うつな気分に沈み込むかもしれないのです。その気分が，**どうして私はこんなに駄目な人間なんだろう？**　といった自己批判の引き金になるかもしれません。不幸な状態の原因を解明しようとするにつれて，気分は真っ逆さまに落ち込みます。自分がいかに無価値な存在であるかという考えにとらわれているうちに，落ち込んだ気分は他のネガティブ思考をも組み入れた一大部隊を形成してしまうのです。この部隊は，この先，一瞬の警告で起動できるよう，準備万端になっています。

───────── ◇ ◆ ◇ ◆ ◇ ─────────

　不幸感自体は問題ではありません。それは私たちが生きている以上，本来的に備わっていて不可避なものです。私たちを巻き込んでしまうのは，不幸な気分でスイッチが入ってしまう，私たち自身に対する残酷でネガティブな考えです。一過性の不幸感を執拗な不幸感やうつへと変えてしまうのは，このネガティブな考えなのです。ひとたびこういった厳しくネガティブな考えが活性化されると，私たちの心に影響するばかりか，私たちの身体にも甚大な影響を与えます——それから，今度は身体が心と感情にとても大きな影響を与えるのです。

うつと身体

　先に述べた大うつ病性障害の症状にも示されていたように，うつは身体にも影響します。すぐに食事習慣，睡眠，エネルギーレベルの不調につながるのです。食欲が減退すれば，最終的には深刻な体重減少という不健康な結果になります。逆に過食になったら，過度の体重増加になりかねません。睡眠サイクルも同様です。1日を乗り切ることにぐったりと疲れ果てて過眠になるかもしれず，逆に入眠困難や不眠になるかもしれません。真夜中や早朝に目覚めて，それきり眠れなくなるかもしれません。アリスの例のように，人生での出来事やそれに対する自分の反応について繰り返し考え続けることもあるでしょう。

　うつで私たちが経験する身体的変化は，自分自身についての感じ方や考え方にとても大きな影響を与えます。もし身体的変化が「自分はいかに無能で無価値か」という，うつではおなじみのテーマを活性化することになれば，身体における些細で一時的な変化ですらも，沈んだ気分を深化・執拗化しかねないのです。

　うつで苦しむ人々の80％が，説明できない身体的苦痛を理由に医療機関を受診します[注16]。その大半は，うつに伴う疲労感や消耗と結びついています。一般に，何かネガティブなものに遭遇すると，身体は緊張する傾向があります。進化の歴史において私たちは，避けたり逃げたりする必要がある脅威（例えば虎）を知覚すると，それに対する行動（fight or flight：戦うか・逃げるかの反応）の準備をするような身体構造になりました。心拍は速まり，血液は肌の表面や消化管から四肢の大きな筋肉へと移されます。戦うか，逃げるか，または動かずにいるかへの準備で緊張する部位です。しかし，第2章，第6章でより詳しく見るように，脳の中でも最も古い時代からある部位は，虎のような外的脅威と，将来への不安や過去の記憶のような内的脅威の間に区別をしません。心の中でネガティブな思考やイメージが湧き起こると，身体のどこかで収縮や硬直，こわばりの感覚があることでしょう。顔がこわばる，胃がむ

かつく，青ざめる，腰や背筋の緊張などです――これらすべてが，戦うか，逃げるか，または動かずにいるかへの準備の一部なのです。

ひとたび身体がネガティブな思考やイメージにこうした形で反応してしまうと，脅かされている，動揺しているといった情報を心にフィードバックします。調査研究では，私たちが全く意識していなくても，身体状態が心の状態に影響することが示されてきています。ある研究では，心理学者たちが，被験者に漫画を読んでその面白さを評価するよう依頼しました[注17]。彼らは，鉛筆を歯で嚙み，笑うときに使う筋肉を笑うことを意図せず用いるグループと，すぼませた唇の間に鉛筆を咥え，笑顔を作ることができないようにしたグループとに分けられました。その結果，笑顔を作る筋肉を使いながら漫画を読んだ人々のほうが，漫画をより面白いと評価しました。別の研究では，被験者に顔をしかめるときの筋肉を使いながら漫画を見るように求めました。その結果，しかめっ面になった人々は，漫画をはるかに面白くないと評価したのです[注18]。第三の研究では，ある情報を聞いている間，被験者に首を横に振ったり，頷いたりするように求めると，その情報に対する判断に影響が出ました[注19]。これらの実験のすべてで，被験者たちはこの身体からの影響を自覚していませんでした。

これらの研究結果が示唆することは何でしょう？　それは，不幸感を感じるとき，その気分が私たちの身体に影響を与え，それが周囲の物事を評価，解釈する方法に偏りを与えるということです。私たちには，そんな意識は全然ないというのに。

サムは職場でのハードな1日の後，車で家に向かっていました。その日のことを忘れたいと切望し，夕食やバスケットボールの試合のテレビ観戦を楽しみにしていたのです。このときサムは，ハンドルを握る手が血の気がなくなるほどに硬く握り締められていることも，右腕の筋肉が肩までずっと緊張しきっていることにも気づいていませんでした。しかし突然，別の車が脇道から彼の車の前に割り込んで来て，急ブレーキを

かける破目になったとき，彼はクラクションの上に身を傾けて「馬鹿野郎！　周りの人間に対する敬意ってものがないのか？」と怒鳴りました。彼は顔が熱くなっているのを感じて驚き，突如として心の中で不平をまくし立て始めました。自分が散々てこずった客のことや，相手がいかに誰に対する敬意も持っていないか，さらにはいかに誰も彼に全く敬意を表さないか，いかに仕事も他の何もかもがうまくいかなくなってうんざりしているか，などです。彼は家に着く頃までには食欲も失せてしまい，強いスコッチウイスキーを注いで，バスケットボールの試合を観終わるまでは，妻とも子どもとも話すのを拒みました。

◇◆◇◆◇

　ネガティブ思考のパターンは気分や身体に影響しうるだけではありません。反対に，身体から心へのフィードバック回路もまた，不幸感と不満足の執拗な回帰と深化に，決定的役割を演じるのです。

◇◆◇◆◇

　身体と感情が緊密なつながりを持つことで，私たちの身体は高度に敏感な感情探知機として機能します。身体は私たちの感情状態について瞬間の解読情報を与えてくれるのです。もちろん，私たちの大多数は注意を払っていません。考えるのに忙し過ぎるからです。私たちの多くは，何であれ，達成しようと努力している目標に到達するためには身体を無視するように育てられています。概して私たちは，学習・成長の方法としても，人とのコミュニケーションをより有効に行うためにも，癒しのためにすら，身体に注目するようにとは教えられてきませんでした。実際のところ，うつと葛藤していると，身体が発信するあらゆる信号に強い嫌悪感を持ちえます。こういった信号には，身体の絶え間ない緊張状態や消耗，そしてさまざまな状態が混ざっている可能性があります。私たちはこの内的騒乱が自然に収まることを期待して，かかわらずにいる

ことを好むものです。

　こうしたさまざまな痛みや眉間のしわに対処したくないということは当然，さらなる回避を意味しており，そのため身体と心における無意識の収縮が増していきます。次第にスピードは落ち，どんどん機能できなくなっていきます。すると，うつは私たちの生活の第四の側面，つまり行動に影響し始めます。

うつと行動

　子どもの頃や成人早期の頃，特に落胆したり惨めに感じているときに，善意ある人々から「勇敢に立ち向かいなさい」あるいは「とっとと忘れなさい」と忠告された経験があるかもしれません。おそらくこれまでの人生のどこかで，感情を顕わにするのは恥ずかしいこと，または弱いことだというメッセージを受け取ったことでしょう。自分がうつになっていると知られれば，当然最も劣る人と思われるだろうと想定しているのです。

　うつに伴う考え方の中には無能と無価値という中核的テーマがあり，どのような状況にも無限に移し替えることができます。知らないうちに，自分が経験するどのようなストレスや困難もすべて自分の落ち度であり，自分で何とかする責任があると真剣に確信してしまい，身動きが取れなくなるのです。そして，より一層懸命に努力しても何も解決しないと，それもまた，私たちの落ち度としてとらえてしまいます。その結果は消耗で終わります。

　アリスは気分が沈み始めエネルギーが自分から流れ出てしまっていると感じるたび，友人に会う，遊びで外出するといった「重要でなく」，かつ「非本質的」な余暇活動，実際には彼女に喜びを与えてくれていた活動を断念する，という戦略を意図的に採用しました。彼女の判断では，この戦略は理に適っていたのです。減っていくエネルギー（彼女はエネルギーを厳密に限定された固定的資源と見ていました）を，もっと

「重要」で「本質的」な約束事や責務に集中できることを意味していたからです。これは理解できます。ただし，彼女の本質的な責任事項には，合理的であるか現実的であるかは別として，きちんと家事をすること，母親であること，社員であること，そしてもちろん，家族，友人，同僚，上司の要求や期待を満足させることも含まれていたのです。「非本質的で重要でない」余暇活動を断念することで，アリスはうつへ落ち込んでいくのを逆転させるための最も単純で効果的な戦略のひとつを，自分自身から奪ってしまいました。こうした余暇活動は彼女の気分を向上させてくれたかもしれず，エネルギー資源を枯渇させるよりもむしろ拡大してくれた可能性があるというのに。

　ストックホルムにあるカロリンスカ研究所のマリー・アスベルグは，この「断念」を，消耗の漏斗を知らないうちに流れ落ちる，と描写しました（次ページ図1参照）。この漏斗は私たちの生活サークルがどんどん小さくなるときに生み出されます。漏斗が小さくなるほど，その人がバーンアウト（燃え尽き）や消耗を経験する可能性が高くなるのです。

　ジムは友人に会うことを以前ほど楽しみには思わなくなっており，かつては楽しんでいたことから同じような喜びを得られなくなっていると気づいていました。外出を考えるたびに，次のような考えが浮かんだのです。何のメリットがあるんだ？——どんなことも俺の気分を変えることなんてできやしないだろう，労力を節約して，家で休んだほうがいい——そうすれば気分もよくなるだろう。不運にも，ジムが長椅子で横になって休んでいると，彼の心はいつの間にか，深く刻まれた自己批判の轍へと漂い込んでしまいました。これらすべてが合体して，うつの執拗化と深化への完璧なセッティングを生みます。ジムの「休息」は結局，彼の気分をさらに悪化させてしまったのです。

第Ⅰ部　心，身体，感情

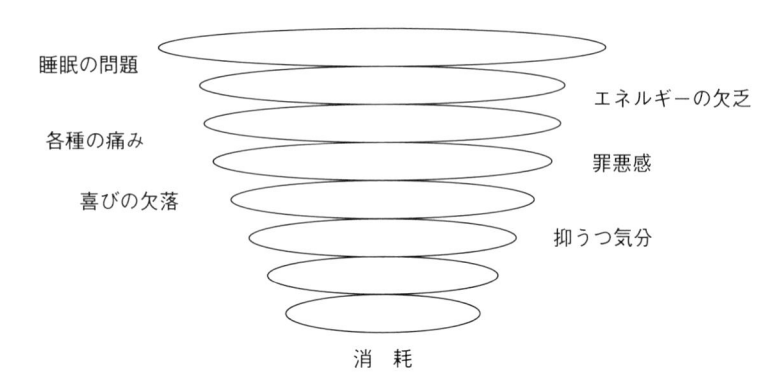

```
睡眠の問題
                    エネルギーの欠乏
各種の痛み
                    罪悪感
喜びの欠落
                    抑うつ気分

              消　耗
```

図1　消耗の漏斗

　円の小さくなっている部分は，私たちが生活の中で楽しんでいるけれども，「必須ではない」と思われる物事を断念するにつれて起きる生活の狭小化を示す。その結果，私たちは，自分の資源を枯渇させることが多い仕事や他のストレッサー（ストレスを与える物事）だけを残して，栄養を与えてくれる活動をするのをやめてしまう。マリー・アスベルグ[注20]は，下向移動を続ける人々は，最も良心的な労働者である可能性が高いと示唆している。自信のレベルが仕事での成果に大きくかかわっている人，つまり，怠惰ではなく，最高の労働者であると見られることが多い人である。

　この図はまた，漏斗が狭まり，どんどん消耗していったときに，ジムが経験した蓄積的「症状」の連鎖も示している。

――――――――――――◇◆◇◆◇――――――――――――

　うつは私たちに異なった行動をさせ，私たちの行動もまた，うつを煽ります。うつは確実に，することとしないことに関しての選択と，どう行動するかの選択に影響します。私たちが，もし自分は「だめだ」とか価値がない人間だと確信していたら，人生で価値があると思っていることを追求する可能性はどうなるでしょう？　そして，私たちが心のうつ状態から情報を得て選択をするとき，その選択のせいで，不幸感の中で身動きが取れないままになる可能性が高いのです。

――――――――――――◇◆◇◆◇――――――――――――

　以前にうつになったことがあると，時間経過と共に沈んだ気分はますます誘発されやすくなります。なぜならうつが戻って来るたびに，それ

に伴う思考，フィーリング，身体感覚，行動が，互いにより強固な連結を形成するからです。最終的には，どの要素も単独でうつの引き金になりえます。少しの間であれ失敗について考えることは，多大な疲労感を誘発しうるのです。家族の何気ないコメントによって罪悪感や後悔のような感情の雪崩が起こり，無能感を膨張させるのです。うつの螺旋の下方に巻きこまれて落ちてゆくことが些細な出来事や気分変化によっていとも簡単に誘発されるので，どこからともなく発生したように感じます。そしてひとたびうつが持続してしまうと，その悪化を防ぐにも改善するにも無力感を感じます。私たちが自分の思考をコントロールしようとか，自分のフィーリングからさっさと抜け出そうという試みはすべて無駄に終わるのです。

　本来は正常で理解可能な不幸感という感情が執拗化したり，うつの螺旋を落下したりするのを防ぐために，私たちには何ができるでしょうか？　最初のチャレンジは，自分の感じ方を変える力が出ない理由と，感じ方をコントロールしようという勇敢な努力にもかかわらず，どんどん身動きが取れなくなってしまう理由を理解することです。序章で述べたように，これにはもっともな理由があることを発見するでしょう。自分の努力が足りないから，あるいは自分に何か悪いところがあるから，ではないのです。むしろ，私たちの努力が私たちを間違った方向に向けているからなのです！

　うつからの解放は可能ですが，その解放は，問題が本当は何であるのかについてのこれまでとは全く異なる視点と理解から出てくるものです——その視点は地図の役割をし，私たち自身の存在と経験の内にある，新たな領域に導いてくれます。そこでは，心の深奥の内的資源に接触し，それを自分の動力源として利用できるのです。それは私たちの多くが，自分がそのようなものを持っていると夢にも思わなかった資源です。

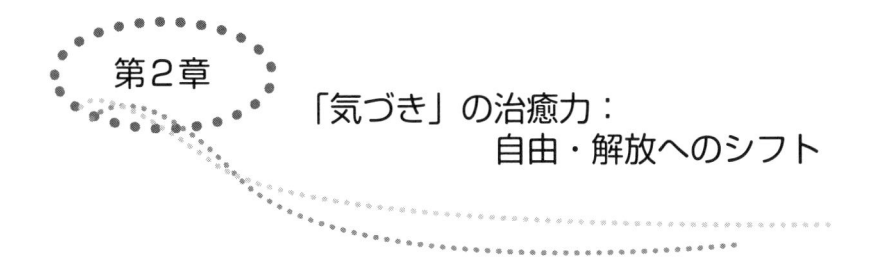

第2章 「気づき」の治癒力：自由・解放へのシフト

　繰り返しうつになってしまうのは，私たちの落ち度ではありません。
　気分が悪くなり始めるとあっという間にうつの螺旋の下方へと引きずり下ろされてしまい，どれほどもがいても抜け出せないのです。実際，もがくほどに深くはまり込んでしまいます。あなたはそもそも気分が沈んでいることで——特に，考えれば考えるほど気分が悪化していくことで——自分自身を責めるかもしれません。しかし，実際に私たちをうつの螺旋に引きずり込んでいるのはある種の心のパターン，あるいは心のモードであり，これは不愉快な感情を感知すると，私たち自身が実際に何が起こっているのか気づかなかったり，わからなかったりするほどごく自然に，自動的に誘発されてしまいます。
　こういった心のメカニズムの真の姿を見るためには，感情と感情への反応の様子をよく調べなくてはなりません。これらを調べることによって，葛藤がどのようにして私たちを螺旋の下方に引きずり下ろすのか——そして自分自身を責めるのがいかに不当なことか——が，明らかになるでしょう。さらに重要なことに，私たちを行き詰まらせる原因がある種の心のモードであると理解すれば，感情に対処する新たな方法への扉が開かれます。そう，別の心のモードへ根本的に移行すればいいのです。重要な瞬間に，心のモードを移行することを何度も繰り返し実践してください。この移行の中にこそ，私たちとうつとの関係を変え，うつの支配から自由になる可能性が存在しているのです。

感情の役割

　感情というものは私たちの身を守り，安全への基本的ニーズを満たすために役立つ，生命にかかわる大切なメッセンジャーです。感情は，個人としても種としても生き残れるようにするための信号として進化してきました。そのレパートリーは目を見張るほどに精緻で，内的・外的表現とメッセージは，多くの場合において雄弁で複雑なものです。しかし実際には，感情にはいくつかの基本的系統しかありません。最も顕著なのは，幸福感，悲しみ，恐怖，嫌悪，怒りです[注21]。それぞれの感情は，ある特徴的な状況に対する全身反応です。たとえば，恐怖は危険が私たちを脅かしてきたときに誘発されます。何か貴重なものが失われたときには悲しみや嘆き。ひどく不愉快なものに直面すると嫌悪。大切な目標が遮られると怒り。ニーズが満たされると幸福感。当然，私たちはこういった信号に注意を払います。自分が生き残るため，さらには繁栄するためには何をすべきかを伝えてくれるからです。

　大抵の場合において，私たちの感情反応は進化し一過性のものとなりました。そうでなければならないのです。メッセンジャーは，次の警告を知らせるために常に気をつけていなければなりません。初期的な感情反応は，警戒の対象が継続する限り——しばしば，数分というよりも数秒——続きます。それ以上続くと，環境の変化に対して適切に対応できなくなってしまいます。この具体的な例は，アフリカのサバンナに棲む草食動物，ガゼルの行動に見ることができます。群れを追いかける肉食動物から逃げるため，恐怖が彼らを必死に走らせます。けれども，ひとたび1頭のガゼルが捕まってしまうと，残りのガゼルはまるで何も起こらなかったかのように再び草を食べ始めます。つまり状況が変わったのです。危機は去りました。ガゼルは生き残るために食べることも必要なのです。

もちろん，いくつかの状況は長期にわたって続き，私たちの感情反応も長引くかもしれません。親愛なる誰かを失った喪失反応としての悲しみは，長い間続くかもしれません。予期せぬタイミングで波のように襲って来て，その喪失体験の後，何週間も何カ月もの間やってきては私たちを圧倒するかもしれません。しかしこの場合でさえも，私たちの心には自己治癒の機能が備わっています。どんなに悲嘆に暮れても，多くの人々は少しずつ普段の感覚に戻っていくのを感じ，再び微笑んだり，声をあげて笑ったりする可能性を見出していくのです。

　それでは，なぜうつや不幸感は，引き金となった状況よりも長く続くのでしょうか。あるいは，なぜ不快感や不満足感がいつまでも続くことがあるのでしょうか。簡単に言ってしまうと，私たちは自分自身の感情に対して，その感情を継続させるような反応をするので，このような感情が持続してしまうのです。

自分の感情に対する自分自身の感情的反応の問題

　キャロルはしばしば，寝る前に自分が「ちょっとみじめ」に感じていることに気づいて悩みます。必ずしもそんなフィーリングを誘発するような出来事があるとは考えられないのです。「例えば，先週の金曜日」と彼女は説明しました。「アンジーが遊びに来て，私たちはテレビを見て夜を過ごしました。すべてがうまくいっていました。彼女が帰った後に部屋の中を掃除して，そして，悲しみのフィーリングが忍び寄っていることに気づいたのです。過去，友人に失望させられたときのことを考え始めました。これが起きると私の心はいつも同じ経緯をたどります。どうしてまた，みじめな感じがして，こういうことをあれこれ引きずり出しているのかしら。本当は夕暮れからずっとみじめだったのに，アンジーがいたから気が紛れていたのかしら。それとも私の気に障っているのは，寝るときの，この静けさなのかしら」と。

　キャロルはしきりに，ベッドで読書をしたりテレビを見たりして自分

の気分から気を紛らわせようとします……しかし，大抵は役に立たないと感じるのです．すぐに自分自身の思考で気が散ってしまいます．

「どうしてこんなふうに感じるのか，私は理由を探そうとします．今日起きたことで，私をこのように感じさせるのは何なのかしら？ いつものように，私は何かしらうまくいかなかったことを考えつきます．ジーンが私に声をかけずに昼食に行ってしまって，私たちはまだ友人なのかな，と悩んだこととか．けれども大概は，今現在感じている感じ方を説明できるようには思われないのです．だから他の人々がかなり幸せそうに見えるのに，こんなふうに感じるなんて，自分はどこがおかしいのだろうと考え始めます．すぐに多くのネガティブなことを引きずり出してしまって，多分，私はずっとこういうふうに感じるんだわ，と考え始めるのです．こういうフィーリングが続いたら，私の人生はどうなるのかしら？ そうなったら，人とどうつきあったらいいのかしら？どうやって仕事をしたらいいのかしら？ 本当に幸せに感じるなんてこと，ありえるのかしら？ そして，こういった考えが私をさらに螺旋の下方に引きずり下ろすのです．最後には自分自身に対して，本当に嫌な気分になります．万事がとても努力の要ることに思えます．友人を作ることも，仕事をすることも，何もかも．

　時々，自分のしていることを正確に見ることができます．自分で自分をよりみじめにしているということを．窓の外の物音で気が紛れたりして，その隙に，自分が突如として嫌な気分になっていることをどうにか理解できるのです．自分が非常にひどい状態になるかもしれないという事実には本当にショックを受けます．今週は一度，気分が悪くてベッドに寝ていたとき，身体の位置を変えるのに動いた拍子に，数分前に布団を被ったときのフィーリングを思い出したのです．ひんやりしたシーツとくつろいだ気分にしてくれる柔らかな枕があって，深い贅沢な快適感とぬくもりのフィーリングを感じていたのです．その瞬間にはこの世の

あらゆることが順調に見えていたことに気づきました。では，どうやって，あのフィーリングは私から去ってしまったのでしょうか。それから他のときにもそうしてきたように，私は自分に言うのです。こういう考え事は自分にとってちっともよくないわ。しかし，それからさらに言うのです。ではどうして，こういうことを年中，自分にしてしまうのかしら。それから私は次のラウンドを，つまり自分のどこが悪いのかを考え始めてしまうのです」

キャロルは，悲しみに対する自分の反応が実際には彼女をよりみじめにしていることはわかっているのです。彼女の――自分の心の中で何が起こっているのか，必死で理解しようとあがく――気分をよくしようという試みは実際，彼女の感じ方を悪化させるのです。

--- ◇◆◇◆◇ ---

不幸感への反応の仕方によっては，それが短時間で一過性の悲しみだったかもしれないものを，しつこい不満感や不幸感に変えてしまう可能性があります。

--- ◇◆◇◆◇ ---

執拗に繰り返すうつの問題は，そもそも「悲しくなる」ことではありません。悲しみとは自然な心の状態で，人間であれば本来備わっているものです。除去できるものだ，除去すべきだと考えるのは，現実的でも望ましくもありません。問題は次に起こること，悲しみが訪れた直後に起こることです。問題は悲しみ自体ではなく，私たちの心が悲しみにどう反応するか，ということなのです。

「私をここから出して！」
事実，感情が私たちに「何かがあるべき状態になっていない」と伝達

してくるときには，そのフィーリングは間違いなく不快です。不快になるようになっているのです。この信号は，私たちに状況を改善する何かの実行を強いるように，精密に設計されています。この信号を私たちが不快に感じなかったり実際に行動しなかったりするなら，スピード違反のトラックを避けたり，子どもがいじめられているときに介入したり，忌まわしいと思う何かを避けたりすることはできないでしょう。「状況が解決した」と心が認めて初めて，その信号は止むのです。

　私たちの感情が，解決を必要とする問題が「そこ（外的状況）にある」と信号を送って来るとき——例えば突進してくる雄牛や大きな竜巻があるとき——には，その問題を避けたり，逃げたりという方法で行動することは理に適っています。何であれ，私たちの生命を脅かすものへ対処するために脳は，大抵は自動的に一連の反応パターンを，その脅威を取り除いたり避けたりするのに役立つパターンを選択し提供します。私たちはこの最初の——何かに対してネガティブに感じ，避けたい，取り除きたいと望む——反応パターンを嫌悪と呼びます。嫌悪は，適切な方法で状況に対処し，問題を解決して警告信号を解くことを強制します。この点では大いに役立ち，私たちは自分の生命を救うこともできるのです。

　しかし，同じ反応が「ここ，この中（内的状況）で」起こっていることに，つまり私たち自身の，思考，フィーリング，自己感覚のほうに向けられると，私たちの幸福にとっては非生産的で，ときに危険ですらあります。自分自身の内的経験から逃げられるほど速く走れる人は誰もいません。不愉快かつ圧迫的で脅威的な思考やフィーリングと闘ったり全滅を試みて排除することもできません。

　私たちが自分自身のネガティブ思考やフィーリングに嫌悪で反応するとき，物理的回避，服従，または防衛的攻撃（脳の「回避システム」）にかかわる脳の回路が活性化します。この回路のスイッチが入ると，身体は逃げるか，攻撃に対して闘うか，どちらかができるように構

えます。心の中にも嫌悪の影響を感じます。悲しみや本来の自分から切り離されているフィーリングをどうにか除去しようと私たちの心が一杯になってしまうとき，私たちの経験は全体として縮小されます。私たちの心はこうしたフィーリングを除去するという，強制的かつ無益な課題に集中するように追い込まれ，そこに閉じ込められてしまいます。これに伴い，私たちの人生経験そのものが制限されてしまうのです。身動きが取れず，まるで箱詰めにされたように感じます。手に入る選択肢は頼りなく先細りになって見えます。広い可能性の宇宙につながっていたいと願っても，どんどん切り離されていくと感じるようになります。

　私たちはこれまで生きてきた間に，自分や他人の中の恐怖，悲しみ，怒りといった感情を嫌ったり，憎んだりするようになっているかもしれません。例えば，もし「そんなに感情的になってはいけない」と教えられてきたのならば，感情を表現することはよくないことだ，と思うようになっているでしょうし，感情を感じることさえもよくないことだ，と信じるようになってしまったかもしれません。あるいは，悲嘆のような感情経験のフィーリングが長引いたことをはっきり記憶している場合，今では似たようなフィーリングの気配を感じただけでも，極度の恐怖で敏感に反応するかもしれません。

　私たちが自分のネガティブな感情を克服し，根絶し，打ち負かすべき敵として扱い，嫌悪をもって反応すると困難に陥ります。ですから，私たちをしつこい不幸感の中に立ち往生させてしまう敵を理解するには，嫌悪を理解することが絶対に必要です。現在感じている不幸感が，私たちの過去に由来する，古くてまったく役に立たない思考パターンを誘発してしまうために困難に陥ってしまうのです。

気分と記憶

　長年，ことによると子どもの頃に行ったきり，訪れたことがなかった

場所に行ったことがありますか？　その場所を訪れる前には，自分の人生のその時点，つまりその場所で過ごした子ども時代に起こったことの記憶はかなり大雑把なものでしょう。しかし，一旦そこに行き，道を歩き，匂いや音を直接的に感じると，すべてが——興奮，悲しみ，初恋などの記憶，そしてフィーリングも——戻って来るかもしれません。その場に実際にいるということは，何らかの誘発要因としての条件的経験であり，私たちが違う場所でそれを思い出そうとどれだけ努力をしても，うまくやり遂げられないことをやってのけるのです。

　このような経験は，記憶に対して非常に強力な影響を持っています。記憶についての研究者であるダンカン・ゴッデンとアラン・バッドリー[注22]は，深海ダイバーが陸上で単語のリストを暗記した場合，海中ではうまく思い出せず，陸上に戻ったときには十分に思い出せることを見出しました。反対の条件でも同じ結果でした。海中で単語のリストを覚えると，陸上ではそのリストをうまく思い出せず，海中では記憶が十分に思い出されたのです。この実験の場合，海中または陸上で覚えたという条件的経験が，子どもの頃に過ごした場所に行くことと同様，記憶に対する強力な誘発要因として働いたのです。

気分に誘発された記憶

　この数年間，心理学者たちは，感情状態がとても大きく深い影響を心に与えうる点について，実に重大な発見をしてきました。気分は内的な誘発要因として働くのです。以前その気分を経験した状況に置かれた場合，そこで連想づけられた記憶や思考パターンを喚起し，先に述べたダイバーと海の例と同じように，はっきりと当時の思考や記憶を思い出す可能性があるのです。私たちがその気分に戻ると，望むと望まないとにかかわらず，「前にその気分だったときに心や世界で起こっていたことで，私たちを不幸にしていたこと」に結びついた思考や記憶が，何であれ，かなり自動的に戻って来ます[注23]。その気分が再起すると，それに

関連した思考や記憶も，その気分を生み出した思考パターンも含めて，戻って来るのです。

　人によって過去に不幸感を抱いた経験は違うでしょう。そのため，人によって，今この瞬間に経験している気分によって再活性化される記憶や思考パターンの種類が異なるのです。過去に自分を悲しませた主な経験が，悲しいけれども予想されていた，大好きな祖父母の死のような喪失体験であるなら，一過性の悲しみを感じたとき，この記憶が心に浮かぶでしょう。その当時と同様の悲しみを感じるかもしれませんが，時間が過ぎ悲しみが褪せていく間に，現実に起こった喪失を認めて，心の焦点を他の物事へと移すのにそれほど苦労はしないでしょう。

　しかし，過去の不幸感やうつの気分を喚起させるものが，自分は駄目だ，価値がない，偽善者だ，といった思考やフィーリングにつながるような状況だとしたらどうなるでしょう？　幼少期か青少年期でまだ処世術を習得していなかった頃，見捨てられた，虐待された，孤独だ，駄目だ，といった圧倒されるようなフィーリングを経験していたらどうなるでしょう？　悲しいことに，私たちは成人期にうつになった多くの人々がこのような経験をしていることを知っています。私たちにとって，こうした経験が子ども時代の大半を占めていたなら，その当時に私たちを落ち込ませた思考パターンや自分は駄目だという感覚は，今となっても，一過性のうつ的なフィーリングによってさえも，再び活性化されてしまう可能性がとても高いのです[注24]。

———————　◇ ◆ ◇ ◆ ◇　———————

　これが私たちの不幸感へのネガティブな反応の理由です。私たちの経験は単なる現在の悲しみの経験ではなく，何らかの要因によって再び目覚めてしまった「自分は無能だ」，「自分は何をしてもだめだ」というフィーリングによって強力に色づけされているのです。こういった再覚醒された思考パターンが記憶によるものであるという認識が弱いため，非常に有害なものにして

しまいます。私たちはそのフィーリングを喚起しているのが過去からの思考パターンであると気づかずに，今現在，自分は駄目なのだ，と感じてしまうのです。

———————————— ◇◆◇◆◇ ————————————

　キャロルは14歳のとき，転居に伴って転校しました。キャロルは前の友人が恋しく，連絡を取り続けると約束していましたが，実際にはそうはなりませんでした。新しい学校で友人を作るのは本当に難しく思われ，キャロルは他人との活動に参加せずに，わざと1人でいるようにしたので，すぐに皆が彼女を完全に無視するようになりました。彼女は孤独で，周囲から切り離され，自分は求められていないのだと感じました。

　キャロルは高校を卒業するのが待ちきれませんでした。大学では元の自分に戻ることができました。しかし，いつも予測不可能な気分変動を抱えており，それはときとして数週間もの間彼女からエネルギーを奪い，孤立した場所に彼女を押しやるのでした。彼女の気分は，いつ何時でも螺旋の下方に滑り落ちました。最近では，ちょっとした悲しみが，過去の「自分は無能だ」というフィーリングにかかわるもの全体を誘発することもあり，自分は孤独で友人がいないと感じてしまうのでした。この状態に陥ると，キャロルは自分のしていたことに再び注意を戻すことができないと思うのでした——心がフィーリングに完全に乗っ取られてしまったように思われるのでした。

　キャロルの経験は，非常に多くの人々を悩ませているサイクルを明白に示しています。不幸な気分で再活性化されたネガティブな記憶，思考，フィーリングが私たちの意識に押し入ると，主に2つの効果を生みます。第一に，当然ながら気分はさらに落ち込み，不幸感が増幅します（キャロルが気づいたように）。第二に，何としても集中しなければならない一連の緊急優先事項に思えるものが心に運び込まれます——自分の無能さやその不幸感などに対して自分に何ができるのか，という内

容です。こういった優先事項によって心が支配されてしまうと，その他のものに注目を転換するのが非常に困難になります。したがって私たちは，「人間としての自分」または「自分の人生の生き方」の何が悪いのか，微に入り細にわたって調べ，修正しようと強迫的に何度も繰り返し試みることになります。

　こんなふうに心をとらわれているのに，差し迫って気になっている心配事から注意を逸らして，他の話題やアプローチに集中するように注意を転換することなど，どうしたら考えられるでしょう？　たとえ，それが落ち込んだ気分を回復させることに貢献するとしても。物事を整理して無理にでも解決策を出すことは，常に急を要する最優先事項であると思われるでしょう。自分の駄目なところは何かを考えて答えを出さねばならない。不幸感が長く続けば，自分の生活は大きな害を被るのだから，それを最小限に食い止めるために，何をする必要があるのか判別しなくてはならない，というわけです。しかし，このような問題にこうした対応を取るのは，仕事に間違った道具を使うことと同じです。不幸感の火に油を注ぎ，他ならぬ自分自身を不幸にする思考や記憶に固着してしまうばかりです。ホラー映画が目の前で上演されているようなもので，見たくないのに背を向けることもできないのです。

決定的な瞬間

　過去の記憶や自己批判的・価値判断的な思考が，時を問わず，不幸に感じる際に誘発される事実は変えられません。すべてが自動的に起こるのです。しかし，その次に起きることは変えられるかもしれません。

　もしキャロルが，気分の些細な変動が彼女の心の古いパターン（人生のうちで，孤独で誰にも理解されず，自分の価値を下げられていると感じていた時期に彼女を支配していたパターン）を再活性化していることを理解できていたなら，彼女はそれを受け流して自分の生活を続けられていたかもしれません。自分に少し優しくすることさえできたかもしれ

ません。

　私たちはこういった方法で，自分の不幸感に異なる対応をする方法を学ぶことができるのです。まず最初に，自分自身をどんなふうに不幸感に巻き込ませてしまうのか，自分でより明確に理解することです。特に，そのスイッチが入ってしまうと多くの苦しみを引き起こす心のパターンやモードに，もっと意識を配る必要があります。

「作業」モード：批判的思考ではできない仕事を　　　　やろうとするとき

　うつによって再び目覚めさせられた思考が「私たち自体が問題だ」と伝えてくるとき，私たちはただちにこのようなフィーリングを除去したいと思います。しかし，ここでもっと大きな問題が誘発されてしまいます。今日がうまくいっていないだけではなく，人生全体がうまくいっていないかのように感じられるのです。まるで牢獄に閉じ込められたように感じ，そこから逃げ出す方法を見つけねばならないのです。

　問題は，何が悪いのかを苦労して解き明かし，考えの力でその気分から抜け出そうとすることです。私は何が悪いのだろう？　どうして私はいつも圧倒されるように感じるのだろう？　自分を撃ったものが何なのか考えつくより先に，私たちは人間としての自分，または自分の生き方の何が悪いのか，微に入り細にわたって調べ修正しようと，強迫的に繰り返し試みます。持てる限りの精神力のすべてをその問題の解明に捧げてしまうのですが，ここで私たちが依存している力というのが，私たちの批判的思考という技能なのです。

　運悪く，こういった批判的思考は，この仕事に対しては間違った道具である可能性があります。

　私たちは，批判的・分析的思考を通じて達成できる物事を誇りにしており，それは正当なことです。それは人間としての進化の歴史における

最高の達成事項のひとつであり，実際に私たちを人生の多くの窮地から救ってくれます。ゆえに，私たちが自分の内的な感情生活で物事がうまくいっていないと理解するとき，心がしばしば，外の世界の問題解決で非常に効果的に機能する心のモードを採用して，迅速に反応するということがあっても驚くことはありません。この注意深い分析，問題解決，価値判断，比較というモードは，現状と私たちが理想としている事態との間のギャップを埋めること──知覚された問題の解決──を目的としています。これを，心の作業モードと呼びます。私たちは行動への呼びかけを聞くと，このモードによって反応します。

作業モードは，日常の状況での目標達成を助け，仕事に関する技術的問題を解決する点では通常，とてもうまく機能します。目的地まで街を通って車を運転していくという，単純な日常の行動を考えてください。この移動のために，作業モードは，現在地点（家）と目的地点（スタジアム）という考えを生みます。それから自動的にこの２点の不一致（場所がどれほど離れているか）に焦点を合わせ，ギャップを縮めることに目標を定めた行動（車に乗って運転する）を生み出し，目的地に達することを可能にしてくれます。作業モードは，ギャップが大きくなっているか小さくなっているかを継続的に監視します。この行動が２つの考えによってもたらされた「移動すべき距離」を減らすという，望まれている効果を上げているか確認するためです。必要があれば，ギャップが確実に減るように行動を調整します。そして，このプロセスを何度も繰り返します。最終的にギャップは埋められ，私たちは目的地に着き，目標は達成され，作業モードは次の課題を引き受ける準備ができます。

この戦略は，目標達成と問題解決のための非常に一般的なアプローチを提供してくれます。何か起こってほしいと思うことがあれば，自分のいる点と望まれる点との間のギャップを狭めることに焦点を合わせます。逆に発生してほしくないことがあれば，自分のいる点と避けたいものの存在する点とのギャップを広げることに焦点を合わせるのです。こ

の作業モードは，私たちの日常生活の細かな日課を管理する力を与えてくれるばかりではありません。人類は大きな畏怖を感じるような外的世界の変容を達成してきましたが，そのいくつかは，ピラミッドの建設から現代の超高層建築という工学的な偉業，月に人間を送ることにまで至ります。これらはいずれも，作業モードを基盤とすることで可能だったのです。こういった偉業はいずれも，ある種の洗練されて緻密かつ明快な問題解決を要求しました。ですから，私たちが自分の内的世界を変容させたい——例えば，幸福を獲得するためあるいは不幸感を拭い去るため，自分自身を変えたいと願う——ときにも，同じ精神的戦略が起用されるのは，自然なことと言えるでしょう。しかし不運にも，ここで，物事は恐ろしく奇妙なことになり始めるのです。

なぜ自分の感情に対して問題解決ができないのか？

晴れた日に，川沿いの道を歩いている自分自身を想像してください。あなたはやや気分が落ち込んで，少し暗い気持ちです。初めはそんなに自分の気分を意識していませんが，その後にあまり幸せに感じていないと気づきます。太陽が輝いていることも意識しています。あなたは素晴らしい日だ，と思います。幸福に感じてもいいはずだ，と。

その思考を深く心にしみ込ませましょう：幸福に感じてもいいはずだ。

今，どう感じていますか？　気分がもっと悪くなっているのなら，それはあなただけではありません。実際，誰もが同じ反応を報告します。なぜなら，ギャップに注目するという行為そのもの，つまり，「どう感じているか」と「どう感じたいか（あるいは，どう感じるべきだと考えるか）」とを比べることは，私たちに不幸感を抱かせ，そうありたいと思う姿からさらに遠ざけてしまうのです。このようにギャップに注目することは，心の習慣的な解決方法を反映しており，物事が望むようになっていない状況を処理しようと試みるための戦略です。

大抵，私たちの気分が過度に激しいものでなければ，「どう感じているか」と「どう感じたいか」との比較で生じるフィーリングのちょっとした下降にはほとんど気づかないかもしれません。しかし，心が作業モードに入っていると——「私はどこがおかしいのだろう？」とか，「私はなぜこんなに弱いのだろう？」という「問題」の解決を試みていると——私たちは自分自身を救うために用いた思考に，罠にかけられたようにとらわれてしまうのです。私たちの心は自分の思考が働きかけていることに関連した考えを呼び起こし，意識の中に保ちます。例えば，自分が現在そうである（悲しくて孤独な）種類の人間についての考え，自分がなりたいと思う（安らかで幸福な）種類の人間についての考え，そして悲しみが尾を引き，うつ状態に沈んでしまったら自分もそうなってしまうのではと恐れている（みじめで弱い）種類の人間についての考えを。それから作業モードはこれらの考えの間にある不一致に，つまり，私たちが理想の人物像とどのように違うかということに焦点を合わせます。

　作業モードが作動し，そのギャップを埋めるのを助けようと試み始めると[注25]，望ましい人物についての考えと，自分自身がそうであると感じている人間についての考えの間の不一致に焦点を合わせることで，元々感じていたよりも私たちの気分は悪くなるのです。作業モードは「助ける」ために，精神的なタイムトラベルをします。いったい何が悪かったのかを理解するという努力をし，同じように感じた過去の出来事を思い起こします。そして，これは絶対に避けたいと考える，不幸感によって希望が持てなくなってしまった未来を想像します。この過程で心に思い浮かべる過去の失敗の記憶や，私たちが恐れる未来のイメージは，気分の螺旋の下降をさらに悪化させるだけでなく，独自のひねりを加えます。沈んだ気分で苦しんできた過去があればあるほど，現在の気分で喚起されてしまったイメージや独り言はよりネガティブなものになり，心は古いパターンにいっそう支配されてしまうことでしょう。それ

らは，もはや現実であるかのように見えます。こういった，無価値だとか孤独だと感じるパターンは，なじみのものと感じられますが，私たちはこのなじみ感を心が古い精神的轍(わだち)に落ち入っている兆候と見る代わりに，それがすべて真実であるに違いないという意味に取ります。そのため，家族や友人が勧めているかもしれませんが，そこからさっさと抜け出すというわけにはいかないのです。やめられないのです。なぜなら作業モードが，私たちが最も優先すべき事項は，この「問題」を特定して解決し自分自身を整理することだと主張するからです。そこで私たちは，さらなる質問で自分自身を打ちつけます。「どうして自分はいつもこういう反応をするのだろう？」，「なぜ，もっとうまく物事に対処できないのだろう？」，「どうして自分は，他の人は抱えていない問題を抱えてしまうのだろう？」，「こんな目に遭うなんて，自分は何をしているんだろう？」，等々[注26]。

　このような自己焦点型で自己批判的な心の用い方を，気に病んでいると考えるかもしれません。心理学者は反芻(はんすう)とも呼びます。反芻するとき，私たちは不毛なことに，自分が不幸であるという事実と不幸感の原因・意味・結末で，さっきよりもさらに頭の中が一杯になってしまうのです。調査研究は，私たちが過去にこうした方法で悲しい気分やうつ気分に反応する傾向があった場合，気分が滑り落ち始めたときには，同じ古い戦略が何度でも自分を「助ける」ために浮上してくる傾向にあることを示唆しています。これは結局，先に説明したことと同じ効果を与えるでしょう。あなたが何とかして逃れようとしている気分に，逆に取り込まれて動けなくなるのです。結果として，不幸感に悩まされる時期を繰り返し経験するリスクが，さらに高まってしまうのです。

　それではなぜ，私たちは反芻してしまうのでしょう？　なぜ，キャロルのように，不幸感についての思考でくよくよし続けるのでしょう？　それは事態をより悪化させるだけのように思われるのに。研究者たちが，反芻することの多い人々にその理由を尋ねると，ある単純な答え

が浮かび上がります。それが不幸感やうつを克服する役に立つと信じているので反芻するのです。反芻しないと自分の状態がますます悪くなってしまうと信じているのです。

　私たちは気分が沈んで感じる際に，それが自分の問題を解決する方法を明らかにしてくれると信じているからこそ[注27]，反芻します。しかし調査研究によれば，反芻することは全く正反対の結果を導くのです。実際のところ，反芻する間，私たちの問題解決能力は顕著に低下します[注28]。すべての証拠が，反芻は問題の一部であって，解決の一部にはなっていないという，殺伐たる真実を支持しているようです。

　車で移動することを想像してください。目的地までの距離を確認するたびに，車が目的地から遠ざかっていることを知るのです。作業モードを起用するとき，感情とフィーリングの状態という内的世界に起こることはこれと同じなのです。それで私たちはしばしば，「なぜこんなに憂うつなのかわかりません。私には何も気分の落ち込むようなことはないのに」などと言って，それから，自分がさらに不幸に感じていることに気づいたりするのです。幸せに感じるという目的地を確認して，かえってそこからもっと遠ざかってしまうのです。自分自身に，自分の気分の悪さを思い出させずにいられないかのように。

こぼれたミルク

　1940年代，第二次世界大戦がまだヨーロッパで荒れ狂っていたときのことです。イギリスのある年老いた酪農業者が，戦争の前線で負傷した後にリハビリの一環として乳牛の世話を手伝いに来た，新米の労働者と話していました。その新米労働者は，牛を牛舎に呼び戻し，各仕切りの中に連れて行き，餌を与え，身体を綺麗にし，搾乳して，それからミルクで満杯になった桶を冷却器へ，次に攪乳器に運ぶことを学んでいたのです。

　さて今，この新米労働者は慌てていました。攪乳器からミルクをこ

ぼしてしまい，それをホースの水で流そうとしたからです。農場主がやってきたとき，そこで見たのは，大きな白い水溜りと，自分で作ってしまったそれを見つめて途方に暮れている新米労働者の姿でした。「ああ」と農場主は言いました。「問題はわかるよ。一旦，水がミルクと混じってしまうと，すべて同じに見えてしまう。1パイント（約0.57リットル）こぼしたなら，1ガロン（約4.56リットル）のように見える。そして1ガロンこぼしたなら……まあ，今，君が立っている湖みたいなものだな。コツはな，こぼしたミルクにだけ対応するっていうことだ。流れるままにして，残りは溝に掃き取るんだ。大体片づいたら，後はホースで流せばいいよ」。

新米労働者がこぼしたミルクは，きれいにしようとして上からかけた水と混ざってしまって，今では全体が同じように見えてしまっていました。この例と私たちの気分は似ているところがあります。それを片づけてしまおうと私たちが努力するほど，かえって気分を悪化させる可能性があるのですが，私たちはそんなことが起こっているとは認識しません。すべてが同じように見えてしまい，とにかく物事を修正しようといっそう必死の試みを強化するばかりです。私たちに旗を振って「ちょっと待って。君が今感じた余分な苦悩は，初めに感じていた気分の一部ではないよ」と言ってくれる人はいないのです。まさに最善の意図があっても，実際には事態を自らかなり悪化させているのだと教えてくれるものが，「そこには」何もないのです。

皮肉にも，こういったことが起きている間，そもそもこの過程を誘発した気分はもう動いて，どこかへ行ってしまったかもしれません。しかし，私たちはそれが褪せていったことに気づきません。悪化した気分を取り除こうとするのに必死で，その努力の中でさらなる苦悩を生んでいるからです。

第 2 章 「気づき」の治癒力

◇ ◆ ◇ ◆ ◇

　反芻することは，ほぼ必ず裏目に出ます。そうすることは私たちの苦悩をこじらせるばかりです。解決不可能なことなのに，問題を解決しようとするのは，無謀な試みです。不幸感への対処には，全面的に別の心のモードが要求されるのです。

◇ ◆ ◇ ◆ ◇

反芻に代わるもの

　もしキャロルが，自分のアパートを掃除していたときに襲ってきたフィーリングに違う対処をしていたら，考えに考えてさらに考える，という旋風の中で迷ってしまうことはなかったかもしれません。最初のフィーリングは，友人と過ごす夕べが終わりになったとき，しばしば湧き起こってくる一過性の悲しみだと気づいたかもしれません。友人が去ってしまえば悲しみが喚起される可能性はあります。しかし，それ以上の「原因」を掘り出す必要はないのです。私たちは悲しく感じるのが好きではないのです。自分には何か欠陥があるとか，自分は不完全な存在であるという感覚に，すぐに変わってしまうからです。そこで私たちは「そうである」姿と「そうあるべき」姿の不一致に焦点を合わせるように力を傾けます。しかし私たちはそのメッセージの不快さを受け入れられないので，メッセンジャーを撃とうし，かえって自分自身の足を撃つという破目になります。

　ネガティブな気分，記憶，思考パターンが湧き起こっているその瞬間にそれを扱う代替戦略があります。進化は私たちに批判的思考の代わりになるものを残してくれており，私たちはそれが持つ力を認識し始めました。これは私たちを変容させてくれる力で，気づき *(awareness)* と呼ばれています。

マインドフルネス：気づきの種

　ある意味で，私たちはこの代替能力にずっと慣れ親しんできています。心の作業モードが覆い隠していただけなのです。この能力は批判的思考によってではなく，気づくことそのものを通じて機能するのです。これを心の存在モードと呼びます。

　私たちは物事について，ただ考えるばかりではありません。自分の持つ感覚を通じて直接的にも経験するのです。チューリップや車，冷たい風などを直接経験して反応する能力があるのです。そして，それを経験している自分自身を意識することができます。私たちには物事とフィーリングについての直感があります。物事を頭で知っているだけではなく，心でも感覚でも知っているのです。さらに，私たちは自分自身が考えていることを意識できます。思考が意識的な経験のすべてではないのです。存在モードは，作業モードの思考とは全面的に異なる知の方法です。それらはどちらがより優れているというわけではなく，単に異なる存在です。しかし，これは私たちに人生を生き，感情，ストレス，思考，身体に対処する全く別の方法を与えてくれます。そしてこれは，私たちがすでに持っている能力なのです。ただ，ちょっと無視されていて未開拓なだけです。

　存在モードは，心の作業モードが作り出す問題への解毒剤です。

　存在モードの気づき（意識）を開拓すると，私たちには次のようなことができます。

❖ 頭の中の世界から脱出して，思考による情け容赦のない実況解説を抜きに，世界を直接的・体験的に経験することを学べる。私たちは，人生が提供してくれる無限の幸福の可能性に向けて，自分自身を開けるかもしれない。

❖ 思考というものを文字通りに受け取るのではなく，空を過ぎ行く雲のように心の中を行ったり来たりする精神的出来事としてとらえられる。ついには，自分は駄目だ，愛されない，無力であるといった考えは，必ずしも真実としてではなく，まさにそのもの――単なる考え――としてのみ受け止められるようになる可能性がある。こうなれば無視しやすくなるだろう。

❖ まさにここに，現在の瞬間に生き始められる。過去をくよくよしたり，未来を案じたりするのを止めたとき，それまで見落としてきていた豊かな情報源を受け入れるようになる。それによって螺旋の下方に落ちてゆくのを避けられ，より豊かな人生への構えができた状態に私たちを保てる。

❖ 頭の中の自動操縦装置を撤収できる。自分自身に――感覚，感情，心を通じて――もっと気づくことは，本当に向かって欲しいところに私たちの行動を狙い定める役に立ち，私たちに効果的な問題解決をもたらしてくれる。

❖ 私たちをうつに引きずり下ろす，心の中の出来事が滝のように流れ落ちてくるのを避けられる。気づきが開拓されると，うつに滑り落ちて行く可能性がとても高いときに早い段階で認識でき，さらに引きずり下ろされるのを妨げるように，自分の気分に対応できるだろう。

❖ 今現在，不快であるからといって，人生を何らかの形に力ずくで変えようとするのを止められる。物事が現在の様子と違っていて欲しいと望むことが，反芻の開始点になると理解できるだろう。

本書の続きでは，私たちがここで話しているタイプの気づきをどうすれば開拓できるのか，詳細に記述します。核となる技能はマインドフルネスです。これはあなたの人生に深遠な変化を起こしうるものです。

マインドフルネスとは何か？

マインドフルネスとは，物事をあるがままに受け容れ，現在の瞬間に，価値判断をせずに注意を向けることによって現れる意識＝気づきのことです。何に注意を払うのか，という疑問が起こるかもしれません。何であれ，特に人生の側面で，私たちが大抵当たり前と思っていたり，特別意識していないものに注意を払うことです。例えば，自分がどう感じているか，何を思っているか，あらゆるものを一体どのように認識しているか，知っているか，といった，経験というものを基本的に構成している要素に注意を払うことから始めてもいいでしょう。マインドフルネスは，ある任意の瞬間に，あるがままの物事に注意を払うことを意味します。その物事が私たちの望む姿ではなく，どのような様子になっているとしても，です。なぜ，このように注意を払うことが役に立つのでしょうか。それは沈んだ気分を持続・反復させてしまうようなタイプの反芻思考に対して，的確なアンチテーゼ（反定立）になってくれるからです。

第一に，マインドフルネスは意図的なものです。マインドフルネスを開拓しているときには，実際の現実と自分の手に入る選択肢により気づくことができます。それらを意識しながら行動できるのです。対照的に反芻は大抵の場合，何であれ私たちの引き金を引いたものに対する自動的な反応です。思考の中で道に迷ったようなもので，無意識にも等しいものです。

第二に，マインドフルネスは経験的なものであり，現在の瞬間の経験に直接的に焦点を合わせます。対照的に，私たちが反芻するときには，私たちの心は直接の感覚的経験から遠く隔たった思考や抽象化された事項で占有されています。反芻は，私たちの心を過去への思考や想像された未来へと駆り立てるのです。

第三に，マインドフルネスは価値判断的ではありません。そのよい点は，その瞬間に，実際にあるがままの姿で物事を見，その姿で存在する

第2章 「気づき」の治癒力

ことをありのままに受け容れるという点です。対照的に，価値判断や評価は，反芻と作業モード全体にとって必須のものです。どのようなタイプ（よいか悪いか，あるいは正しいか誤っているか）の判断であっても，それは私たち，あるいは私たちの周辺の物事が，何らかの形で内的あるいは外的な基準を満たさなければならないことを暗示しています。自分自身を厳粛に価値判断する，という習慣は，よりよい人生を生き，よりよい人間となる試みのように偽装していますが，実際にはこうした習慣は，決して満足しない，理性を欠いた暴君のように機能します。

　マインドフルネスを開拓すれば，キャロルは外的な出来事，彼女のフィーリング，思考，行動の間のもつれ合った相互連関を意識するようになって，1つが別のもう1つを誘発し，結果的にうつの螺旋を誘発することにより気づくようになるでしょう。彼女は今や現在の瞬間の自分の経験とつながるための，新しくて賢明な方法を手に入れました。決して終わることのないように思われるうつの螺旋にはまり，どうにも身動きが取れないと繰り返し感じることは，もうなくなるかもしれません。彼女は自分が最も脆弱になっているときに，自分自身に優しくする方法を見つけられるかもしれません。そして新たな趣味を始めたり，新しい友人を作る情熱を増やせるかもしれません。

　本書の続きで説明するように，マインドフルネスの実践は，以前には気づかなかった周囲の物事に気づくだけのことではありません。特定の心のモードを意識するようになることを学ぶのです。心のモードは，誤って適用されると，私たちを立ち往生させてしまいます。以下の章では，そのモードが私たちの役に立っていないときには，その呪縛を解いて，代わりの心のモードへと移行するための実践的スキルを記述します。こちらのモードは，私たちを身動きの取れない状態にすることはありません。マインドフルネスを維持する能力が増すにつれて，感情が非価値判断的な態度と自己共感を備えた気づきの中で行ったり来たりすることを許されると，そこに何が起こるのかということを探求できるので

す。
　次章でわかるように，マインドフルネスの実践は心の存在モードへとシフトする方法を教えてくれます。そのモードにシフトすれば，自分の感情と友好関係を持てるのです。感情は敵ではなく，「生きていること」という冒険と経験に，私たちを最も基本的で親密な方法で再びつないでくれるメッセージなのです。

第Ⅱ部

その瞬間，瞬間ごとに

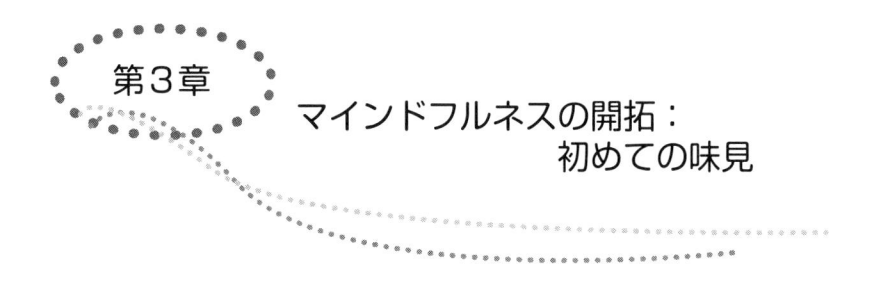

第3章 マインドフルネスの開拓: 初めての味見

　著名な旅行作家が，ある裕福な日本人家族の夕食に招待されました。家の主人は多くの客を招待していて，とても大切なものを分け合いたいと知らせていました。食事にはフグ料理も饗されましたが，フグには死に至る毒があるため，高度な技能を持ち，フグ特有の調理免許を持つ料理人によって毒を除去しなければならないこともあって，日本では至高の珍味であるとされています。このような魚を振る舞われるのは大変な名誉でした。

　主賓として，この魚を饗されたその作家は大きな期待を抱いて一口，一口，じっくりと味わいました。その味は，本当に，彼がそれまでに食べた何物とも違っていました。家の主人が，この経験をどう思ったかと尋ねました。作家は自分が味わった魚の見事な風味に恍惚となっていました。本当に素晴らしく，彼が味わったことのある中でも最高の食べ物のひとつだったので，誇張する必要は何もありませんでした。そのときになって初めて，主人が，作家が食べたのはありふれた種の魚だったと種明かしをしたのです。もう一人の客が，フグと知らずにフグを食べていたのです。

　そこで作家が学んだ「大切なこと」は，稀で高価な珍味がいかに美味であるかどうかではなく，一口ごとに徹底した注意を払ったなら，普通の食べ物がいかに驚くべきものになるか，ということでした。

意識すること

　前ページの例で，普通の魚を食べたにもかかわらず，この作家は普通ではない経験をしました。この経験は，作家が注意を払う方法が普段と違っていたことと，その結果として彼の気づきの質がこれまでと異なったことによってもたらされました。招待者側が，この注意の転換を確実にするような状況を巧妙に準備していたのです。本書の根源的な教訓は，私たちにもこれと同様の注意を，あらゆる経験にもたらす方法を学ぶことができ，結果として私たちの経験の性質を変容することができるということです。このタイプの気づきはマインドフルネスとして知られていますが，これは単にもっと徹底的に注意を払うだけ，ということではありません。異なった方法で注意を払うのです――私たちの注意の払い方を変えることなのです。

　もし問われたら，私たちの大半がすでに注意を払っていると言うでしょう――する必要のあることをこなすためにはそうせざるを得ない，と。あるいは，これまで慢性的に不幸なのであれば，すでに嫌と言うほど――少なくとも落ち込んでいるときに感じる痛みに――気づいていると感じるかもしれません。しかし私たちの大半が習慣的に行っている注意は，特にうつのときには「トンネル視」を通じての注意なのです。私たちの注意は，第2章で論じたように，解決すべき問題を標的にしがちです。心が私たちに差し迫った問題と無関係であると伝えてくるものは何でも，私たちの視野から排除する傾向があるのです。しかしマインドフルネスによって，思考が当初の目的地ではないところへと私たちを連れて行く代わりに，人生の瞬間瞬間を取りこぼすことなく，ありのままに経験できます。反芻(はんすう)と際限なき「作業」(doing)は，さらなる不幸感やうつの中に私たちを閉じ込めるだけの罠ですが，マインドフルネスは私たちをこの罠から解放してくれるのです。

第3章 マインドフルネスの開拓

　前章の終わりのほうで述べたように，マインドフルネスとは，あるがままの物事に意図的に，現在の瞬間に，非価値判断的に，注意を払うことによって現れてくる気づき（意識）です。実際に行動する前に，ある経験が私たちに提供してくれるすべての情報を取り込めるように，作業から存在へとシフトする方法なのです。マインドフルであるということは，しばしの間，価値判断を保留して，将来に対する即時的な目標を棚に上げ，こうであったらというよりもむしろ，あるがままの現在の瞬間を受け容れるという意味です。たとえそれが恐怖のようなフィーリングを喚起するものであると気づいても，状況にオープンな状態で臨むことを意味しています。私たちはとても多くの時間，例えば，過去のことでくよくよしたり，将来を案じたりして，いわば自動操縦状態（オートマチック）で動いているのです。マインドフルであるということは，意図的にこの装置をオフにし，代わりに自分でハンドルを握り，クラッチを切り替えアクセルやブレーキを操縦する——つまり十分な気づきをもって，今現在のあるがままの物事に対応することを意味しています。それは，私たちの思考が一過性の精神的出来事であって現実そのものではないことや，自動的で習慣的な思考を通してではなく，身体や感覚を通して物事と直接対峙し経験するようにすれば，私たちはもっとありのままの人生と通じ合えることを意味しています。

　私たちの通常の注意の払い方が限定されたものであることを実証するため，簡単なエクササイズを試してみましょう。心が経験の展開に対して非価値判断的になっていると，経験が鮮明になるという感触をつかめるでしょう。できれば数分を費やすようにしてください。今すぐにできないようなら，時間の取れるときに改めて試してみてください。

> マインドフルネスとは，より多く注意を払うことではなく，異なった方法でもっと賢く——知的な心と感情的な心のすべてをもって，身体と身体感覚の全ての資源を使って——注意を払うことです。

1粒のレーズンを食べる：マインドフルネスの初めての味見

1. 持つ
- 最初にレーズンを手にして，手のひらに置くか，親指と他の指で持ってみましょう。
- レーズンに焦点を合わせ，自分は火星から来たばかりで，生まれて初めて，このような物体を見たのだと想像してください。

2. 見る
- 時間をかけて本当に見ましょう。慎重に全面的な注意を払って，じっくりとレーズンを見ましょう。
- 目で，あらゆる部位を探求しましょう。光が輝いている最も明るい部分，暗いくぼみ，ひだや刻み目，非対称で，ユニークな様子を調べましょう。

3. 触る
- 指の間でレーズンを回転させ，その手触りを探求しましょう。触感が向上するのであれば，目を閉じてもいいでしょう。

4. 匂いを嗅ぐ
- 鼻の下にレーズンを持っていき，息を吸うたびに湧き上がってくるあらゆる匂い，芳香を飲み込みましょう。これを行いながら，口内や腹内では興味深いことが起こっているでしょうから，そのすべてに注目しましょう。

5. 置く
- ここで，手と腕の位置と動かし方を正確に知っていることに気づき

ながら，ゆっくりとレーズンを唇のところまで持っていきましょう。その物体を優しく口の中に置きましょう。噛まずに，そもそもレーズンがどのように口の中に入るのか，注目しながら。それが口の中に入っている感覚を探求するため，舌で探りながら数秒間を費やしましょう。

6. 味わう
・用意ができたら，噛むためには，どのように，どこにあるべきかに注意しながら，レーズンを噛む準備をしましょう。それから，大いに意識的に，一噛み，二噛みしてみて，噛み続ける際にそこから出てくる味の波を経験しつつ，余波として何が起こるのか注目してみましょう。まだ飲み込まないで，物体そのものの変化に注目し，口内での味覚や触感のありのままの感覚と，この感覚の一瞬一瞬の時間経過による変化にも注目しましょう。

7. 飲み込む
・レーズンを飲み込む用意ができたと感じたら，まずはその感じが湧き起こってくる時点で，飲み込もうという意図を探知できるか，確認しましょう。この意図さえも，実際にレーズンを飲み込む前に意識的に経験できるように。

8. 追跡する
・最後に，レーズンの残りが胃に落ちていくのを感じられるか，確かめましょう。このマインドフルな食べ方のエクササイズの後，身体全体にどのようなフィーリングがあるのか感じてみましょう。

時間があれば，もう1粒のレーズンで再びこのエクササイズをやって

> レーズン・エクササイズは，自分自身を感覚経験の豊かなインプットから切り離してしまうと，どれほど多くの重要な洞察を取り逃してしまうかを示してくれます。

もいいでしょう。多分，さらにゆっくりと。2粒目のレーズンを，それ自体として経験するより，1粒目と比較しようとする傾向にも意識を向けながら行いましょう。

この単純なエクササイズに本当に集中して取り組むと何が起こるのでしょうか？ 作家とフグの話と同じように，多くの重要な洞察が生じる可能性があります。トムはあるマインドフルネスクラスの参加者でしたが，このエクササイズと自分の普段の食べ方との違いに衝撃を受けました。「レーズンを食べているのだとわかりました」と彼は言いました。「僕が普段，口に放り込んでいるときよりも，はるかに鮮明でした」。

ガブリエラも同じようなコメントをしました。「自分が何をしているのか，とても意識していました。そんなふうにレーズンを味わったことは全くありませんでした。実際のところ，レーズンの見た目に注目したことなどなかったのです。最初は枯れて縮んでいるように見えましたが，それから，光がさまざまな方向から当たっていることに気づいたのです。宝石のようでした。最初に口に入れたときは，すぐに噛まずにいるというのが少し難しかったです。それから，舌で探っているときに，どちらの面がどちらか，わかりました——が，味はしませんでした。そして，とうとう噛みしめたとき——うわっ，驚きました。そのようなものは味わったことがなかったのです」。

ガブリエラにとってこの違いは，どのように生じたのでしょうか。「私が通常することではありません」と彼女は言いました。「これは普段，私がレーズンを食べる食べ方ではありません。私は自分のすることを深く考えていないのです。自動的にやっています。今回は，他のことを考えるよりも，自分のやっていることに本当に集中していました」。

この単純なマインドフルネス・エクササイズで，トムとガブリエラは

経験にかかわっていく新しい方法を直接的に体験したのです。習慣的な作業モードと，瞬間瞬間と全面的に通じ合った状態を保っている存在モードとの対比を，直接に経験したのです。2人はレーズンを食べながら，食べていることを知ったのです。マインドフルに食べていたのです。

　スピードダウンして，私たちの感覚における経験の各側面に意図的に注意を払うことは，それまでには決して気づかなかった物事を露呈する可能性があります。例えば，レーズンの匂いは自分が想像していたのと違うかもしれません。舌の上のレーズンの感触は新奇な経験かもしれません。味自体も，全くこのようには経験したことのないものです。多くの場合，このような食べ方をすると，マインドレス［訳注：マインドフルの反意語］に口に放り込まれた20粒のレーズンよりも，豊かな味だと感じるのです。このように，マインドフルであることは，食べるという私たちの経験の性質を根本的に変容するかもしれません。

　もしマインドフルであることが私たちの食べる経験をかくも変容するのであれば，悲しい気分という経験には何ができるでしょう？　私たちが悲しい気分に対して，その気分と共に，その気分が続く間そこにいることができれば，その気分に対して，何の前提も推定もなしにその瞬間だけをありのままに経験する準備ができた心を持つことができるでしょう。ついには，悲しみの瞬間がうまくいかない自分の人生のすべてだと経験されることはなくなり，悲しく感じるひとつの瞬間としてだけ経験されるという点に達するでしょう。このシフトは，それ自体では私たちの気分をよくしてはくれません。しかし，きっと私たちをこれまでとは違う道に送り出すでしょう。何も手を打つことができないままにうつへ向かい，その螺旋の下降につながってしまうことのない，明るい道へ。

現在の瞬間に生きる

　以下に述べるジェナのレーズンを食べる経験は，私たちが容易に心の

タイムトラベルへと送り出されてしまうこと，現在の瞬間をひとつの瞬間としてありのままに経験することが妨げられ，それを過去や未来に向けて引き伸ばす破目になることを具体的に説明しています。

ジェナははじめ，さまざまなプロジェクトを完了しようともがいて成功しなかったという，ややストレスの多い1日の最後に，レーズン・エクササイズを試しました。そのエクササイズの間に，ジェナの心はその1日を彼女に回想させました。

　娘は昨日，おやつにレーズンを食べたんだわ。そう，食べ切れなかったのよね。
　お腹が空いたわ。まだ昼食を食べていないもの。ジェドが邪魔をしなかったら，もっと時間があったのに。昼食も食べられたかもしれない。

彼女は少し苛立ちを感じ始め，それから，夕食に何を作ろうかと考え始めました。すると，苛立ちは薄れました。次に彼女は実際に夕食のメニューを計画し始め，それが彼女に，その日は子どもたちが何時に帰宅するのかを考えさせました。彼女に求められていることは各瞬間ごとのレーズンの見かけ，触感，匂い，味に集中することでしたが，彼女の心は実際には全くそこになかったのです。「その代わりに」と，彼女は言いました。「私の心は考え，考え，考え，四方八方に飛び散っていたのです」。そして，その思考が現在の瞬間やレーズンに意識を向けることから，彼女をはるかに引き離しました。彼女は娘の間食やジェドによる中断へと時間を遡り，それから，夕食と子どもの帰宅について心の時間を進めたのです。これは，ジェナがしようと故意に選んだことではありませんでした。彼女の心が勝手に飛び立って，その行動計画を実行したかのようでした。

　私たちは，こういった精神的タイムトラベルの間，過去や未来の状況にはまりこんでしまって，自分が今この瞬間に存在していることを容易

に忘れてしまいます。過去や未来のアイデアの中に吸い込まれてしまうのです。私たちはしばしば，記憶された感情を再び経験したり，予想される感情を前もって経験したりするのです。直接経験できる唯一の現実，「今，ここ」から自分自身を切り離すばかりでなく，昔の出来事の苦悩や，現実には起こらないかもしれない出来事によって苦悩するのです。開始時点よりも気分が悪化してしまうのも不思議はありません。

　心の存在モードにおいて，私たちは広々とした感覚をもって「現在」に存在できることを学びます。まさにこの瞬間には，私たちが存在する必要のあるところは他になく，この瞬間に要求されていること以外に何もすることはないのです。私たちの心は，現在の気づきにのみ捧げられ，瞬間瞬間に人生が提供してくれるものによって，充実して存在することが可能になるのです。これは，私たちが過去について考えることや，未来の計画を立てることが禁じられているという意味ではありません。過去や未来を考える際には，そうしていることを意識しているという意味にすぎないのです。

思考を一過性の精神的出来事としてとらえる

　物事について考える心の莫大な力は，私たちが実際に解決策を実行に移す前に，精神的に問題を解決することを可能にしてくれます。小説を計画し，想像し，書くことを可能にしてくれます。物事についての思考と物事それ自体を混同してしまうと，困難が発生します。思考は解釈や価値判断を含みますが，解釈や価値判断はそれ自体が事実というわけではありません。さらに付け加えられた単なる思考なのです。

　心の中で，ある椅子について想像し，それが自宅のリビングルームで自分が座る椅子とは違うと知っているという事実は，比較的把握しやすいものです。しかし，心が物理的に触れられない物事——自分の，個人としての価値など——について何か考えるとき，この区別はより理

解が難しくなります。自分の価値に関する考えは，想像上の椅子についての考えが現実でないように，現実とは異なるのです。もし私たちがマインドフルネスを通じて心を存在モードへと切り替えられれば，このことをもっとずっと明確に理解できるでしょう。私たちは自分の思考——この点で言えば，フィーリングも含みます——を，心の中で行き来する経験として観察することを学べるのです。外を通る車の音が過ぎ去るように，空中の鳥が見えるのが束の間であるように，私たちに思い浮かんでくる思考は自然に湧き上がり，しばらく留まってから自然に褪せていく精神的出来事なのです。

思考とのかかわり方の転換は，とても単純ですが挑戦的なことで，思考による支配から私たちを解放してくれます。なぜなら，「この不幸感は常に自分と共にあるだろう」，あるいは「私は愛されない人間だ」といった思考を抱く際に，それを現実として受け止めなくてもよいからです。それを現実だとしてしまうと，そういった思考との際限のない格闘に巻き込まれてしまいます。このような考えは，理由は何であれ，その特定の瞬間に私たちの心が生み出している気象パターンと似たようなものです。私たちがマインドフルな気づきを通じてこの思考を理解し受容できれば，こういった思考がいつ，どのように現れるのかについて，やがては洞察を得られるでしょう。そうした洞察を得るまでの間にも，もちろん，思考を倒すべき暴君として扱う必要はありません。ただ，ありのままに受け容れるだけです。

> この瞬間瞬間に生きて，思考や感情を音，目に見えるもの，匂い，味，触感に似た一過性のメッセージとして扱うと，私たちの感覚が運ぶ信号——反芻の道に入りこませてしまう信号——をかき消すことができます。

自動操縦装置をオフにする

レーズン・エクササイズの後で，多くの人々は，これまで自分がほとんど全くマインドフルに食べていなかったことを認識します。マ

インドフルにアプローチした，この1粒のレーズンの経験と，通常食べるときに起こることの間の大きな差に気づくのです。

ポーラはこのエクササイズと普段のレーズンを食べる経験との比較を語りました。「私はそこから喜びを引き出したりはしないでしょう。やっていることを意識しているとさえ思えないのです。レーズンを食べるなんて，『する』といちいち選択するようなことではありません。何か他の物事の一部になっているかのようです。だから，食べることは実際に前向きに楽しめるようなものとして見るのではなく，ただ，その日のその時間にしようと意図した何かのようです」。

無意識は私たちの生活に蔓延しています。食べることはその最もわかりやすい例です。私たちの全感覚を総動員する行為なのに，私たちはほとんど意識せずに食べています。毎日，数回の食事を摂りながらも，何週間も連続で食物を全く味わうことさえないという可能性もあります。食べながら話していたり，食べながら読んでいたり，あるいは単に他のことを考えながら食べているかもしれません。心の思考の流れと日々の生活の差し迫った要求に，すっかり絡めとられているのです。

栄養士は，人によってはこのような食べ方が体重超過になってしまう一因であると示唆しています。私たちは身体の満足信号に注意を払わないのです。同じように，私たちを不幸感やうつで身動きが取れないようにしてしまう心のパターンは過去に過度に学習した習慣であり，私たちが気づいていないときに記憶から引き出され，心の作業モードとしてコントロールを握ってしまうのです。私たちはこの自動操縦装置に手綱を渡してしまうので，このような潜在意識のメカニズムが自由に作動するような状態が生み出されるのです。

私たちは皆，日常の状況において自動操縦装置で動いてしまっていて，それがしばしば，私たちを計画外のところに連れて行ってしまうことを知っています。小包を届けるために，通常の帰宅ルートから外れなければならないとしましょう。白昼夢を見つつ，問題解決をしつつ，考

> 心の作業モードは，特に私たちが不幸なときに，それ自身を活性化してしまいます。ですから，マインドフルネスへ移行することは意志と実践とを必要とするのです。

えを反芻しながら自動操縦装置で運転していたら，どうなるでしょう？　家に着いたとき，まだ車中に届けるべき小包が残っているという可能性がかなり高いでしょう。心が別のところをさまよっている間，古い心の習慣がコントロールを握り，普段の帰宅ルートに従ってしまったのです。食料品の袋が，元々目的として買いに行った品以外の物で一杯になっているのを発見したときや，しばらく前に変更になった番号に繰り返し電話をかけていることに気づいたとき，または，もう息子が27歳にもなっているのを忘れて，彼の顔から汚れを拭い取ろうと手を伸ばしたとき，きっとあなたは苦笑することでしょう。

　気づきは，自動操縦装置が好む古い習慣が私たちの行動を決めるときに最終決定権を持つのを防ぎます。古い習慣がちょっと顔を出した時点で違和感を発見して，その正体を見極めることすら可能にするでしょう。子どもが成長したことや親友が転居したこと，牛乳が必要だったので買い物に出たのに牛乳を買うことを忘れてしまった，などという失敗と同じように，一歩引いたところで苦笑する余裕さえ伴って，自分が反芻する思考パターンの在り様を見られるようになるかもしれません。作業モードでは，私たちの心はあまりに頻繁に「何が起こっているか」についての思考で占有されてしまって，現在の瞬間に実際起こっていることを，ぼんやりとしか意識していません。対照的に，存在モードは今このとき，瞬間瞬間における感覚経験の気づきでもって特徴づけられます。各瞬間に，人生と直接，接触するのです。私たちの経験との新鮮で直接的な親密性は，作業モードの場合とは全く異なる「知り方」です。展開すると同時に展開していることを，暗黙裡に直感的に，非概念的に，直接的に知るのです。何かをしているときに，していることを知る

のです。

　この気づきがないと，私たちは道を長く踏み締めるほどに深くなってしまう轍（わだち）の中で立ち往生してしまいます。心の自動操縦装置が繰り返し同じ道を歩ませ，私たちは同じ行動で対応し，これが同じフィーリングを引き起こし，悪化していくのです——うつの解剖学的構造上のあらゆる部分がそれを誘発します。気づきが欠如すると，私たちには他の可能性が見えなくなります。実際に，変化一般が見えなくなってしまうのです。

物事を直接経験する

変化の見落とし

　心理学者のダニエル・シモンズとダニエル・レヴィンは，人々がコーネル大学の敷地内を歩き抜けながら，どのくらい周辺で起こっていることを意識しているか，という実験をしました[注29]。地図を持った実験者が何も知らない歩行者に，近くのビルまでの道順を教えてくれるように頼むのです。そしてその会話の中ほどで，大きな扉を抱えた2人が質問者と歩行者の間を歩くように手配していました。そのため，一瞬，質問者は扉の背後に隠れてしまいます。その瞬間，練習通りに，2人目の質問者が最初の質問者と入れ替わるのです。全くの別人です。衣服も，背丈も声も違います。

　インタビューされた人々のうち，何人が変化に気づいたでしょうか？　第一の研究ではわずかに47％，第二の研究ではたった33％でした。明らかに，多くの人々はすぐ目の前で起こっていたこと——質問者が別人に変わったこと——に気づいていなかったのです。なぜこのようなことになったのでしょう？　私たちは何らかの問題解決を迫られるような質問を受け，それが中断されてから反応を返すという課題を与えられると，即座にその問題を解決するという目標を自動的に追跡し始めます。この章のはじめで述べたように，作業モードであれば，心はその目

標の達成に直に関与する情報のみを選択します。意識することもなく，話しかけている人物に全く気づかないという程度にまで，私たちは感覚から入手できることの多くを除去します。心理学者はこれを変化の見落とし (change blindness) と呼びます。

　作業モードは多くの場合，アイデアのベールを作り出して，私たちが経験と直接接することを止め，懸案事項へ没頭するよう私たちの注意を狭めます。先ほどの実験で，質問者が単なる「道順を聞いている人」としか見られず，ゆえに本当には全く見られていない（別人に代わっても気づかれない）という状況につながったのは，この注意の焦点の狭さによるものでした。作業モードで作業したまま食べるとき，私たちの注意の大半は目標の達成に関連した思考に吸い込まれたり，色づけされたりし，白昼夢を見る，計画する，問題を解決する，蒸し返す，リハーサルするということになります。ここでの目標というのは，実際にするべきなのに未完となっていることで，私たちが心の背景にいつも運び歩いているように思われるものです。作業モードは目標に対して狭い焦点しか当てず，その場合，食の視覚，嗅覚，味覚などの感覚は無関係なものとされます。したがって，わずかな注目しか与えられないのです。私たちの多くは，結果的に人生においてどれほど多くのものを享受し損ねているか意識していません。

皿を洗う

　私たちがいかに頻繁に，未来の予定のために現在の瞬間をないがしろにしているかに気づいたでしょうか？　例えば，皿洗いという行動を考えてみましょう。作業モードにあると，私たちはすぐ次の活動に移れるようにできるだけ早く皿を洗います。私たちはまた，他のことで頭が一杯である可能性が高く，皿洗いという行為に本当に注目することはありません[注30]。多分，これでやっとリラックスして自分の時間が持てると期待しているでしょう。一杯のコーヒーを飲んだり，そうすればどんな

にリラックスできるかと考えているかもしれません。そのとき，たまたま見逃していた汚れた深鍋に出くわすと（あるいはもっと悪いことに，別の誰かが私たちの見落としていた汚い深鍋を見つけると），その忌々しい鍋が，一刻も早く終わらせたいという私たちの願望を一時的に挫折させるため，苛立ちを感じるかもしれません。最終的にはちゃんとその深鍋も洗い終わって，コーヒーを飲むために少しの間，座ることができるでしょう。しかし私たちの心はまだ作業モードにはまり込んでいて，さまざまな計画や目標で一杯です。ですから，コーヒーを飲んでいる間ですら，すでに次にしなくてはならない課題（電話をする，たまっているメールを処理する，請求書の支払いをする，手紙を書く，用事を済ませる，勉強に戻る，その他いろいろ）のことを考えている可能性が大いにあるのです。

　一瞬，多分不意に，私たちは我に帰り，手の中にある空のカップに驚きます。飲んだところかな。飲んだに違いない。でも飲んだことは覚えていない。すなわち，皿を洗っている間に，座って楽しもうと期待していたコーヒータイムを，実際のところは逃してしまったのです。皿洗いにまつわる感覚経験の全般，例えば水の感触，泡の姿形，皿やボールに当たるスポンジタワシの音などを逃したのと同じように。

　このように，人生というものは少しずつ，一瞬ごとに，私たちが十分に人生に向き合って「ここに」存在しないまま，滑るように過ぎていってしまうものです。私たちはいつも別のどこかに到達することで頭が一杯で，実際に自分のいる場に存在して，この瞬間に実際に展開していることに注意するのが稀なのです。それがどこであろうが，いつであろうが，どこか別のところに到達できれば，初めて幸せになれると想像しているのです。そうなったら「リラックスする時間」を持てると思っています。こうして，私たちは今現在している経験の本質を受け入れるのではなく，幸福を先送りにしてしまいます。結果として，1日の中で展開していく瞬間瞬間の本質を取り逃してしまうのです。皿洗いやコーヒー

を楽しむことを逃したように。注意していないと，こんなふうにして，実際に人生の大半をつかみ損ねてしまうかもしれません。

安らぎ[注31]

　安らぎ（peace）は現在の瞬間にのみ存在可能である。「これを終えるまで待てば，そのときは安らぎの中に生きる自由が得られる」などと言うのは馬鹿げている。「これ」とは何なのだ？　卒業証書か，仕事か，住宅か，借金の返済か？　そのように考えれば，安らぎは決して訪れない。現在のものに続く，別の「これ」がいつも存在する。この瞬間に安らいで生きていないのなら，決して安らぎの中に生きることはできない。本当に安らかでありたいのなら，今現在安らかでなければいけない。さもなければ「いつの日か安らぐという*希望*」があるだけだ。

　　　　　　　　　　　　　　　　　　　　　　――ティク・ナット・ハン

これまでの目標焦点を超えて

　私たちの現状についての考えと理想についての考えとのギャップに焦点を合わせて，現在の目標に到達するのが，作業モードにとってのすべてです。存在モードは対照的に，物事の現在の姿と私たちの望む姿の間のギャップには煩わされません。少なくとも原則的には，何ら目標達成に執着はないのです。このあがくことのない志向性自体が，私たちを作業モードの狭い目標焦点から解放するのに役立ちます。これにはとても重要な意味が2つあります。

　第一に，存在モードであれば，世の中の状態が自分の設定した目標の状態に近づいているかどうかを常時監視・評価する必要はありません。これは，私たちが注意を払う際の非価値判断的で受容的なやり方に反映されています。存在モードでは，いかに「あるべき」か「あるはず」か，「正しい」か「正しくない」か，「十分によい」か「十分によいとは

第3章 マインドフルネスの開拓

いえない」か, 自分が「成功している」か「失敗している」か, または「気分がよい」か「気分が悪い」か, などといった杓子定規な価値判断の尺度で自分の経験を評価することを保留できます。自分が求めている世界像にどれほど現状が遠いのかを常に価値判断する「隠された行動指針」などなく, 現在の瞬間瞬間をあるがままに, 十分に深く, 幅広く, 豊かさのままに抱きしめることができるのです。何という安堵でしょう！ そして, このように絶え間なく価値評価することを止めても, 自分の行動に目的や目標を与えることを止め, 終いに舵が利かなくなり, 漂流しなくてはならないわけではありません。私たちはそれでも意図や方向性を持って行動できます。強迫的で習慣的な無意識の作業が, 私たちに利用できる唯一の動機の源というわけではないのです。私たちは存在モードにあっても行動を起こせます。作業モードとの違いは, 私たちが目標としていた概念に, それほど集中的に焦点を合わせていない, あるいは執着していないことです。これは, 現実が私たちの期待や, 何であれ私たちが概念化していた目標と異なる結果となっても, それほど動揺したり立ち竦(すく)んだりしないことを意味します。逆に, 場合によってはひどく動揺し, 何もできなくなることもありえます。とはいえ, 私たちの気づきにこのような感情も含めれば, その気づきを意思表示することが, 後の章で見るように, 私たちに新しい自由をもたらしてくれます。この新しい自由とは, その瞬間に, 実際に, ありのままの物事（自分がいかに動揺を感じているかも含めて）と共にあることを許容してくれるものです。

　存在モードに移行し, 目標に無意識に執着するという私たちの固有の性質に気づくことには, 第二の深い含蓄がありますが, 私たちはすでにこれを示唆してきました。それは, 現実の気分と理想の気分との間の差異に焦点を合わせるたびに自動的に生まれる, あらゆる不愉快なフィーリングや感情を, もはや同じようには経験しないだろうということです。作業モードから存在モードへ移行すると, 付随して気づきの対象が

移行するので，付加的な不幸感の源が一気に叩き斬られます。付加的な不幸感というのは，自分の不幸感に関して不幸になり，自分の恐怖に怯え，自分の怒りで腹が立ち，考えることで苦しみから脱しようという試みの失敗でフラストレーションを感じて，かえって「余計なものを生み出している」ときに経験するものです。私たちはエスカレートしていく不満とうつのサイクルに対して脆弱かもしれませんが，このようにしてその主たる燃料源を除去できるのです。自分の経験の何が悪いかということに絶えず悩んだりしなくなるので，自分自身にも周囲の世界にも，より大きな調和や一体感を感じる可能性が開かれます。

　私たちは目標を設定して，それに向かって努力することが，到達したいところ——幸せ——に到達する方法であると教えられてきました。それゆえ，たとえどんなに立派な目標でも，目標にしがみつかないことが不幸感からの出口であると信じるのは難しいでしょう。しかし私たちはこれまで，たやすく自分自身を無価値な存在だとみなし，それを「修正する」という目標に執着したために，反芻とうつの螺旋の下方へと引きずり込まれてしまうことを見てきました。ですから，マインドフルネスの「あがくことをしない」という志向性が，その罠を全面的に回避するのに役立つであろうと理解できると思います。マインドフルネスは，自分の気分に対する価値判断や非難，感じていたくない感情から逃れる試みを控えさせてくれるのです。結果として，私たちはうつ的な反芻習慣の「プラグを抜く」ことができ，その情け容赦のない引力から自分自身を解放するチャンスを得るのです。

避ける代わりに近づく

　あがくことをしない，と書きましたが，これは舵を取らずにただ浮かび漂う，という意味ではありません。ある特定の目標に達するのに必要とされるものを超えて，焦点を拡大するという意味です。また，私たち

の中を通過していく「受け容れ不可能な」感情に対して，これを必死な努力でもって拒絶する代わりに，受容の感覚で迎えるということも意味しています。しかし，マインドフルネスは単なる受動的な諦念ではありません。何が――戦うか，逃れようとする通常の内的経験も含め――生じようとも，意図的に歓迎してそちらを向くというスタンスなのです。接近と回避のメカニズムはすべての生命体にとって根源的なものです。接近と回避の回路は，脳の特定の領域に備わっています。

　マインドフルネスは接近を具現化します。すなわち興味，オープン性，好奇心［訳注：英語の好奇心 = curiosity はラテン語の *curare*（気にかかる・好む）に由来］，善意，共感などです。マインドフルネスの教師であるクリスティーナ・フェルドマンは以下のように語っています。

*　マインドフルネスの本質とは，中立的または白紙状態の存在というものではありません。真のマインドフルネスとは温かみ，共感，関心が吹き込まれたものです。この魂のこもった注目をすれば，何であれ誰であれ，私たちが真に理解するものを嫌ったり恐れたりするのは不可能だとわかるのです。マインドフルネスの本質は関与です。関心があれば，自然で強制されたものでない注目が続きます*[注32]。

　マインドフルネスがもつ，心を開いたアプローチという態度は，反芻の燃料源となる本能的な回避に対する解毒薬となります。外的な脅威や内的なストレスに直面した際でも，私たち自身と世界にかかわっていく新しい方法を授けてくれるのです。注目における意図的コントロールを取り戻すことで，不幸感とうつで身動きが取れなくなる事態から，自分自身を救い出すことができるのです。

　レーズン・エクササイズは，この注目における意図的移行がどのような感じのものか，ヒントを提供してくれました。レーズンを食べるのに用いたアプローチを私たちの毎日の生活での活動にまで拡大したら，何

が起きるでしょうか？

日課活動のマインドフルネス

　私たちは不幸感に巧みに対応し，より充実した，より豊かな，より自由な人生を送れるように，この注意を払う新しい方法を，自分が必要とするときにすぐ手にしたいと思います。どうしたらそうできるのでしょうか？　手始めに，レーズン・エクササイズで行ったのと同じように，私たちの日常の当たり前の活動を実行するにあたって，経験に慎重に注意を払う練習をしましょう。まずは１日につき１つの日課にマインドフルネスを用いることから始めてもいいでしょう。

　肝心なのは，何であれ自分がしている行為に，優しい注意深さをもたらすということです。それをするたびに，「意図的な瞬間ごとの，非価値判断的な気づき」という新しい性質を与えるのです。日課の行為に対して過度に注意するとか，より大きな緊張や自己意識を持つことが目的ではありません。実際，物事にマインドフルな気づきを向けると，努力することが軽減し，その活動がもっと容易になることがわかるでしょう[注33]。

　この（どうみても）単純なことをするのがいかに難しいかということに気づくと，興味を覚えるでしょう。他の人々は，こうしたありふれたことの意図的実践をどのように経験するのでしょうか。

　ジェナは日課活動にもっと気づきを向けることを実践しました。以下は感謝祭のときに起こったことの報告です。彼女はいつものように大慌てをしたり，混乱することを予想していました。さらに事態をややこしくすることに，彼女はその数週間後に新しい家に転居する予定でもあったのです。

　「そうね」と彼女は言いました。「感謝祭はまったくてんやわんや，私たちが引越し間際だっていうこともあったけど，でもびっくりするほどうまくこなせました。すべきことをこなすのに気づきを使ったので

す。5日間，11人ほどの人がいて，すべてが私を取り巻いて動いていました。だから，じゃが芋の皮むきとか片付けのような小さいことに焦点を合わせたのです。もっと意識して。皮をむきながら，じゃが芋の感触に集中するとか」。

ジェナはさらに続けました。

「いつもよりも人が多かったことを考えると，普通以上に，すべてにとてもよい対応ができました。正直のところ，こんなにうまくやれたことはないと思います」。

ジェナが違うやり方をしていたものは何でしょう。見たところでは，課題がどれほど些細なものであっても，まさにこの瞬間に焦点を合わせると，彼女が期待していなかった利益があったのです。ひとつには，物事が実際に起こる前に行動を起こしてしまう傾向の「プラグ抜き」ができました。もうひとつは，以前はあらかじめ思い描いた大惨事を避けるために使っていた作業モードに，心がとらわれてしまうのを防止できました。ジェナは次のように言い表しました。

「これをしなかったら，あれをしなかったら，ああなるとか，こうなるなどと考えなかったのです。多分，前にそうしていたよりも，現在の瞬間に留まっていたのです。普段は常に先のことを考えています。ああ，これが終わらなかったらどうしよう？　これをしなかったらどうなるかしら？　思うに，こういうことが減ったようなのです。

それに，この引越しの件ですが——20年間も同じ家にいたので，家にある物は想像を絶するほどでした。しなければならないことを考えて，何日かは眠れませんでした。そこで，ああ，違うわ，そのときそのときにやっていけばいいんだわ，と考えたのです。それで，これが感謝祭の間，役立ったのだと思います。他の理由は考えられません」。

ジェナは好んで，うまくいかないかもしれないと心配することを選んできたわけではありません。心が別のところにあるとき，自分の周囲で起こっていることと接触がなくなるとき，古い習慣が心を乗っ取って，

私たちがかつてしていた見方をしたり，何をするかをコントロールしたりするのです。これは無意識に経験を形作って，経験に色づけをしてしまいます。こうなると，自分が実際には事態の進展に力を貸していると認識せず，犠牲になったと感じることが多くなります。

　すでに見てきたように，古い思考パターンへ戻ることは，しつこい不幸感で行き詰まってしまうに到る王道なのです。食事，皿洗い，〈することリスト〉を完了させることなど，私たちは簡単にマインドレスになって白昼夢や問題解決に滑り込んでしまいます。しかし，白昼夢は反芻と近い関係にあるのです。したがって，過去に長い間うつになったことがある場合，（特に不幸に感じているときには）白昼夢がおなじみのネガティブ思考の習慣へ滑り落ちてしまう可能性が高くなります。まさにここで，たった今，実際に起こっていることに気づかなければ，まさに気づかないうちに，気分が螺旋の下方に引き込まれてしまうかもしれないのです。これを防止する第一歩は，自分が自動操縦装置で動いているときにそれを認識し，ベストを尽くして，意図的にそこから抜け出し，もっと広々とした，自己共感的な，より賢明な気づきへと入っていくことです。

日常的活動に気づきを持ち込む

　よりマインドフルになるための実践方法のひとつは，何かしら毎日行う日課活動を選んで，それをするたびごとに，意図的で穏やかな瞬間瞬間の気づきという新しい性質を，その課題なり活動なりにできる限り与えると決心することです。日常生活のこのような活動に気づきを持ち込むと，作業モードの自動操縦装置で動いている時間を自覚するのがずっと容易になり，即時の代替案，すなわち，存在モードに入って留まるチャンスが得られます。このようにすると，実際に行っているときに何を行っ

ているのか，自分自身が十分に把握していられるのです。

以下はターゲットにできる活動の例です。

・皿洗い
・食器洗浄機に皿を入れる
・ゴミ出しに行く
・歯磨きをする
・シャワーを浴びる
・洗濯をする
・運転をする
・家を出る
・家に入る
・2階（1階）に行く

このリストには自分自身で選んだ活動を自由に足してください。

1週間焦点を合わせるものを1つ選び，それから毎週，新しい活動を加えてゆくのです。

気づきの新鮮な空気

　私たちの大半にとって，典型的な1日というのは次から次へと課題をこなしてゆくもので，自分には他の可能性もあることを忘れてしまいます。どの瞬間にであれ，ささやかなマインドフルネスを持ち込めば，それは私たちの目を覚ましてくれ，少なくとも一瞬は作業の勢いを弱めます——そしてこの一瞬こそ，関心を持つべきすべてなのです。していることを止めなくてはならないのではありません。ただ，瞬間瞬間の非価値判断的かつ賢明な気づきを，より多

く，今ここで展開している瞬間にもたらすのです。気分の問題に対する解決策は，内的フィーリングの世界や，人々，場所，仕事から成る外的世界を変えるという英雄的な試みを要求しないかもしれません。ただ，こういったものすべてに注意を払う方法を変える，という話に過ぎないかもしれないのです。

あなたが中古の家を買ったことがあるなら，あるいは買った人を誰か知っていれば，木の乾腐病が主たる懸念事項であることをご存知でしょう。乾腐病が家の木の骨組みにまで進行していたらお手上げです。乾腐病への対処法を人々に助言している家屋鑑定士が繰り返し言っているのは，空気の循環がとても大事だということです。乾腐病をもたらす菌の胞子は，定期的に新鮮な空気に曝されるところではうまく生き残れないのです。家屋鑑定士は買主に，木材の換気がよくなるように空気孔やその他の装置を設置するように助言するでしょう。胞子はまだそこにあって，木材の上に付着するかもしれませんが，新鮮な空気が周囲にあれば増殖しないのです。

同じように，ストレス，疲労感，苦悩の感情は，気づきという新鮮な空気がないとあなたの中で繁茂してしまいます。気づきがあったとしてもそれらがまったく存在しなくなるわけではありませんが，気づきはこれらの周辺にもっとスペースを与え，このスペースは胞子の増殖を防ぐ新鮮な空気のように働きかけます。つまり，自分自身を締めつけるような心構えは，もうはびこらないのです。マインドフルネスがそれらを早期に探知し，より明確に見つめ，それらがいかに発生し消滅するかに気づくのです。その気づきは，ストレス，疲労感，苦悩の感情などに巻き込まれることなく，明確に見る方法を私たちに提供してくれます。

> ある一瞬にもたらされた，ほんのわずかなマインドフルネスでも，執拗な不幸感につながる出来事の連鎖を打破できます。

私たちの本質的な部分であるという事実にもかかわらず，私たちは普通，自分自身の心のこの次元に居住

せず，訪問さえしません。これは私たち誰もが有している強力な力なのですが，ほとんど無視しているのです。以下の章では，私たち自身の心と，この新しい次元を探求する，さらなる方法を紹介します。

第4章　息：気づきへの門

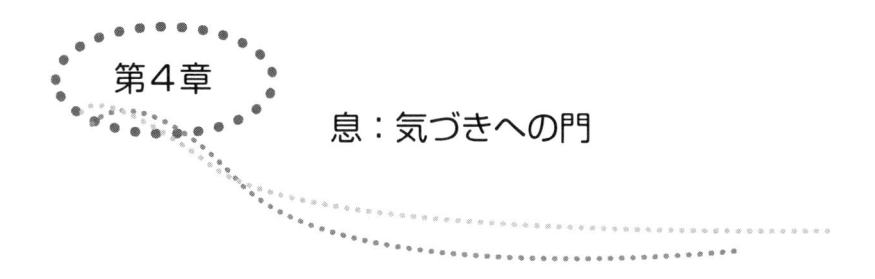

レーズン・エクササイズはシンプルなものですが，とても深い意味があります。あるものへの注意を向けるやり方を変えるだけで，経験そのものを変えることができるのです。このように「気づき」のパワーをできるだけ使うことによって，私たちは反芻(はんすう)の連鎖を破り，慢性的不幸感のサイクルから解放されることでしょう。けれども，このようなパワーを掘り起こし，それをうまく利用するには，新たな技能を習得しなければなりません。

本章と次章ではマインドフルネスの実践を紹介します。作業モードにある自分の状態を認識する能力を伸ばし，マインドフルな気づきへと変換するためには，これは非常に大切な実践となります。

心を落ち着かせる

作業モードをマインドフルな気づきへと変換するということは，何が起ころうとも，私たちはまさに，今この瞬間にありのままに存在しているのだということを受け容れる方法を学ぶことです。

しかし多くの場合，物事が「思うように」いっていないと，私たちは本当は現在の瞬間に存在したくないと考えます。どこでもいいから別の場所にいたいと思います。マインドフルな気づきの実践を努力しているときでさえも，多くの場合，現在の瞬間に注意の焦点を置くのは容易で

はありません。私たちの心は散漫になりがちで、まるでジャングルの中で木から木へと飛び移っていく猿のように、あの話題からこの話題へと考えがまとまらないままで飛び回るのです。

例えばハサミや電話帳を探してある部屋に行き、その部屋に入ったら何をしに来たのかわからなくなっていた、ということはどのくらいありますか。ある面白い話を聞いて大笑いし、その話を友人にも伝えてあげようと思って、それからほんの1, 2分後には自分の小切手帳から消えた小切手について考えている——思考の始まりが、どうしてその結末につながったのか全くわからない——ということがどれくらいありますか。私たちの心には、私たちにも制御できない、それ自身の意志があるかのようです。

その事実に気がつくだけでも重要な発見でしょう。しかし、それから何をしたらよいのでしょうか。どうすれば、ひどく注意散漫になっているときや、強烈に不愉快な状況やストレスに直面しているときにも、しっかりとこの瞬間に自分が「存在」するように心を訓練できるでしょうか。注意を払う能力をどのように安定させたり、深めたりすることができるのでしょうか。

どこにどのように注意を向けるのかを選ぶことで、それは可能となります。そして、この戦略が効果的であるためには、絶えず心に深く刻まれた「反応性」という習慣のなすがままにならないように、ある程度の動機と特定の種類の意図性も育てなくてはなりません。しかし、次に挙げる話でわかるように、それは単にもっと努力すればいいという問題ではないのです。

新米僧

古代ヒマラヤの王国が舞台の、由緒ある物語です。

新米の僧侶が初めて師に会えるというので、ワクワクしていました。彼は師に質問をしたくて燃え立つようでしたが、そうするには適切なタ

イミングではないと感じました。そこで代わりに，師の指導を注意深く聞いたのです。それは短くて的確な指示でした。

「明日，早起きして，この山の頂上にある洞窟まで登りなさい。そこで夜明けから夕暮れまで座って，何も考えないようにするのだ。考えを消すためには，何でも好きな方法を使いなさい。1日が終わったら，私のところに来て，どうであったか伝えなさい」。

翌日の夜明けに，その新米僧は山に登りました。師に言われた洞窟を見つけて楽な姿勢を取り，心が落ち着くのを待ちました。長い間じっと座っていれば，心が空白になると考えたのです。ところが，彼の心の中はいろいろな考えでごちゃごちゃに混み合ってしまいました。すぐに彼は，これでは師に与えられた課題に失敗してしまうと心配し始めました。心からそれらの思考を追い出そうと努力しましたが，そうすればするほど思考が生み出されるのです。彼は雑念に対して「消えてしまえ！」と叫びましたが，その言葉が洞窟内にうるさくこだまするばかりでした。彼は飛んだり跳ねたりし，呼吸を止め，頭を振りました。何も効果がないようでした。これほどの思考による砲撃を受けた感じは，生まれてこのかた，全くなかったのです。

1日の終わりに彼は完全に意気消沈して山を下り，師の反応がいかなるものかと案じていました。多分，落第者として，これ以上の修行には向いていないと追い出されてしまうでしょう。しかし，師は彼が精神的にも身体的にも体操をしたようだったと聞いて，突然笑い出しました。「大いに結構！　本当に一生懸命頑張って，うまくやったようだ。明日も洞窟に行きなさい。夜明けから日暮れまで座って，ひたすらに考えなさい。今度は一日中好きなことを考えてよいが，思考の合間に隙間ができないようにするのだぞ」。

新米僧は本当に喜びました。これは簡単でしょう。成功するに決まっています。だって，「考える」ことは，今日，一日中彼に起こっていたことなのですから。

翌日，彼は意気揚々として山に登り，洞窟に入って座につきました。しばらくすると彼は，どうもうまくいっていないと気づきました。彼の思考はぼんやりしていたのです。時々，喜ばしい考えが心に浮かび，彼はそれをしばらく追いかけようとしました。しかし，それはすぐに乾き上がってしまうのです。彼は壮大な思考，哲学的な思索を試みました。森羅万象のありさまを悩んだりしました。彼は何でも試みました。考えることが尽きてきて，少々退屈さえしてきました。彼の数々の考えはどこに行ってしまったというのでしょう。ほどなく彼が考えうる「最高の」思考も，少々使い古され，擦り切れた古い上着のように思われました。それから彼は思考の隙間に気づきました。何と言うことでしょう。これこそ避けるようにと命じられたことだったのに。また失敗です。

　その日の終わりには，彼はかなり惨めな気持ちでした。また失敗したのです。彼は山を下り，師のところへ行きました。顛末を聞いて，師は再び笑い出しました。「でかした！　素晴らしい！　これで修行法が完璧にわかったな」。

　彼には師がそれほど喜ぶ理由がわかりませんでした。一体全体，何を彼は学んだというのでしょう。

　新米僧に真に重大なことを認識する準備ができたので，師は喜んでいたのです。心に強制はできない。強制を試みれば，その顛末は自分の望まないものになる[注34]。

　あなた自身がこの重要な結論に達するためには，何も山の頂上まで登る必要はありません。今すぐ，この簡単な実験を試してもいいでしょう。――今から1分間，本書から目を逸らして何でも好きなことを考えましょう。けれども，白熊のことは絶対に考えないようにしてください[注35]。1分です。決して，白熊についての思考やイメージが浮かばないようにするのです。

　1分経過しましたか。何がわかりましたか。

　大半の人は，白熊についての思考を完全には抑制できないと感じま

す。ダニエル・ウェグナーたちは、このように、私たちが思考を抑制しようとすると、私たちが抵抗するものがむしろ持続する[注36]ということを示しました。心に何か強制しようと試みると、私たちが望むのとは正反対の方向にリバウンドしてしまう可能性があります。そもそも、その思考を抑制すること自体が難しいのですが、後で白熊のことを考えるのが許されると、白熊についての思考は、抑制しようとしなかった場合よりも頻繁に生じてくるのです。

もし白熊のような中立的な思考やイメージで行った実験が真実であるなら、非常に個人的な性質のネガティブな思考やイメージ、記憶を抑制しようとする際には何が起こるのか、想像に難くありません。私たちが過去にしつこい気分の沈滞を経験してきたなら、ネガティブ思考を寄せつけまいとして、きっと多大な努力をしてきたことでしょう[注37]。ウェンズラフとベイツたちによる調査研究は、こうした努力にいくらかは効果があることを示しています——とはいえ、とても大きな代償を払ってという条件つきで、です。心からネガティブなものを追放し続けようとして、より多くの努力をする人々は、最終的には努力しない人々よりも重いうつになってしまうのです[注38]。このような調査研究から、多くの心理学者が瞑想の智慧で長い間提言されてきた結論を確認しています。望まない思考を抑制することは、心を安定させてすっきりさせるための非常に効果的な方法というわけではないのです。

強制力よりも意図がよく機能するとき

強制力がそれほど効果的でないならば、一体どのように心を安定させ落ち着かせられるのでしょう。

策はあります。子どもが自分自身の手をじっと見つめているのを見たことがありますか。手、という、自然が創りだしたこの驚くべきものを

> 「今、ここ」に注意を払うには、強制力ではなく意図が必要です。

探求するのにすっかり没頭しているのです。この子どもの注意は，明らかに何ら努力することなく，何分間も維持されます。心には，集中して誠実な注意を維持し支援する，生まれもってのメカニズムがあるのです。どうしたら，このメカニズムを活かせるのでしょう。

　ひとつの方法は，単一の対象物に対して意図的に焦点を合わせ，繰り返し焦点を合わせるという穏やかな挑戦を自分自身に課すことです。歴史的には，ゆるやかに揺らめく蝋燭の炎や，ある言葉を心の中で静かに繰り返すなど，数多くの対象が心を集中させて安定させるために使われてきました。調査研究では，このようにある対象に意図的に焦点を合わせると，選ばれた注目の焦点に呼応する脳のネットワークが活性化すると同時に，無理に抑えつけなくても，別のものに呼応する脳のネットワークは抑制され，心を安定化できることが明らかになりました[注39]。焦点を合わせるように選択された対象は「ライトアップ」し，選択されていない対象は「ライトダウン」するかのようです。

　これらの基本的な過程，つまり，ある種の状況下では安定するという心や脳の自然な傾向を活用するためには，実際，努力が必要です——けれども，それはある種の穏やかな努力です。私たちは選んだ対象に注目のスポットライトを向け，それからずれてしまったと気づいたら焦点を何度も何度も合わせ直します。この努力は，心の中へと何らかの思考を力ずくで押し込み他の思考を押し出したり，望まない思考や感情が入らないようにバリアを張ることで心を安定させようと試みて，目標達成のために骨を折ることとは大きく異なっています。この努力は優雅で穏やかであり，好奇心，関心，探求し調査する傾向を支持するような精神モードへの変換を合図するものです。第3章で学んだように，状況を回避するのではなく，状況に接近する心の能力を活用しているのです。

　心の持つ自然な冷静さと明晰さという能力をこのように手なずけることは，昔からコップの中の泥水のイメージでうまく表現されています。

　水をかき混ぜ続ける限り，コップの中はくすんで濁ったままになるで

しょう。しかしただ待ち続ければ，最終的に泥はコップの底に沈殿し，きれいな澄んだ水が上に残ります。同様に，心を安定させたり，落ち着かせたり，コントロールしようとしたりする私たちの試みは，しばしばいたずらに物事を乱してしまい，その透明度を下げてしまうのです。しかし，しばらくの間，ある1つの対象に焦点を合わせ，心がそこから離れないように気を配ることで，これまでのやり方から抜け出し，心の曇りを増すことなくいられるようになります。物事を特定の姿に強制して固めてしまおうという衝動を意図的に手放すとき，心は自然に鎮まり，私たちをより冷静に，明晰にしてくれるのです。

　焦点を合わせる対象には，比較的中立的なものを選ぶことが大切です。精神の安定を乱すようなもの，感情で一杯になってしまう対象や知的な好奇心を誘うものを対象にすべきではありません。昔から，呼吸はこの目的のために便利な対象として役立ってきました。つまり息が身体を出入りするにつれて絶えず変化する身体感覚のパターンに，できる限り注目するのです。

呼　吸

　今，あなたが少しの間，横になれるような場所にいるのでしたら，この最初の呼吸のマインドフルネス・エクササイズを試してもいいでしょう。そうでなければ，少し後で試してみてください。

呼吸のマインドフルネス——横になって

　まず，仰向けに横たわって片手を腹部（おへそのあたり）に置いてください。こうすると，腹部が息を吸うと共に膨らみ，息を吐くと共にへこむことに気づくでしょう。はじめは手で，それから手を使わずにただ

「腹部に注意を向け」て，この動きを探り，感じられるか試してください。呼吸をコントロールする必要はありません。

　身体感覚のパターンが変化するのを余すことなく感じながら，自然に息を吸っては吐きましょう。息が身体の中で動くのを感じながら，あるいは腹部の動きがあなた自身の呼吸とどのように連動しているかを感じながら，その「気づき」の中でリラックスしましょう。

　座位のままでも呼吸のマインドフルネスを実践することはできます。この実践の指導は，付属 CD のトラック 3 と以下に示されています。

呼吸のマインドフルネス——座って

❖ 落ち着く

　1．快適な座り姿勢を取りましょう。真っ直ぐな背もたれのついた椅子に座ったり，お尻をクッションで支えて床の上に座ったり，低い椅子に座ったりしてください。椅子に座る場合は，背骨と筋肉が自力で背中を支えるように，椅子の背もたれに寄りかからずに座りましょう。床に座る場合は，初めはできないかもしれませんが，膝が実際に床に着くと効果的です。快適かつしっかりと支えられていると感じるまで，クッションやスツールの高さを色々と試してみましょう。

　2．背中は真っ直ぐにして堂々とし，しかも快適な姿勢にしましょう。椅子に座っている場合は，脚を組まずに床に足を平らにつけましょう。そのほうが快適であれば，静かに目を閉じましょう。そうでなければ，120〜150cm ほど前方の床に，特に焦点を定めることなく，視線を落としましょう。

第4章　息

　3．床および座っている物に接触している身体の部分の，感触，接触，圧力という感覚に注意を集中することで，「気づき」を身体感覚のレベルにまで持っていきましょう。こういった感覚を探求して1，2分を費やしましょう。

❖ 呼吸という感覚刺激に焦点を合わせる

　4．今度は，横になって行ったのと同じように，息が身体を出入りする際に起こる腹部の感覚のパターン（膨らんだりへこんだりする様子）の変化へ，「気づき」を運んでいきましょう。

　5．息を吸うたびに腹部が静かに膨らむときには，穏やかな拡張の感覚に「気づき」の焦点を合わせ，息を吐くたびに腹部がへこむときには，穏やかな解放の感覚に「気づき」の焦点を合わせましょう。できる限り，吸気とそれに続く呼気の間，呼気とそれに続く吸気の間のわずかな休止にも注意しながら，息を吸うときと吐くときのすべて，そして腹部の変化の感覚に触れ続けましょう。あるいは，あなたが息をする際の感覚が最も鮮明で明確だと感じる身体の部分（鼻孔など）に焦点を合わせてもよいです。

　6．どのような方法にせよ，呼吸をコントロールしようとする必要はありません──ただ，自然に呼吸しましょう。できる限り，この受容的態度を他の経験にも用いましょう。修正が必要なものも，達成すべき特別な状態もないのです。できる限り，ただ，自分の経験のありのままの姿に身を任せましょう。

❖ 心が放浪するときに心に働きかける

　7．遅かれ早かれ（通常は「早かれ」ですが），心は腹部の感覚から離れてしまい，何か他の思考，計画，白昼夢にとらわれたり，または単に目的もなくぼーっとなってしまったりするでしょう。どんな思考が浮かぼうとも，心が何に引っ張られようとも，何に注意が奪われようとも，

全くかまいません。このように心が漂い注意が奪われることは，単に心の習性なのです。間違いでも失敗でもありません。

　もはや呼吸に「気づき」の焦点がないとわかったなら，すでにそれがわかるまでになったのですから，自分を褒めてもよいくらいです。あなたは再び，自分の経験に気づいているのです。心がどこへ行っていたか，ちょっとの間，確認してもいいでしょう（何が心に浮かんでいたのかに注意して，例えば「考えている，考えている」，「計画している，計画している」，「心配している，心配している」などと，軽く心に記録するようにするのです）。それから，呼吸するときの腹部の感覚へと「気づき」を穏やかに戻しましょう。戻ったときに呼気か吸気のどちらがそこにあっても，そこで感じられるものに「気づき」を向けるのです。

　8．どれほど頻繁に心がさすらってしまっても（これは繰り返し何度も起きる可能性がとても高いのです），毎回，心がどこに行っていたかに留意して，呼吸する際の腹部の感覚へと「気づき」を穏やかにエスコートして戻し，そのまま，呼吸に伴ってやってくる身体感覚のパターンの変化に再び注意を向けましょう。

　9．繰り返される心の漂流は，自分自身の内部により大きな忍耐と受容を開拓し，自分の経験に対する共感を開拓するチャンスとして扱い，できるだけ，あなたの「気づき」に優しさの質をもたせましょう。

　10．時々，このエクササイズの目的は瞬間瞬間の経験にできる限り気づくことだけだ，と思い出しながら，10分間（お望みならばもっと長く）実践を続けましょう。心がさまよい，「気づき」が呼吸に伴う腹部の感覚とつながっていない，「この瞬間」の「この息」と接触できていない，と気づくたびに，今一度あなたの「気づき」が「今，ここ」と穏やかにつながるようにしましょう。

　このように，呼吸に焦点を合わせるという実践が，世界のどこかで少

なくとも過去2500年もの間，毎日続けられてきたことは，目を見張ることであり感動的です。これは，瞑想実践に素晴らしい基盤となってくれます。呼吸は，どこへ行こうとも私たちについてきます（呼吸抜きで何かをすることはできません！）。何をして，何を感じて，何を経験していても，呼吸は常にそこにあって，私たちの注意を現在の瞬間に再びつなげてくれる役に立つのです。

　呼吸に注意を集中し，もしその注意が逸れてしまっても何度でも集中し直すことを身につけることは，いつでも，瞬間瞬間の中で，何であれ「今，ここ」にあるものをありのままに受け容れることを学ぶための素晴らしい方法です。呼吸の動きについていけるのはまさにその瞬間だけですから，呼吸に注意することは私たちを現在に留めてくれます。そして，心が「そのとき，そこ」へと動いて行ってしまったときに，「今，ここ」と私たちが再びつながるための掛け替えのない碇を提供してくれるのです。

　心が思考，フィーリング，身体感覚，あるいは外的な気を逸らすものに引き寄せられてしまうときに，気づきの焦点を呼吸に合わせ続けるのは簡単なことではありません。しかし心のこのような動きを，単に水面に揺らぐ波のような「心の習性」と見ることができれば，それほど必死にもがかなくてすむでしょう。私たちがこのような「心の波」を自然で避けがたいものとみなせば，こうした注意の行き来を実践からの失敗や堕落，逸脱，散漫などではなく，むしろ実践の中核としてとらえることができるようになります。なぜなら，このような行き来こそが私たちの学ぶべきこと，つまり，作業モードへ流れ込んでしまったときにそれを認識し，何らかの作業を止めて，存在の中に入って留まるということを教えてくれるからです。

予期せぬ落ち着きの発見

　ヴィンスは最初の実践で，呼吸に焦点を合わせる瞑想実践が非常に自

分を落ち着かせる効果を持っていることに気がつきました。彼の心は安定し，長い間なかったほどに落ち着いて感じました。そこで彼は，職場の昼休みに同じ実践を繰り返す習慣をつけようと決めました。毎日，昼休みになると彼はドアを閉め，CDに合わせて，呼吸に焦点を合わせる瞑想実践をしました。すると，その効果はヴィンス自身ばかりではなく，周囲の人々にもわかるようになりました。

「ずっと，私の上司はストレスのたまった私の様子を心配していました」と彼は回想しました。「顔を合わせるたびに『大丈夫？　気分はいいの？』と言っていたのです。今，職場で昼休みに瞑想をするようになってからは，私はずっとリラックスできるようになりました。昨日，昼休みが終わってドアを開け，仕事を再開したところへ，上司がやってきて，私に気分を尋ねました。私は大丈夫だと答えました。『それでは，これを伝えておきましょう。何かの用事で私の職場に来て，「ヴィンスは午後になるとずっと幸せそうだ」と言った人は数えきれないほどいるわよ』と上司は言いました。

実際，私は仕事で大勢の人と接します——さまざまな用件で会う必要があるので。彼らが，私は午後のほうがずっとリラックスして元気だと気づいたのです。これは嬉しいことです。昼休み後，この瞑想実践から仕事に『戻って来る』ときには自分でもそういうふうに感じますが，それが周囲の皆から見てもそのように見えているとは気づいていなかったものですから」。

では，ヴィンスが気づいた違いとは何でしょうか？

「私は誰かと，または複数の人々と会話していて，自分が苛立ってきたら，呼吸を意識しながら会話を続けられるようになりました。興奮してきたら呼吸を意識するのです。息はちゃんとここにあって，私が冷静になることを助けてくれるのです」。

ヴィンスはもっと善人になろうとか，職場で周囲に好印象を与えようという努力をしていたわけではありません。これは彼が昼休みに時間を

取り，ただ静かに座って呼吸に焦点を合わせ，集中したことがもたらした副産物です。こうした瞑想実践をしているうちに，彼はとても重要なことを経験しました。ある感じ方をするように自分に強制しようとするのを止めると，それは静まってい

> マインドフルネスな瞑想の実践は，現在の瞬間に状況に応じて対応することを可能にし，無条件に反芻のサイクルを開始する反射的反応から解放してくれます。

く，という心の内在的傾向です。彼は，この単純な実践が状況に応じて異なる対応をすることを可能にしており，自動的に反応するのではなく，意図的に対応することを可能にしていると感じていました。つまり，彼は心が落ち着くのを受容することと，落ち着くように強制することとの差異を学んだのです。

　ヴィンスが経験したような形で心が落ち着くという事実は，長年の間に，多くの人々が幾度となく再発見してきたものです。これには単に心を落ち着かせてくれるばかりでなく，2つの非常に重要な意味合いがあります。第一に，はじめは慣れないでしょうが，自然な状態に心を落ち着かせるための巧みで効果的な方法を，私たちに授けてくれるということです。第二に，これは，内的な落ち着きと安らぎの能力が私たち一人ひとりの中にあって，その気になれば常に手が届くものだということを示してくれています。このような心の状態に到達したり，それに見合うようにしたりするために，何も特別なことはしなくていいのです——私たちがすべきなのは，自分自身の邪魔をするのを止めること，コップの中の泥水をかき回すように心をかき混ぜて，自分の心を不透明で曇ったものにするのを止めることだけです。驚くことに，私たち一人ひとりの中にある，この内在的な落ち着きと幸福感は，私たちが生きるうえで経験する外的な幸運や不運とは関係がありません。ひとたび，この信頼に足る方法を身につければ，それは常に私たちの手近にありいつでも活用できるのです。人生を生きていく中で避けることができない浮き沈み

や快楽，苦痛などの場面に直面しても，この方法を用いることによって私たちはしっかりとしたバランスを保ち，冷静でいる感覚につながることができます。これはあなた自身，そして他の人々が，幸福のための内在的で純正な能力を経験することでもあります。物事が望ましい方向に向かうことや，望む結果を手に入れることに左右されることのない能力です。ただし，この内在的な能力を覚えていて内的な落ち着きとつながりを持つことは，必ずしも容易ではありません。練習が必要なのです。

さまよう心に対処する

カトリーナはしょげていました。呼吸に焦点を合わせる瞑想実践が自分の心に平和と静穏，慌しさからの脱出をもたらしてくれると期待していたのに，そうはいかなかったのです。「1,000 を超えるくらい，たくさんのことを考えていました」と彼女は話しました。「将来について考え込まないようにするのは，とても難しいです。なんとかコントロールしようとするのですが，できるのは 2 分くらいで，その後はまた心がさすらってしまいます」。

カトリーナは，瞑想実践の初期に最もありがちな反応である，「心をコントロールする」という闘いに陥ってしまったのでした。すでに習慣になっている作業モードへの執着を捨てることは慣れていませんし，不自然な感じがするかもしれません。私たちは普段あまりにも日常のスピードや忙しさに慣れてしまっているので，意識的にスローダウンし，何か 1 つのことに注意の焦点を合わせようとすると，私たちの中の何かが反発するのです。横になっていても座っていても，私たちが瞑想実践をスタートすると，遅かれ早かれ（普通は早かれ，なのですが），心はそれ自身が独自の生命を有しているかのように，呼吸や他の対象に注意を向け続けるという私たちの決意にもかかわらず，そこからさまよい出て，さまざまな思考，しばしば将来や過去についての思考に入り込んでしまうことがあるのです。

この，心がさすらうという傾向は全く普通のことです。自分の心にこのような傾向があることを発見すると，初めは挫折してしまいそうになりますが，思考が際限なく増え続けるように思われることは，私たちに瞑想に関する能力がないということを表すものではありません。実際，自分の思考の流れが常に変化するという性質を知ることや，対象に向ける注意がいかに移ろいやすいものかを認識することは，瞑想的な気づきを持てるようになった証です。それでもやはり，容赦なく次々と襲ってくる思考の激流に直面すれば心配になり，自分が何か間違ったことをしているに違いないと考えてしまいがちです。マインドフルな瞑想実践などしても有用なことや興味深いことは何も起こっていないようだと自分で結論づけて，もうやめにしてしまうかもしれません。私たちが体内で動いている呼吸の感覚や，何であれ焦点を合わせているものへ注意を引き戻すように頑張っても，心は制御不能でさまよっているばかりです。「何て退屈なんだ」と心は独り言を言います。

　心があちこちにさすらうと瞑想実践でなされるべきことが中断されてしまう，と考えるのは自然なことです。しかし，瞑想実践が本当に興味深く肝要な意味を持つのは，実はこのポイントなのです。心が注意の対象から離れ去ってしまうたびに，自分が存在モードから滑り出て（あるいはすでに滑り出てしまって）作業モードに戻っている，ということを意識するチャンスを与えてくれているのです。私たちをどこかへ運び去ってしまう思考，感情，身体感覚をもっと意識させてくれるのです。幸い，このようなことは非常に頻繁に起こるので，作業モードの厳しいプレッシャーを再確認するチャンスはいくらでもあるでしょう。不快感もあるでしょうが，おそらくこうした瞬間にこそ，心の作業モードの持つプレッシャーをかつてないほど明確に感知できるのです。こうした機会はまた，非常に大切なことに，自分自身を作業モードから解放して，もっとマインドフルな存在モードに戻る技能を開拓する貴重なチャンスを提供してくれます。

おわかりいただけたでしょうか。呼吸のマインドフルネスな瞑想実践は，自分の意識が呼吸に集中していないと気づいたら，自分を責めるのではなく祝福するように促しているのです。まさにその瞬間，自分が何を考えていたかにちょっと注目して，起こっていることに名前を与えること（例えば，「考えている，考えている」，「計画している，計画している」，あるいは「心配している，心配している」など）が役に立つでしょう。思考や衝動の中身が何であれ，課題は同じです。今，この瞬間に心に浮かんでいることに注目し，それから意識を呼吸へと穏やかにエスコートするのです。そして，吸気あるいは呼気との接触を再開しましょう。

　こうした努力をすることへのフラストレーションや挫折感のあまり，自分自身を辛辣に価値判断してしまうかもしれませんね。なぜ，もっとうまくできないのだろうと自分自身に言うかもしれません。こういった瞬間には，その辛辣な気づきに対してさえも親切にすることを覚えておきましょう。これらの自己批判的で価値判断的な思考や感情もまた心がさすらっているだけであり，他の思考や感情と同じように古く刻み込まれた心のパターンであることを，つまりそれらに特別の重要さや重大さはないことを理解するのです。これらの思考や感情は必ずしも正しいというわけではありませんが，私たちに自分の経験に忍耐，穏やかな受容，開放性をもたらすチャンスを何度でも与えてくれ，何度でもそうするように思い出させてくれるアイテムです。私たちの経験はすでに現在の姿になっているのです。ありのままの姿が気に入らず，受け容れることができないからといって自分に過酷に対応することは無駄で，不要です。私たちの判断は，「気づき」の中に保たれていないと，瞬間瞬間に

> 　心がさまよっていることを認識すると，自分が再び注意を現在の瞬間に戻すことを思い出させてくれるため，「うまくやって」いないという理由で自分自身を辛辣に価値判断する傾向を捨てやすくなります。

明確に物事を見るのを妨げ，あるがままに受け容れることを妨げてしまうことでしょう。

発見を期待に変える

　他のことと同様に，瞑想実践もまた，心の作業モードの状態で取りかかってしまいがちなものです。何回か瞑想をして，心の中の乱気流が自然に収まるのを経験すると，瞑想するために座るたび，同じことが起こるのを期待している自分に気がつくかもしれません。それほど落ち着いて感じられないときには，失望してフラストレーションを感じる可能性もあります。その時点では期待を抑えておくほうがずっと効果的だと知っていても，自分自身に問わずにいられないのです。前回，落ち着きを経験できたのに，今，できないのはなぜだと。瞑想実践において故意にではありませんが目的志向になってしまうのです。こうなると私たちは，このような実践をいくらやっても自分は何の前進もしていない，振り出しに戻ってしまった，とさらに強く感じてしまうかもしれません。

　「時々は，本当に苛立ってしまいます」とポーラは言いました。「私は仕事から帰宅したときに瞑想します。普段はすべてを前向きに感じるのですが，時々，落ち着かなくなってしまうんです。ひどくイライラしてしまって」。

　ポーラに起こっていることは何なのでしょうか。

　第一に，落ち着きのなさです。これは内的な「フィーリング」を伴う身体感覚の束です。ここに余分なもの，つまり苛立ちがついてきます。こうなったとき，ポーラはどのように対処しているのでしょうか？「あるがままにして，やっていることを実行しようとしただけです——ただ呼吸に戻るということです。部分的にはよかったのですが……でも，また落ち着かなくなってイライラしてしまいました」。

　苛立ちはフラストレーションと密接な関連があり，フラストレーションは期待や目標が挫折したときにしばしば発生します。ポーラの目標は

何だったのでしょう？

「部分的には素晴らしく感じました」と彼女は瞑想実践について語りました。「私が望むものをつかみ取れることもあったのですが，苛立ちを感じてしまうときもあったのです」。

つまり，無意識にポーラは瞑想中に「いい気分を感じる」という目標を設定していたのです。いくつかの瞬間には「手に入れた」というフィーリング，「これ」こそ私が本当に感じているべきものに違いないというフィーリングを得て，他の瞬間（それはすぐ次の瞬間かもしれません）には「失くしてしまった」ように感じるのは，非常によくあることです。これも瞑想実践の際には非常によくある経験で，全く問題はありません。特に，自分でそれに気づき，自分の心の作業モードが際限なく悪戯をすることに余裕の微笑を返せたなら。しかし，ごく短い瞬間であっても，瞑想中にひとたび安らぎを感じると，心の作業モードが持つ習慣的な目標探索の傾向が当然の顔をして入り込んできて，次の瞬間や次回の瞑想実践をする際にも同じ経験ができるという予想や期待が生み出されます。そして，期待通りにその経験が繰り返されないと，私たちはいとも簡単に失望や苛立ちを感じてしまうのです。そして実際に期待や苛立ちを認識しているときに，自分が苛立っているという理由で自分自身を批判する可能性があります。このように私たちの価値判断する心は際限なくぐるぐる回り，物事をただありのままに受け容れることとは，到底かけ離れたところにたどり着いてしまいます。その結果，瞑想について際限ない空想や理想を生み出しては，経験豊かな瞑想者たちならば決して苛立ちを感じないのに，と思い込んでしまうことにもなりかねません。

そこで，どのような瞬間であれ苛立ちが発生したら，価値判断と空想というルートを取るのではなく，単にそれを「苛立ち」として認識することが有効かもしれません。ありのままに受け容れる方法のひとつとして，ラベルを貼るのです。それから，穏やかに注意の焦点を呼吸に当て

ることに戻します。

　私たちが「感じているべきであるもの」を期待することは，習慣的かつ自動的に古いおなじみの心の活動を強めて，時々，無意識に私たちがフラストレーションを感じる原因となるのです。このような瞬間に対しては，「できたはずなのに，すべきだったのに，しただろうに，してもよかったのに」と考えていることに，懐かしい知人に対するような友好的関心をもって気づきましょう。そして，ただ「考えている」，「判断している」，「いらだっている」などと認識して，注意の焦点を呼吸に戻せばいいのです。

　時間が経つと共に，こういった目標志向の思考はよりなじんだものとなり，敵や障壁ではなくなってくるでしょう。葛藤する感覚は狂おしいほど頻繁に心に戻って来るでしょうが，こういった悪戯に対する私たちの認識は次第に，心の作業モードが私たちの生活や思考，フィーリング，動機に対してどれほどの力を行使するか，優しく思い出させてくれるものになります。このような目標志向で価値判断的な心の状態は，絶望する理由というよりもむしろ，一種の合図として扱うことができます。こうした心の状態に気づくことは，私たちがいかに簡単に「どこかへ到達する」あるいは「前進する」ということに関する感情にとらわれてしまうかを教えてくれます。私たちはこうして最終的には，第2章で描写されたように，自分の思考やフィーリングを「単なる思考やフィーリングに過ぎない」とありのままに受け容れ，必ずしも正確でも有用でもないものだと理解するようになるのです。

心の放浪を受け入れて，やり直す

　マインドフルネスな瞑想を実践する際に，「うまくいっていない」とか，自分は「間違ったやり方をしている」と考えて，心が作業モードに戻ってしまう場合は，次のことを思い出すと大いに役に立ちます。呼吸や他のものに注意の焦点を合わせるマインドフルネスの開拓は，基本的

に，心の放浪にとらわれて流されてしまうたびに繰り返し何度でもやり直す実践だということです。

心の放浪にいらだちを感じている
自分自身に気づいたら……

　　　　　　　　　　　　思い出しましょう
　　　　　　　　　心のさまよいは作業モードが
　　　　　　　　機能しているに過ぎないのだと
　　　　　　それに気づいた瞬間は，それ自体が
　　　　　　　マインドフルネスの瞬間なのだと

「いい加減にもっとうまくなってもいいはずだ」
と感じている自分自身に気づいたなら……

　　　　　　　「すべきだったのに，できたはずなのに，
　　　　　　　　しただろうに，してもよかったのに」
　　　　　　といった思考——価値判断する心——に
　　　　　　　　　　　　気づくことを思い出し，
　　　　　　　　　　　そして呼吸へと戻るのです

呼吸をコントロールしようとしていることに
気がついたならば……
自然な呼吸を思い出しましょう

第4章　息

「私は自分の心がさまよい出ていくのがわかります」とヴィンスは言いました。

「私が自分に起こっていることに気づくまで，それはしばらくの間続くのです。かつては，それに腹を立ててフラストレーションを感じました。今では，心というのはかなり漂いまわるものだと気づくようになりました。

今では，思考が流れゆくに任せるようになりましたし，少しでも自分自身を引き戻せれば，思考はそれほど私を悩ませなくなりました。前はとても強烈でしたが，今では，ただ浮かび漂っているという感じです」。

ヴィンスは自分を責めることなく，心が漂い出ていくのに気づいて注意を呼吸に戻すことを学びました。心がさまざまな思考で乗っ取られてしまいがちだという事実に，それほどフラストレーションを感じなくなったのです。心の漂流が頻繁に起こらなくなったわけではないのですが，あまり自動的に反応せずに，そのプロセス全体をただ見ることを学んだので，自己批判的になって動けなかったときよりも，ずっと安定して呼吸の感覚刺激に再び焦点を合わせることができるようになったのです。

瞑想実践における葛藤の大半は，私たちが現在の瞬間に立ち戻った後，心が放浪に吸い込まれていたと認識する瞬間にやってきます。しかし，この瞬間はまた，学習するための一大チャンスでもあります。繰り返し実践することを通じて，私たちは1回1回の吸気が新たな始まりであり，1回1回の呼気が新鮮な解放であると何度も何度も理解します。心のあるモードから別のモードへのシフトが，まさに瞬間的なものだとわかるようになるのです。瞑想実践は常に，この瞬間に，この呼吸をもって再スタートするチャンスを与えているのです。1回の実践の間に，心が100回さまよい出てしまったとしたら，単に，そして優

> 再開することは失敗したという意味ではありません。
>
> これこそ実践の中核なのであり，本分を外れたわけではないのです。

しく，100 回引き戻せばいいのです。これが，ヴィンスが彼の経験について報告していたことです。

　最終的に，あなたもこの実践が自分に求めているものを理解するようになるでしょう。心は独自の生命を持っており，何であれ，私たちが自分自身に対して決めた注意の対象——この場合は呼吸——から逸れていってしまうのは避けがたいことなのだと，ありのままに認識して受容するようになるのです。注意が逸れるたびに，注意を穏やかにエスコートして呼吸へと戻せるようになるでしょう。終いには，あらゆる妄念や葛藤を含んだ心の放浪をも含めたすべてを，気づきの中で，揺りかごの中の赤ちゃんを揺すってあやすように軽く，穏やかに扱えるのだと理解できるでしょう。それだけのことなのです。そしてそれは，とても大きなことです。すべて，と言ってもいいでしょう。最大の葛藤の瞬間は最大の学習の瞬間でもある，と認識するようになるでしょう。実践を再開する瞬間，それまで葛藤してきていたとしても，私たちは束の間の歓喜を経験するかもしれません。家に戻ったり，旧友に気づいたときのようなフィーリングです。こうした経験は私たちの好奇心と冒険感覚を呼び覚まし，私たちが部分的に挫折しかけても，実践を続けさせてくれるのです。

あるがままにし，承認する：コントロールの放棄

　スザンヌは，コントロールしようとせずに呼吸に集中するのは難しいと感じました。「もっとゆっくりにするため，呼吸をコントロールしようとしているのを感じます。これが正しいのかどうか，ずっと考えているのです。自然な呼吸のようには感じられません」。

　呼吸をコントロールしようという努力は，瞑想実践を始めたばかりのうちは珍しいことではありません。とはいえ，繰り返しになりますが，身体はそれ自体が，よい呼吸の方法を知っているのです。実際，呼吸は必要なことを完璧にこなしています……考え，疑い，奮闘する心が絡ん

でくるまでは。心がこのような作業モードに入ってしまうと，私たちは力を抜くこと，物事は「かくあるべきだ」という先入観を捨てることがひどく難しくなります。呼吸は放っておけば自然に整う，と信じることが難しくなるのです。

　最終的にスザンヌは呼吸を遅くしようと努力する必要はないのだと，変わったことをしなくていいのだと気づきました。実際，全く何もする必要はなかったのです。彼女は，何かが起こるように息をコントロールしようとする代わりに，呼吸に伴う感覚に集中し始めました。

　「今では，かなり楽しめています」と彼女は言いました。「かつては意識的にすべてをコントロールしようとしていました。これをコントロールしよう，あれをコントロールしよう，呼吸をコントロールしようという具合に。そして今では以前より楽に，ただ呼吸を起こるがままにし，心がさすらい出てしまったときにだけ自分自身を引き戻せるようになったと感じています。何がしかの思考パターンにとらわれてしまわなければ，もっと簡単です」。

　呼吸のマインドフルネスな瞑想を実践している際に，達成する必要がある決まった状態というものはありません。瞬間瞬間の経験をあるがままにさせておくだけで，他の形に変える要求をしないことこそがテーマなのです。その瞬間瞬間に「気づく」ようにし続けることなのです。

一息ごとに：この瞬間のみ

　一息ごとに呼吸の感覚刺激に焦点を合わせることは，一度に１つのことをし，一度にその一瞬の中に存在する方法を教えてくれます。毎日の生活で私たちは，将来を予期しがちな多くの状況に遭遇します。たくさんの丸太が届けられて家の前に山のように積まれているので，家の裏まで動かさなければならない状態に直面しているかのように。積まれたもの全体を見てしまうと，心が沈んで，エネルギーが枯れてしまうかもしれません。急にテレビを見ることが魅力的に思われるでしょう。しか

し，この瞬間に動かすべき1本の丸太に集中して全注意を与え，それから次の丸太に取りかかれば，突如として，この仕事はできるものになります。大切なことは，単に丸太の山が大きくないふりをして自分自身を騙すのではなく，違うモードの心に入る可能性を探求するということです。この作業が終わったらどれほど疲れて感じるだろう，と予想するよりも，現在の瞬間の本質に専念するモードです。

　この丸太の山のような例は，私たちの生活の多くに当てはまります。私たちはしばしば，この1日ばかりではなく，この先何週間，何カ月もの間にしなくてはならないことの全てに焦点を合わせてしまい，自分自身を疲れさせてしまいます。背負わなくてもよい重荷を背負っているのです。意図的にこの瞬間だけに，つまり今現在，自分の目の前にあることに波長を合わせると，この瞬間の課題だけを達成するためにエネルギーを湧き起こすことができるのです。

マインドフル・ウォーキング

　本書に書かれているほぼすべての実践は，経験のどの側面に対してであろうとも，現在の瞬間に意図的に注意の焦点を合わせることを含んでいます。そして，これらの実践はマインドフルな気づきを開拓しながら心を安定させる役に立つのです。私たちがより明晰に，より多くの気づきを伴って自分の経験にかかわっていきたいと願うときにはいつでも，安定することが不可欠です。しかし，身体はじっと座ったり横たわったりしていても，心がひどくかき乱されたり動揺していて，呼吸に効果的に焦点を合わせられない場合があるでしょう。そのようなときは，毎日の生活で呼吸と同じくらいに慣れ親しんでいること，つまり歩くときの感覚刺激に注意の対象を転換することが非常に有効です。昔から，マインドフル・ウォーキングはマインドフルネス呼吸法と併せて用いられてきました。それ自体が素晴らしい瞑想実践の方法でもあります。

マインドフル・ウォーキングのように動きを含んだ瞑想実践法が，私たちをある精神モードから別の精神モードへと移行させることはすでにご存知かもしれません。太極拳や気功，ヨガなどはすべて動く瞑想法です。おそらくあなたにとって，犬の散歩やジョギングのための外出は，何か創造的なアイデアを出そうとしつつ精神の悪循環で行き詰まってしまったときに「頭をスッキリさせる」よい方法となってきたでしょう。あるいは週末のパーティーでダンスをすることによって，その週の問題で蓄積した重荷から解放されて，その瞬間に存分に生きていると感じられたことを思い出せるでしょう。または，気持ちが乱れたときに何か身体を動かすことをすると「発散する」役に立って，際限なくくよくよする状態に引き込まれるのを避けられるとわかっているでしょう。こういったあらゆる身体的な活動は，気づきと意図的な注意の移行を伴って行われれば，それ自体が潜在的なマインドフルネス実践となります。以下の囲み内に見るように，マインドフル・ウォーキングは，動きながらマインドフルネスを開拓する強力な方法です。

マインドフル・ウォーキングには多くの実践方法があります。注意を落ち着かせ，また注意が逸れたときにその注意を戻す方法にも多くのバリエーションがあります。そのひとつは歩行中の足の動き，特に床や地面に足が接触する瞬間と関連する感覚刺激に注意の焦点を合わせるものです。以下の記事を読んだ後で，すぐにこれを実践する時間をとってもいいでしょう。または，いつか別のときでも結構です。

マインドフル・ウォーキング

1. まず，前後に歩くことができる陸上競技のトラックのような場所（ウォーキングレーン。屋内でも屋外でも結構です）を探しましょう。他の人々（最初はあなた自身さえも）の目に奇異に映っているという感

じに心を奪われずにすむように，十分保護された場所にしてください。

2．ウォーキングレーンの一方の端に，両足を平行に並べて肩幅ほどに広げ，穏やかに曲げられるように膝を「緩めて」立ちましょう。腕は身体の横に自然に下げておくか，身体の前か後ろに軽く組みましょう。視線は柔らかに真っ直ぐ前に向けましょう。

3．気づきの焦点を足の裏に合わせ，足と地面の接触による身体感覚や自分の身体の重さが脚（足首より上の部分）と足とを通じて地面に伝達される身体感覚を直接感じましょう。足や脚の感覚をより明確に感じるために，数回，膝を少し曲げてみるといいかもしれません。

4．ゆっくりと左のかかとを地面から上げながら，ふくらはぎの筋肉の感覚に注意しましょう。続けて，体重を全面的に右足に移動させながら，左足全体を静かに持ち上げます。左足を注意深く前に動かして，左のかかとを地面に接触させながら，左の足と脚に気づきの焦点を合わせましょう。小さく自然な歩幅がベストです。左足の残りの部分を地面に接触させましょう。右のかかとが地面を離れるときに，体重が左脚と左足の方へ前に向かって移動するのを経験しましょう。

5．左脚に全面的に体重が移行したら，右足の残りの部分を持ち上げて，ゆっくりと前方に動かしましょう。そうしながら，足と脚の感覚の変化を意識しましょう。右のかかとが地面に着く際には，そこに注意を集中しましょう。右足全体が徐々に地面に置かれるにつれて，そこに前向きに体重が移動するのを意識し，再び左のかかとが上がるのも意識しましょう。

6．このようにして，ウォーキングレーンの端から反対の端までゆっ

くりと歩きましょう。地面に着くときの足の裏とかかとの感覚と，それぞれの脚が前に振られるときの筋肉の感覚を特に意識しましょう。やれそうであれば，したいときにはいつでも，歩行中のさまざまな段階での呼吸の感覚，いつ吸い込んで，いつ吐き出しているか，などといった呼吸の感覚刺激も含めるように，気づきの範囲を拡げても結構です。一歩ごとの足や脚の感覚の変化と並行して，歩行し呼吸する身体全体の感覚を気づきの中に含めてもいいでしょう。

7．レーンの反対の端に着いたら，少しの間立ち止まって，「立つ」ということだけを意識しましょう。それからゆっくりと向きを変え，方向転換する際の複雑な動作のパターンを意識し，観察し，それからマインドフルに歩行を続けましょう。位置が変わり，何であれ前方にある眺めが目に入ると，目が吸い込まれるものに注意を向けることにも気づくかもしれません。

8．このように足と脚の感覚も含めて，一瞬ごとの「歩く」という経験全体への気づきを維持しながら，そして足と地面との接触の気づきをできるだけ維持しながら，レーンを行ったり来たりしましょう。視線は柔らかに前方に向けて保ちましょう。

9．意識的な歩行という経験から心がさまよい外れてしまったことに気づいたときには，優しくエスコートして注意の焦点を戻しましょう。心を身体と歩行に連れ戻すための碇として，何であれ注意を向けていた歩行の感覚や動きを使うのです。もし心がひどくかき乱されてしまったら，心も身体も両方が再び自然に安定するまで，肩幅ほどに足を開き，息と身体全体との接触を保ちつつ動きを止めて，少しの間その場に立っていましょう。それからマインドフル・ウォーキングを再開しましょう。

10. そうして10分から15分くらい，希望するならばもっと長時間歩き続けましょう。

11. 初めは，歩行の感覚刺激を十分に意識する可能性を高めるため，普段より遅いペースで歩きましょう。意識しながらゆっくり歩くことが楽になったら，通常のスピードあるいはそれ以上のスピードにまで速めて歩く実験をしてもいいでしょう。特に心が乱れているのならば，意識しながら早足で歩き始め，落ち着くにつれて自然にスピードを落とすといいかもしれません。

12. マインドフル・ウォーキングでは小さい歩幅で歩くことを覚えておきましょう。足を見る必要はありません。足は自分がどこにいるのか知っているのです。あなたは足を感じることができるのです。

13. できるだけ頻繁に，通常の毎日の歩行にも，マインドフル・ウォーキングで開拓しているのと同じような気づきを導入しましょう。ジョギングをしているのでしたら走る一歩一歩に，瞬間ごと呼吸ごとに，マインドフル・ウォーキングで開拓したのと同じような感覚刺激への注意，気づきを持ち込むことができます。

ウォーキングから学ぶ

ウォーキング実践は心がかき乱されて落ち着けないときや，じっと座っていられないというときに，特に役に立ちます。ウォーキングの身体的な感覚刺激は，落ち着くのが難しいときには，座って瞑想実践をするよりも感情的な安定を得るために役立ちます。マインドフル・ウォーキングは「動く瞑想法」と言われています。一歩ごとに存在し，マインドフルになり，何ら目的地を持たず，歩くためだけに歩くことを求める

挑戦なのです。目的地あるいは目標の不在ということは，呼吸の瞑想実践において1回の吸気ごと，1回の呼気ごとに注意の焦点を合わせ直すのと同じテーマに則っています。常にどこかに到達しなくてはならないという作業モードの心に，違う選択肢があることを思い出させてくれます。同じ道を行き来するという単純なウォーキングは，「行くべき場所はなく，するべきこともなく，達成すべきこともない」というテーマを具体的に表しています。この瞬間に，この一歩と共に，ここにありのままに存在するというだけなのです。

「私はウォーキング瞑想法が好きです」とスザンヌは言います。「職場を出るときに意識できるからです。私は学校へ子どもを迎えに行かなくてはなりません。車から降りて，急ぎ足で学校へ向かうこともあります。とにかく急いでいて，少しストレスもかかっているので，足を踏み鳴らしてせかせか歩いていると感じることが多いのです。今では，時々そのことに気がついて，もっとゆっくり歩くことに，一歩一歩と共に呼吸するようにしています。だから道の向こうで待っている子どもたちのところに着く頃には落ち着いているのです」。

もちろん，スザンヌがひとたび気づきと共に歩くようになると，十分に意識しながら，ずんずん歩いたり足を踏み鳴らしたりもできたのです。しかし，身体の動きをゆっくりさせることは，彼女にとって物事を解決する役に立ちました。彼女はしばしば，子どもたちを迎えに行くために車の外に出る前に，少しの間，座席に座ったままで呼吸を意識するのがよいようだと感じました。

「言ってみれば，心がビュンビュンと暴走するような感じになるのです。心がそうなると，活動しようにも浮き足立ってしまい，身体も暴走状態になります。私がスピードを落とすと他のあらゆることもスピードを落とし，私は何が起こっているのかより意識できるのです。スピードを落とすと，急ぎ足なら10秒足らずだったかもしれない道の向こうにいくまで30〜40秒かかってしまいますが，十分それだけの価値があり

ます。数秒遅れたところで問題ではないのです。時間を意識するようになると，私が思うに，そう望むなら1分はとてもとても長い時間になることだってありえます」。

　スザンヌの経験は，どのような些細な瞬間でもマインドフルになるために使えることを示しています。彼女にとってマインドフル・ウォーキングは，より静かでもっと規則的なマインドフルネス実践を日常生活に応用するのに役に立ったのです。

無意識から気づきへ

　この章の最初のほうの話で登場した新米の僧侶は，初めは思考を捨てて，次には思考で満たして，心をコントロールしようとしました。どちらにせよ，決めた目標に焦点を合わせて達成までの距離を測っているときには，彼は安らぎを得られませんでした。マインドフルになって息と共に座ったり歩いたりするのは，もっと「気づく」ことに役立てるためであって，心から思考や他の何かを拭い去るために行うのではありません。心が明晰になったり安定したりすることは，このような気づきの副産物として，物事をあるがままに受け容れることから出てくるのです。しかし瞬間的な落ち着きを進歩の印として，瞬間的な落ち着きの欠如を進歩していない印としてとらえることは，心が作業モードになっていて，物事の「達成」と何かしらの望まれる「結果」とを比較してしまっているということなので，余計にフラストレーションと絶望の種を蒔いているに過ぎません。不愉快な思考や感情を除去しよう，心の安らぎを達成しようと目標を立てて試みている限り，私たちはフラストレーションを感じ続けるでしょう。

　マインドフルネス実践の意図は強制的に心をコントロールすることではなく，心の健康なパターンとそうでないパターンを明確に感じ取り，気づくことなのです。好奇心，開放性，受容といった感覚をもって心と

身体にアプローチし,「今,ここ」に存在しているものを発見し,あまり葛藤せずにそれと共にいられるようになるということです。このようにすれば,少しずつ,私たちは心の古い習慣の束縛から自分自身を解放してゆくことができます。自分が何をしているのか,それを行っている最中に直接的に知ることができるようになります。それが,無意識から気づきへの優美なる移行の始まりとなるのです。

第5章 別の知る方法：
反芻する心から一歩横に踏み出す

「それは私を本当にくすぐります」［訳注：嬉しくて本当にうずうずします，の意味。以下同様］

「心臓が舞い上がりました」［心が舞い上がりました］

「昨日の出来事で病気にかかったようです」［昨日の出来事には，ほとほと気分が悪くなりました］

「心臓が沈みました」［心が沈みました］

「胃の中に蝶が飛んでいるようです」［はらはら，そわそわしています］

「心臓が止まりました」［とても驚きました］

　私たちが自分の感情の状態を伝えるために，これらの隠喩（メタファー）を使うのは納得のいくところです。身体とその無限の感覚刺激は感情の入れ物であり，メッセンジャーでもあります。喜び，快楽，歓喜などは実際に身体をくすぐられているように感じることがあります。もちろん，私たちの「気分が盛り上がる」ときや「気分が落ち込む」ときに，本当に心臓が体内を動き回るわけではありませんが，これらの表現が伝えるような物理的な感覚刺激は確かに発生します。また，ショックを受けたり恐怖に怯えたりしても実際に心臓が止まるわけではありませんが，感情的信号があまりに強いと一瞬止まってしまったように感じるのです。

　身体は何らかの感情が高ぶる瞬間ばかりではなく，常に私たちの感情について多くを伝えてくれています。しかし私たちはしばしば，その

メッセージを少しも智慧をもって聴きません。そのメッセージに対してすぐに，思考や価値判断を次から次へと滝のようになだれ落とすというやり方で反応することに手一杯となってしまうからです。ここで本当に為すべきことは，存在モードのまま，何であれ身体に起きている感覚やフィーリングをありのままに認め，それを知り，友人となり，新たな受容力をもって受け容れることです。このような感覚やフィーリングは，この瞬間における私たちの身体の感覚的風景の一部なのですから。このように開放性をもって耳を傾けるのであれば，その経験が心地よいものでも，不愉快なものでも，あるいは中立的なものでも，どのような瞬間においても共に存在する，強力な新しい方法を発見できるでしょう。

　「この世の重みが全部自分の両肩にかかっているような感じだ」と，私たちは言うことがあります。確かに他の人々よりも，しょっちゅうその感覚を感じているのかもしれません——ともかく，自分で望む以上に頻繁に感じているのは確かでしょう。このように，自分の上に巨大な重荷が置かれたようで，普通にできるはずのあらゆる動作に努力を必要とする，と感じることは，私たちの多くがうつ状態や不幸な状況に置かれた際に感じることです。第1章で，私たちはうつの解剖学的構造における身体の重要性を語りました。おそらくレーズン・エクササイズとマインドフル・ウォーキングを通じて，身体からの多様なメッセージも含めた直接的な感覚の経験と自分がどれほどかけ離れてしまっているか，理解するチャンスがあったことでしょう。思考や感情における心の反応に流されてばかりいないで，身体自体に基盤を置き，現在の瞬間に直接経験していることをありのままに受け容れたなら，豊かで変化に富む風景が開けてきます。

　前に論じたように，身体感覚，思考，フィーリング，行動はすべてが共同作用してうつ状態を作り出します。ちょっとの間，身体感覚がネガティブ思考の引き金となる様子に注目しましょう。ある程度の期間気分の沈みこみが続くときには，目が覚めたときにどういう感じがするか注

意してみてください。多分，最初に気がつくのは身体がいかに重くて痛むかということでしょう。一晩眠った後なのに，休んだ気すらしないかもしれません。エネルギーレベルが低くて，前の晩に床に就いたときよりもずっと疲労を感じます。おそらくこういうことが，あなたに頻繁に起きているでしょう。

　このような経験の感覚的側面に加えて，今日は何もできそうにない，あるいは，また疲れ果てる１日か，といった思考が心を漂いよぎるかもしれません。このような思考はおそらくあなたにフラストレーション，悲しみ，自分への失望を感じさせるでしょう。あなたはベッドから抜け出そうとしますが，重く疲れた気分なので，その努力が実を結ぶことはありません。すると今度は多分，自分がひどく物憂いという思考を自分の心から追放しようと試みるでしょう。こんなふうに感じたくない，ということに間違いはありません。こんなエネルギー欠如との日々の戦いにはウンザリしているのです。起きて出かけなければ，こんなことをしても私には何もいいことがない，という自分自身の言葉が聞こえるかもしれません。ようやく起き上がると，やがてその日の活動で忙しくしているうちに物憂いフィーリングは通り過ぎてしまいます。それでも，このような朝の格闘はどんどんあなたの重荷になっていきます。

　第１章で，身体感覚，思考，フィーリング，行動があなたのうつの螺旋(らせん)を形成し，その下方へ引きずり込もうとして協同することをお話ししました。上記で考えたシナリオでいったい何が起きているのか，より詳しく見てみましょう。朝の目覚めが身体的な緩慢という感覚と共にスタートしたのであれば，この緩慢性についての思考が感情的反応と並んで姿を現すでしょう。このような身体に対する感情の影響は，身体の重さの感覚を強化するばかりです。このシナリオは私たちが簡単に罠にはまってしまうことを具体的に説明しています。身体感覚についての思考が，私たちをうつの螺旋に引きずり下ろすサイクルに追い込んでしまうのです。

しかし，思考と感情における心の反応にただ押し流されてしまう代わりに，直接的な感覚体験のすべてに対して自分自身をオープンにできたならどうなるでしょう。私たちは，現在の瞬間にマインドフルネスを持ち込めば，感覚からのメッセージが新しい次元を獲得することを学びました。マインドフルにレーズンを食べることは，新奇で感覚的な，官能的とまでいえる経験になりえますし，マインドフルな歩行は機械的，触覚的，運動感覚的な奇跡であるということがはっきりとわかります。自分の身体についての感覚的風景に慣れ親しんで，感覚刺激や感情を直接的に知るようになれれば，目覚めた瞬間も含め，瞬間瞬間の経験が心地よくても不愉快でも中立的なものでも，あらゆる瞬間を経験し，あらゆる瞬間とより賢い関係を結ぶ強力で新しい方法を手に入れることができます。本章では，身体感覚のマインドフルネスについてより深く掘り下げ，特にマインドフルネスが提供してくれる新しい可能性に注目します。より身体を知る新しい可能性と，身体についての習慣的な思考が私たちを陥れる罠を避ける新しい可能性です。

直接経験を通じての感覚刺激……考える代わりに

不幸感のサイクルを起動する装置はあまりに自然に作動し始めてしまうので，私たちはそれが作動したことに気づきもしないかもしれません。けれども，この装置は停止不可能な絶対的な力ではありません。この装置を動かし続けている全てのリンク——身体−思考，思考−フィーリング，フィーリング−身体など——が，連鎖の方向を変えるチャンスなのです。この装置は，ただそのリンク，特に身体に，マインドフルな気づきをもたらすことで停止させることができます。信じがたいことかもしれませんが，これはあなた自身の体験を通じて確認するのが唯一の方法です。もしも今このとき，あなたは自分の抱えている疲労にすでに気づいている——実際，気づきすぎているくらいだ——と考えてい

るのでしたら，第2章と第3章でその素晴らしさについてお伝えしたテーマを思い出してみましょう。つまり，マインドフルネスは単により多く注意を払うということではなく，今までと異なる，より賢明な類の注意を開拓することなのです。

　これまで見てきたように，心が作業モードにあると，私たちは思考やレッテルを貼ったベールを通して世界を間接的に見ることになります。私たちが身体について今まで通りの方法で（作業モードで）考えると，目覚めて億劫に感じるや否や，身体についての思考，人生で何が起こっているかについての思考，あらゆることについての思考で心が充満してしまいます。このような注意の払い方は事態を悪化させるばかりです。代わりに心を存在モードにして身体に焦点を合わせ始めれば，身体を直接感じられるようになります。一瞬一瞬，身体の感覚に気づくようになりますが，今度は新しい方法，つまり「身体でどう感じているかについての思考」にとりつかれて，身動きが取れなくなるようなことのない方法で，気づけるようになるのです。これは，私たちの「何もしたくない」というフィーリングの霧を晴らす役に立ちます。力ずくで追い出す必要はないのです。遅かれ早かれ，必然的にひとりでに褪せていくのです。なぜなら，私たちはもはや，無自覚に絶え間ないネガティブ思考で燃料を補給しなくなっているからです。このようなフィーリングの存在に無力感を感じる状態から，それに対処する策を手に入れた状態へと移行するのです。このようなフィーリングや他に発生するあらゆることと適切な関係を持つための，実行可能な方法を身につけるのです。

　マインドフルネスは，「気づき」それ自体への安住を含んでいます。気づきは，空がそこを通過する雲や鳥や気象状態と別物であるように，思考やフィーリングとは別物です。より大きな容器であり，その中で他のあらゆる心と身体の出来事が展開するのです。異なった「知る」方法であり，異なった「存在」の方法です。それは私たちがすでに有している能力であり，人間であることに生来備わっているものです。そして，

> 心が身体についてのアイデアに同調して，身体の感覚に自動的に反応をすると，反芻が始まる舞台装置が整います。マインドフルネスは，私たちの身体を知る別の方法を提供してくれるのです。私たちを立ち往生させないような方法です。

私たちはこれを信じることを学ぶことができます。私たちは，気づき，つまりこのような知と存在の方法，の中でもっと安らぐように練習ができきます。この「気づき」が，心の作業モードの習慣的な悪循環と私たちの上に覆いかぶさるうつの雲から私たちを解放してくれ，人生におけるストレスと緊張からの避難所や隠れ場所を提供してくれるとさえ感じられる可能性があります。

　すでに述べたように，作業モードとその思考パターンは，存在モードの経験的な性質を霞ませてしまう傾向があります。ですから，マインドフルネスの訓練は「展開していく人生の直接的な体験と瞬間ごとに接していく」という実践を多く含むのです。身体はこの新しい方法を開拓し始めるのに素晴らしい場所です。生の身体の感覚は純粋に物理的なもので，新しく，より直接的，経験的，感覚的に知る方法を発展させるための理想的基盤となります。

　どのような瞬間でも，どのような状況下でも，身体の経験にマインドフルネスをもたらすことができます。まさに今ここに座ったまま，すぐ，次の単純な実験を通じてマインドフルネスになる経験をスタートすることもできるのです。

　身体の一部分を選択して，それについて少しの間考えましょう。
　例えば両手に焦点を合わせて，実際に目では見ずに，両手について考えてみましょう。普通，手について考える際，私たちが心の中に抱くイメージは通常自分の目に映る形であり，私たちが頭の中の観察者であるかのようです。手がどこにあり，どういう外見かを知ってはいますが，実際の手そのものとは少し離れてしまっています。あなたは手について

色々な思考を持っていると気がつくかもしれません。自分の手の形が好きかもしれませんし，嫌いかもしれません。自分の手や指を友人と比べるとどうであるかを考えているかもしれませんし，手や指から「年を取ったなぁ」と考えているかもしれません。

けれども，異なる方法で自分の手にアプローチしたらどうでしょう？

手のマインドフルな気づき

この瞬間に手がどの位置にあったとしても，目で見ることなしに，あなたの手そのものへとできるだけ注意を向けましょう。

椅子に座って，中から外まで，骨から肌そのもの，そして爪のところまで，手が「気づき」で満ちるようにしましょう。指先と指のありとあらゆる感覚に対して，気づきの中でオープンになりましょう。指の間や周囲の空気を感じ，手の甲や手の平，親指，手首にどんな感じがあるのか感じ取りましょう。手が何かと接触するところではどこでも，その感触にオープンになりましょう。例えば，ひざの上に手をのせているのなら，ひざとの触感，あるいは椅子やクッションとの触感です。何であれ，そこにあるものの触感と温度，すなわち硬さや柔らかさと冷たさや温かさの感覚に注意しましょう。

ここで，座っている椅子へと手を動かしましょう。とても軽く，指先で椅子の側面をそっと触って，指の感覚への気づきを維持するのです。次に，椅子の側面をつかみ，つかんでいる場所の身体の感覚に注意を払いましょう。指と手に気づきをもたらして，椅子との接触，つかんでいる部分での指の圧力を直接的に感じ，指と椅子の間の実際の接触を，気づきと共に探ってみましょう。筋肉の固さを感じましょう。冷たさの感覚やひりひりする感覚，そして他の感覚の変化も感じられるでしょう。それから力を抜いて，手への気づきは維持しつつ，感覚に変化があった

のか確認し，たった今，手には何が起こっているのか感じられるように，少しの間待ってみましょう。

　このささやかな練習から，手について考えることと手を直接的に感じることの差異に何かしら気がつきましたか？　直接的に感じることの特徴のひとつは，手から来るフィーリングは「手の形」ではないかもしれないということです。手を異なる感覚——圧力，温かさや冷たさ，ひりひり感や麻痺した感じ——のパターンとして経験するだけかもしれないのです。

　身体について考えることと，身体の感覚を直接経験することの区分は，決定的に重要です。しばしば私たちは，頭の中にある，そびえ立った要塞から見ているかのようにして身体を見ています。身体を（物理的にも比喩的にも）見下ろして，「ああ，そうそう，あそこにちょっと痛みがあるし，あそこには痒みがある——何とかしなくては」などと考えるのです。けれども，別の可能性もあるのです。心をまさに身体の中に持ち込んで，気づきと共に身体全体の中に住まうことを学習できるのです。

私たちは直接の身体的体験から何を学べるか？

　前述の実験でのナンシーの経験を見てみましょう。エクササイズの最初の部分で，ナンシーは自分の手がどのように見えるか，簡単に思い描くことができました。最近，自分がいかに擦り切れて見えるのかと考えることが多く，手もくたびれて年をとって見えてきたと気づいていたのです。手について考えると思い出が蘇りました。彼女は母親の手，彼女の子ども時代にはたくましく強力だった手，何年も後，彼女が母親の面倒をみるようになったときの老いて弱々しい手を思い出しました。それは20年前のことでした。今やナンシー自身が老いた手の主となり，人

生が知らぬ間に過ぎ去っていくと感じる番でした。この思考と記憶という，心の作業モードで知る方法，の大半を構成するものが，ナンシーを現在の経験からかなり引き離していました。

　実験の後半で，ナンシーは自分が手の感覚に直接注意を集中していることに気づきました。彼女は指のピリピリ感に気づき，はじめは血行に何か問題があるのではないかと考えましたが，感覚にただ焦点を合わせる状態へと戻ることができました。指のピリピリ感が治まったことに気づくと，今度は手が温かいと感じました――しかし，この温かさは絶対的なものではなく，感覚に注意を集中すると行ったり来たりしました。椅子に触ったときには金属の冷たさを感じ，つかんだときにはかすかな麻痺感がありました。手から伝わる感覚が自分でイメージする手の形をしているようには感じないことに気づいて，ナンシーはすっかり没頭していました――彼女にとって新しい経験だったのです。このエクササイズの最後に，彼女は自分の心がかなり集中していて，あまりさまよわなかったことを認識しました。身体を直接的に感じることに焦点を合わせたので，一時的に心のおしゃべりが弱まったように思われました。心の存在モードで直接的・経験的に知るということは，彼女が現在のありのままの経験に近いままでいられて，思考に押し流されてしまう可能性が低いことを意味していました。

　ナンシーが学んでいたことは何でしょう？　彼女は注意を払う方法，自分自身を知る方法には，異なるものがあると発見していたのです。通常のやり方で身体のことを考えたら，彼女の心は思考や概念やそれらに関する連想で満たされていたでしょう。今では，直接的に経験された感覚のパターンとして，身体のどの部分にでも焦点を合わせられるとわかったのでした。彼女は気づいていませんでしたが，この実験が展開するにつれて，心のモードを作業モードから存在モードへとシフトしていたのです。

　こうした心のモードのシフトは，慢性的不幸感と格闘してきた人々に

> 身体を直接感じることは、身体が直接的・経験的に発するメッセージの音量を上げて、心のおしゃべりの音量を下げるのです。

は特に重要です。ぱっと飛び込んできてコントロールを握ってしまう思考は、多くの場合ネガティブで自己批判的なものであり、私たちをうつへと引きずりおろしてしまうからです。心の作業モードによる、身体に関する思考の引力に屈することなく、十分な気づきをもって身体の中に存在するという経験は、私たちの身体との——そして人生との——関係を変化させます。大いに自由を与える解放的な変化です。

時間をかけて実践を積めば、私たちはこの「手にマインドフルネスをもたらす」という小さな実験を全身にまで拡大することができます。その過程で、あなたは「注意」の際立ったシフトを目にすることになるでしょう。それは人生のあまりに多くの部分を頭の中で生きてしまうのをやめて、身体全体に気づきを住まわせるようになるシフトです。マインドフルネスの訓練プログラムでは、「ボディスキャン」として知られている瞑想実践を通じて、このようなシフトを育み始めましょう。

ボディスキャン

ボディスキャンというのは、私たちがマインドフルネスプログラムの最初のセッションで導入する、横になった姿勢での瞑想です。少なくとも2週間は、テープやCDの指示に従って自宅で毎日、独力で実践するように求めるものです。ボディスキャンは自分の身体の各部位に順番に、直接的、系統的に注意を払うよう指導します。現在の瞬間において、身体により関心を向けて、親密で、友好的な関係を取るように促すのです。このように身体の多様な部位のすべてに注意をもたらすのは、ときには難しいことです。そのため、私たちは身体の各部位に気づきを「運ぶ」ために呼吸を使うのです。息が実際に身体中を動き、焦点を合

わせている身体の部位を直接的，経験的に感じること，知ることをもたらす，と想像したり感じたりするわけです。

　この本の付属 CD（トラック 1）のガイドを使って，すぐにこのエクササイズをやってみてもいいでしょう。すぐにはできないようでしたら，少し後でやってみましょう。

ボディスキャン瞑想法

1．暖かくて邪魔が入らない場所で，仰向けに横たわって楽にしましょう。マット，ラグ，床，ベッドの上でも構いません。目は軽く閉じましょう。

2．息の動きと身体の感覚に触れ合うため，少し時間を取りましょう。準備ができたら身体の感覚に，特に身体が床やベッドと触れているところの感触や圧力の感覚に気づきを運びましょう。息を吐くたび，マットやベッドに少し深く自分自身を沈みこませましょう。

3．適切な意図を持つために，これは眠りに入るのではなく，「気づきの状態に入る」時間であることを思い出しましょう。また，どのように展開しようとも，自分の経験を意識するというのが，ここでの要点であることも思い出してください。感じ方を変えるためでも，もっとリラックスしたり，落ち着いたりするためでもありません。この実践の意図は，順番に身体の各部位に系統的に注意を集める際にあなたが気づくことができる，ありとあらゆる感覚（あるいは感覚の欠如）に，気づきをもたらすことなのです。

4．ここで，腹部の感覚に気づきを運びましょう。息が身体に入ると

きと身体から出るときの、腹壁の感覚のパターンの変化に気づくのです。数分間行い、息を吸ったり吐いたりして、腹部が吸気と共に膨らみ、呼気と共にへこむときの感覚を感じましょう。

5. 腹部の感覚とつながりを持てたら、注意の焦点を左脚へ、左足の中へ、つま先までずっと下ろしていきましょう。順番にそれぞれの指に集中し、発見する感覚と共に、その性質を調査できるように、穏やかで興味をもった、愛情深い注意を向けましょう。足指の間の接触の感覚、うずき感、温かさ、もしかしたら麻痺感など、何であれ、そこにあるものに気づくのです。それが事実であるならば、全く感覚を感じなくてもよいのです。すべてが問題なし、なのです。実際、経験していることは何であってもいいのです。それが、「今、ここ」にあるのですから。

6. 今度は、息を吸うときに息が肺に入り、それから身体をずっと通過して、左脚を通り、左足のつま先にまで到達するのを感じたり、想像したりしてください。呼気では、息がつま先から足へ、さらに脚と胴体を通過して、鼻から出て行くのを感じたり、想像したりしてください。吸気のたびにつま先まで吸い込み、呼気のたびにつま先から吐き出し、できる限りこのようにして数回呼吸を続けます。これは、コツがつかみにくいかもしれません。遊び感覚のアプローチで、ベストをつくしながら、この「中へと呼吸する」ことを実践しましょう。

7. 次に、呼気と共につま先の力を抜いて、気づきを左足の一番下の感覚にもたらしましょう。足の裏、甲、かかとに、穏やかで探るような気づきをもたらす（例えば、かかとがマットやベッドと接触する場所での感覚に気づく）のです。ありとあらゆる感覚と「共に呼吸する」ようにしましょう。足の一番下の感覚を探求しながら、息にも注意するのです。

8. 足の他の部分にも，足首まで，足の一番上まで，骨や関節の中まで，気づきを拡張しましょう。それから，より深く意識して息を吸い，それを左足全体に向け，呼気で息が出て行くのにつれ，気づきの焦点を左脚の下部へ，順番にふくらはぎ，向こうずね，膝などに動かして，左足から完全に抜け出ましょう。

9. 身体のスキャンを続けて，順番に身体の各部位にしばらく留(とど)まりましょう。左の向こうずね，左膝，左大腿，そして右のつま先，それから足に足首，右脚下部，右ひざ，右大腿，それから骨盤付近へ……腿のつけ根，性器，お尻，腰骨の出っ張った辺り，背中の下部，そして腹部，背中の上部，胸と肩。それから手に動きます。通常は両手一緒に行います。最初は5本の指に，それから両手の平と甲，手首，腕の下部と肘，そして上腕，再び肩と脇の下に進み，首，顔（顎，口，唇，鼻，頬，耳，目，額），そして頭全体へと進みます。

10. 身体のある特定部位で緊張や強烈な感覚に気づいたら，そのような感覚へと「息を吸い込む」ことができます。その感覚に穏やかに気づきをもたらすため，吸気を使いましょう。そして，できるだけ，一息一息と共にその感覚を呼気に乗せて流し，解放しながら，その部位で何かが起こるのであれば，それを感じとりましょう。

11. 心がときどき呼吸や身体からさまよい離れるのは避けがたいことです。全く正常なのです。心とはそういうものです。さまよってしまったと気づいたときには，静かにそれを認めて，心がどこに出かけていたのかに注目し，それから焦点を合わせようと意図していた身体部位に穏やかに注意を戻しましょう。

12. こうして全身をスキャンした後，全体としての身体の感覚と身体

から自由に出入りして流れている呼吸の感覚に気づくために，数分を費やしましょう。

13. もし慢性的な睡眠不足状態にあるのでしたら，ボディスキャンは横になって行うので眠ってしまいやすいことを覚えておきましょう。自分が眠ってしまっていることに気づいたら，枕で頭を持ち上げたり，目を開けたり，横にならずに座って実践を行うとよいかもしれません。

リラックスのための瞑想法？

このボディスキャンの指示でわかるように，この実践の要は，ありのままの身体の状態に気づくことです。リラックス状態を達成することではありません。それでもしばしば，深いリラックス状態が出現します。あまりにリラックスするので，ときには眠ってしまいます。もし眠ってしまうと，私たちは多くの場合，起きていられなかった自分を責め，自己批判的な態度で苦悩をさらにこじらせてしまいます。その代わりに目を開けて実践したり，座ってやってみたり，または1日のうちの別の時間に実践するとどうなのかを確認してみるといいでしょう。また私たちは，眠気に対して優しい態度を取ることも可能です。そして存在モードで，眠気とはどういう感じなのかを探ってみましょう。このようにさまざまな方法で，私たちは徐々に，横になって瞑想法を実践している間にどれほどリラックスしても，またはしなくても，「気づき状態に入って」気づきを保つ方法を学んでいきます。

ジャンはボディスキャンでとてもリラックスしたので，浮かんでいるような身体感覚を感じました。彼女は語りました。

「最後には非常にリラックスしていたので，私の手足や胴体が実際は現実のものではなくなったかのようでした。とても奇妙に聞こえるかもしれないとわかっていますが，まるで浮き漂っているかのようで，素晴

らしかったのです。描写がとても難しいです。呼吸がずっと遅くなっていたと思います。心拍もはるかに遅くなっていたに違いありません。身体全体が何というか，完全にスローダウンしたのです」。

　ジャンはまた，心が思考で支配されていないレベルに入ったのは，大いなる安堵だったと話しました。ボディスキャンの間は，すべての精神的なゴタゴタから解放され，深い落ち着きが得られたと言うのです。

　リラックスしようと意識して努力しているわけではないのに，なぜボディスキャンでリラックスするのでしょうか。ボディスキャンは第4章で描写された呼吸瞑想法と似ていて，ある瞬間の経験全体のうちの相対的に狭い範囲に焦点を合わせるようにします。さらに時間をかけて，身体の注意の焦点をある点から別の点へと，系統的にシフトすることが求められます。このように時間をかけて修養することを通じ，心が安定し，結果的によりリラックスするのは予想できることでしょう。ジャンが「頭の中で生きていて」，作業モードの心で，思考によってただ間接的に自分の経験を知るのみであったのならば，真心をこめて注意を集中するのは非常に困難だったでしょう。思考そのものは儚くつかみどころのないもので，ほんの一瞬存在したかしないかのうちに次の連想や記憶を誘発し，私たちを一瞬前にいた場所からずっと遠くに運んでしまうのです。思考は，心が安定して冷静であるために必要となるような，焦点の安定性を提供するものではありません。対照的に，マインドフルネスを開拓していくと，身体のその部位における感覚の詳細へ注意を払うことで，瞬間瞬間にその注意を碇で固定する役割をしてくれるようになるのです。この注意の対象は，呼吸が身体を移動してその位置を変えても，常に鮮明でアクセス可能なものです。このように一度に1つのことに焦点を合わせられるようになったことで，ジャンは心の残りの部分も落ち着き，特に探し求めていたわけではないのに，落ち着きの感覚を経験したのです。

　同様に，第4章で紹介したマインドフルネスの「悪あがきをしない」

性質は，安らぎや落ち着きを育みます。気づいているという以外に行動指針はありません。どこに到達するでもなく，探し求めたり達成を試みたりする特別な状態はないのです。ボディスキャンを実践しているときに，どのような感覚に遭遇しようとも——麻痺感や感覚の欠如や，不愉快，あるいは苦痛な感覚かもしれません——何らかの形で無理に変えようとはせずに，あるがままにしておくのです。現実の事態と作業モードの心が望む姿とのギャップを埋めようとしないでおきます。その代わりにここにすでに存在し，思考を通じてではなく直接的に知覚して知ることができるものを，その瞬間瞬間に経験するだけにします。その存在の領域，気づきそのものの中に留まっていると言ってもいいでしょう。経験に対するこのような志向性が落ち着きを与えてくれるものだということは，想像に難くありません。

　ここまで述べておきながらも，ボディスキャンは心の古い習慣の始まりに力を貸すこともあるため，これをリラクセーション訓練の一形態ととらえる人々にはあまり助けにならないかもしれません。第4章の呼吸瞑想法と同じように，私たちは知らず知らずのうちに発見を期待に変えてしまい，リラクセーションをボディスキャンの目的・目標に変えてしまう破目に陥るかもしれないのです。「この落ち着きこそがすべてなのだ。これは私が目標に達したという意味だ」という具合に。

　これはまさにジャンが経験したことでした。彼女は非常にリラックスし，浮き漂っているかのようで，素晴らしい感じでした。「ところが，2日後だったと思いますが，私は再びそんなふうに自分自身がゆったりと漂っているように感じられました。ああ，またこうなった，と思ったのを覚えています。これは素晴らしい，と。そして，そのように考えるや否や，その感じを失い始めたとわかったので，いやだ，もう一度ああいうふうになりたいんだ，と考えたのです。それでひどくがっかりしました。このCDを2，3回，聞いたときに，ああ素晴らしい，またこんなふうに感じられるといいな，と自分自身があらかじめ考えているのに気

づいたのです。結果的にはそうならなかったのですが」。

ジャンはリラクセーションの状態を経験したくてたまらず，そのためにチャンスを逃していたのでした。一掴みの乾いた砂をあまりに強く握り締めたので，指の間からすり抜けてしまう場合のように。それでは，ジャンや私たちは，この時点で何ができるのでしょうか。

もしもボディスキャンによって安らぎ，落ち着けると感じるのであれば，そのようなフィーリングにただ心の存在モードで体験的に気づけばいいのです。フィーリングを体験するということは，それはやって来ては去って行くものだと理解することです。発生しては過ぎ去るものなのです。大切なのは，ここに存在するということです。心地よかろうと，不愉快であろうと，中立的なものであろうと，ほとんど気づかないようなものであろうと，あるがままに直接的に気づくことが大切なのです。

次第に，ボディスキャンで発生している何物に対してでも，このように対応することの力を自分自身で発見していきます。これは深遠な洞察の基盤です。心地よいフィーリングを獲得しようという努力を止めると，そのようなフィーリングが自然と起こる可能性が高まるのです。この洞察に並んで，別の深遠なる教訓も手に入るでしょう。私たちは自分自身の深奥に安らぎと幸福を経験する能力をすでに有しているのです。これまで述べたように，それに値するために十分な点数を稼がねばならないわけでも，別のどこかで狩り求めねばならないわけでもありません。自分自身のやり方を巧みに打破する方法を学ぶ必要があるだけなのです。そうすれば，私たちの内部にある安らぎと幸福の深い貯水池が姿を見せてくれるので，それにもっと簡単に手が届くようになるのです。人生の大半，不幸感と「戦って」きた人々にとっては，これはとてつもなく解放的な変化でしょう。

> 強制的に手に入れようともがくのをやめると，
> 　　心地よいフィーリングはもっと自然に現れやすくなります。
> 不愉快なフィーリングに抵抗してじたばたするのをやめると，
> 　　ひとりでに漂い去って行くのがわかるかもしれません。
> 何かが起こるようにと強制するのをやめると，
> 　　新鮮で予期していなかった経験の世界が
> 　　丸ごと私たちの手に入るかもしれません。

　ボディスキャンとすべてのマインドフルネス実践は，私たちの期待感をできる限り手放してしまうように誘います。期待感は目標になりうるので，この瞬間にしている経験を邪魔するばかりなのです。けれども，ジャンがそうであったように，自分が期待感を膨らませていることに気づくと，私たちがどれほど無防備に経験のうちのいくつかの側面を固定化した「目標」に変えてしまうかを理解できるでしょう。これは重要な教訓です。作業モードにシフトするときに，それに気づくことは役に立ちます。定期的にボディスキャンでマインドフルネスを開拓して，ジャンはこのパターンを認識し始め，気がつくと心の作業モードが行う，その悪戯に微笑んでいたのでした。

心がさまよう：作業モードを認識する別のチャンス

　心の最も有用な機能のひとつは，私たちにとって重要な目標が散乱してしまわないように，未完成のことを思い出させ続けることです。このちょっとした備忘システムのおかげで，私たちは決定的に大切な締め切りに遅れずにすみますし，自分にとって大切な，壊れた友情を修復できるのです。しかしこの機能は，ローレンがボディスキャンの実践中に発見したように，私たちが必要としないときでも責務を果たそうと自主活

動に出る傾向があります。

　ローレンの家族には非常に多くのことが起きていました。彼女の高齢の義父フィルは，最近転んで腰骨を骨折してしまい，彼の家族は皆がフルタイムで働いていたので，よいケアをする方法を編み出すのに大変な努力が必要だったのです。心がさまよってしまったことに気づいたとき，ローレンは腰の感覚に注目していました。

　「最初は腰を感じていました」と彼女は言いました。「それから，その形について考えて，生物学の教科書の腰の図を思い出していることに気づいたのです。そして義父の折れた腰骨を思い出して――入院している義父のことを考え始めたのです」。

　ローレンの心の漂流の第一歩は比較的ささやかなものであったことが見て取れます。腰における直接的な感覚から，腰について考えることへ――経験を通じて知ることから，考えを通じて知ることへ――と焦点を移動したのです。

　そしてひとたびこのパンドラの箱が開かれると，あらゆる連想，記憶，作業モードの心の他のゴタゴタが表面に押し寄せてきて，ローレンをその焦点からどんどん遠くに連れて行ってしまいました。最初は彼女の過去を連想し，そして義父，そこから病院のベッドに横たわっている義父の姿へ。しかし彼女の心のうねりはそこで終わりませんでした。

　「それで，夫の姉妹のことを考えました。彼女は義父の世話をするために仕事を休むと言ったのですが，口だけだったのです。それから厄介な電話のことを思い出していました。別の家族が，どうにも親の面倒はみられないと言ったのです」。

　身体における物理的な感覚刺激という焦点からひとたび逸れると，ローレンの注意は義父の介護の問題や家族の未解決な問題へと移行していました。彼女はある段階で（いつだったのかはよくわかりません），数分間眠りもしました。

　はじめのうちローレンは心がさまよい続けると腹を立てました。しか

し，およそ2週間ボディスキャンを実践した後，自分の中で何かが変わっていることに気づいたのです。「以前は」と彼女は語りました。「興奮状態に陥って，心の中でヤカンだの鍋だのをそこら中に投げまくったものでした。もちろん心の中で，ですよ。考えに考えてしまうのです。そうよ，誰も気にもかけていないんだわ。お義父さんをどうしたらいいか，どう世話したらよいのか，わかっているのは私だけなのだし，ゲイル（姉妹）が手伝えないと言うのなら，引っ込んでいてくれればいいのよ。そう，心の中で私が投げているヤカンや鍋は，私を傷つけるばかりでした。投げられているそれらを他の誰も見ないのですから。今では，自分の身体の中のストレスを感じられますが，そこから逃げ出しもしませんし，動揺しているという事実に関して動揺もしません」。

ローレンは心がさまよい外れてしまったとき，自分自身を叱るよりも，その事実を認めて自分自身にただ微笑みを投げかけ，気づきを向けていた場所へと穏やかに戻してやるほうが効果的で適切だと発見したのです。そのうえ，感覚刺激のレベルに戻ることは，過剰反応をすることなく，生活の中のストレスに触れ合い，「感じる」ようにさせてくれたと言いました。

悪い瞑想などというものはない

ボディスキャンに伴うリラクセーションや落ち着きを期待するにせよ，心の漂流を許した自分自身を叱責する傾向があるにせよ，瞑想に目標を付与してしまい，ある特定のセッションを「いい」，「悪い」，あるいは「うまくいった」，「うまくいかなかった」と考えるのはありがちなことです。不愉快な感情に対して抱く嫌悪感のせいで，忍耐が続かないように感じたり，落ち着かない，不快である，痒い，イライラする，寒い，暑い，痛いなどと感じてしまった場合には，「悪い」瞑想をしたと言いたい誘惑にかられます。こうしたとき，明らかに瞑想は「効果」がなく，二度と再びボディスキャンなどしたくないと思うかもしれませ

ん。何かがおかしかったのです。私たちはCDや指導者やこの方法を責めるかもしれませんし，自分自身を失敗者とみなすかもしれません。この間に他の人々はボディスキャンで素晴らしい経験をしていると想像すると，自分は失敗しているといっそう考える原因にもなってしまうでしょう。

　どのような経験であろうとも，自分の経験に対してマインドフルである限りは，瞑想で失敗するなどということはありません。実際，まさにこれこそがボディスキャンが強力である理由です。ボディスキャンは強い感情や思考，感覚が存在していても，直接的に経験から知ることで，心が存在モードに落ち着いたり，存在モードに戻ったりするチャンスを繰り返し授けてくれます。他のすべての瞑想実践法と同じように，ボディスキャンは，私たち自身の学習と成長の──先入観や不幸感の出口のないサイクルにはまらないように学び，自分自身とより親密で快適な間柄になれるように成長する──ための，実験室になります。ボディスキャンで瞬間瞬間に出てくる物事は，心地よく見えようとも，不愉快あるいは中立的なものに見えようとも，すべてが私たちの先生となって，この学習と成長を助成してくれるのです。

　物事がこの瞬間のあるがままの姿とは異なっていてほしいと望むと，苦しみと精神的苦悩が生じてきます。ボディスキャンは，私たちをこの苦悩から解放するのが目的です。人生そのものにおいてと同様に，ボディスキャンでは落ち着いて──あるいは目覚めて・安らかに・喜びに満たされて──感じたいという願望を手放せば，私たちはずっと強くて自由な位置にいることができ，その代わりに何であれ，今現在感じていることとの共存を学べるのです。

　これは，身体のある部位に緊張や落ち着きのなさを認識したとき，そ

> 現在の瞬間に展開していることにマインドフルに気づいて，はっきりと見ていれば，「いい」瞑想や「悪い」瞑想などというものはありません。

のようなストレスを感じている理由について，心の中で熱弁をふるう代わりに，そのままにしておくという意味になるかもしれません。

　全般的な疲労感に気づいても，元気を出して先に進まなくては，と自らに説教して自分自身を消耗しない，ということを意味するかもしれません。

　何層もの気分変動，緊張，苛立ちの下に安らぎや喜びの微かな光を感じたときに，その輝きを表面に引っ張り出そうと必死になって掘り起こし，この瞬間にその光が優勢になるように要求するのではなく，ただその存在を知るに留めるという意味かもしれません。

朝のマインドフルな目覚め

　さて，それではスタート地点に戻りましょう。朝，目覚めて不愉快な重さや倦怠感を感じるというところです。私たちの多くにとって，このフィーリングはかなり厄介なものです。もちろん，このようなフィーリングは経験しないですませたいものです。けれども，ここでこそ，ボディスキャンの実践が真の効果を発揮しうるのです。数日間ボディスキャンを実践しただけでも，「そうであってほしい」身体ではなくて，「あるがままの姿の」身体に向き合えるようになってきているでしょう。

　ボディスキャンを実践し，新鮮な視点から物事にアプローチする可能性を発見すると，長いボディスキャンを行う時間がないときでさえも，あらゆるときにこのアプローチが応用可能となります。

なぜボディスキャンを続けるのでしょうか？

　私たちのマインドフルネス訓練プログラムでは，ボディスキャンがとても重視されています。このプログラムに参加する人々が，あまり即効性

を感じない場合もよくあるのですが，少なくとも最初の２週間は，この実践に週６日，１日に 45 分間を費やします。この実践を継続するのに四苦八苦するというのであれば，私たちの訓練プログラムに出席している人々に私たちが与えている助言に従ってみてください。ただベストをつくして実行し，「うまくいっている」と考えても考えなくても，そのプロセスを止めないでください。続けさえすれば，この実践はそれ自体が最終的に新たなる可能性を見せてくれます。なぜでしょう。

- ❖ ボディスキャンは，新しい「経験的に知る」方法を開拓するための素晴らしい舞台を提供してくれる。
- ❖ ボディスキャンは，私たちの身体と再び連結するチャンスを与えてくれる。このことは感情の経験や表現で重要な役割を果たす。
- ❖ 身体感覚と思考の間のつながりは，反芻(はんすう)と不幸感のサイクルを持続してしまうが，身体感覚についてのマインドフルな気づきは，このつながりを分断してくれる。
- ❖ ボディスキャンは，私たちの身体のある部分に強烈に不愉快な感覚があっても，賢く，心をオープンにして注意をそこに当てること――後に私たちの人生の他の側面にも一般化できる技能――を教えてくれる。

こう考えると，「幸福」と「望ましい状態」というものに，自分で課してしまっている制限的な拘束から解放される可能性が見えてきます。

　それでは，気づきを向けることで，私たちはその状況に対してどのように違うアプローチを取ることができるのでしょうか。悪循環となりうるものに対する警戒信号を早期に認識できるようになって，心の存在モードに留まる実践を開始できるのです。身体感覚に直接注意を集中し

て，そのあるがままの姿の気づきの中に落ち着くことができます。こうすれば，回避しようと試みたり，それについて考えることで悪化させてしまったりすることなしに，不快な感覚と共に存在できるのです。ボディスキャンの実践の最初の段階でも，この「作業モードの心に代わるもの」は，朝一番のうんざりした気分のような，日常における一般的でありふれたことにインパクトを与えることでしょう。あの重い感覚はネガティブ思考によって大幅に増幅されています。けれども，同じ状況下でのマインドフルネス――無理に変えようと試みずに，身体の感覚自体に穏やかで共感的な気づきをもたらし，作業モードでのそれに関する思考，または私たち自身についての思考，さらにはあらゆることに関しての思考を捨てること――は，大いにエネルギーを与えてくれることでしょう。

　ある程度ボディスキャンの経験を積めば，私たちはこの種の気づきを瞬間的に役立てることができます。ベッドを出る前に，一息吸って一息吐く間にボディスキャンすることさえ可能になり，あるいは5分間ほど，またはたった1，2分でも身体全体で呼吸できるでしょう。

　これであなたの1日が違ってくるかもしれません。

第Ⅲ部

不幸感を受容する

第6章 フィーリングとの再連結：
私たちの好きなもの，好きではないもの，そして持っていることを知らずにいるもの

　ジョンが車で仕事から帰宅する途中，前にいたトラックがバックして来て，彼の車にぶつかりました。それほど大きなダメージはありませんでしたが，保険会社に電話する必要があるとは思いました。さらに悪いことには，トラックの運転手は自分がバックしたことを否定していました。ジョンのほうが後ろからぶつかってきたのだと言ったのです。ジョンは内心とても激怒して帰宅しました。彼の顔は緊張して紅潮し，血圧も上がり，しかめっ面をしていました。家に着くと椅子にどさっと座り込み，車のことは明日まで心配しないと決めました。すると，気分がいくらかよくなりました。そこで彼は郵便物を手に取りましたが，最初の手紙は銀行からのもので，年金の支払いに関する用件を話し合うために電話してほしいというものでした。ジョンは椅子から立ち上がり，テーブルを強く殴って，家から荒々しく飛び出しました。

　後に妻とその件を話し合ってからやっと，車の事故に対する自分の張りつめた感じが罪もない手紙への反応にまで影響したのだと，ジョンにもわかりました。妻と家族は一見してジョンがピリピリしているのがわかったと言いました。全身が硬直していて，姿勢はうんざりしている人のそれでした。ジョン自身は，自分がそれほど悪い気分でいることにまだ気づいていなかったのです。妻が彼に気分がよくなったかと尋ねたとき，彼は驚き，事故についても手紙についても，何のフィーリングも残っていないと言いました。彼はどちらもすぐに去っていく面倒事とし

て片づけ，大丈夫だと言って微笑みました。しかしその微笑は硬直していて，妻にはしかめっ面にしか見えませんでした。

　ジョンは彼の身体が発信している信号を完全に無視し，絶縁していました——この一件に限らず，普段からそうだったのです。結果的に，彼は自分のあらゆる感情反応にあまり気づいていませんでした——少なくとも彼の気分を螺旋(らせん)の下方に向かって引きこみ始めるまでは。その頃には，対処すべき行動を起こすには遅すぎていました。銀行からの手紙への過剰な反応は，トラック運転手とのやり取りの後にも消えずにいた緊張状態が招いた結果でした。彼の心の状態は，警告を発するほどにまで身体と感情にコントロールされていました。ジョンには「気づき」が欠如していたのです。第2章と第5章で見たように，私たちの身体状態は心に重要な情報を提供します。それに気づかずにいると，私たちの判断，思考，フィーリングに強力な影響を与える可能性があります。例えば，しかめっ面は経験をよりネガティブに価値判断させるよう働きかけます。ジョンの硬直した身体としかめっ面は，フラストレーションを焚きつけて，それが銀行の手紙への過剰反応をもたらしたのです。

　彼は自分の望まないフィーリングを避けようと努力しており，その努力の直接的結果として，自分の感情的反応と身体的反応に，まるで気づくことができなかったのです。

私たちが耳を貸さない理由

　第2章で論じたように，過去に苦痛な気分やフィーリングを経験していると，感情を敵視してしまうのは理解できます。私たちは不幸感が脅威であるかのように反応し，それに応えて脳の回避システムの引き金が引かれます。すると，好奇心，専念，善意のような接近に関係する行動を鈍らせることになるばかりではなく，心は心自身が作り出したものさえも避けるように駆り立てられます。塀で囲い込み，抑制し，麻痺させ

て排除し，あるいは何らかの方法で，実際にそこにあるのにまるで存在しないかのようなふりをするのです。その結果，私たちはネガティブまたは不快なフィーリングから切り離されてしまうばかりか，ポジティブであれネガティブであれ，何かを感じる能力が弱まってしまう可能性があります。不幸感をうまく扱うには不利な条件を自らに与えて，「どういうわけか自分が生きているという充実した経験をもてないでいるけれども，正確にはその理由がわからない」という感覚を強めてしまうのです。

　このような自分自身の感情，思考，フィーリング，身体感覚を避けようという試みは，経験の回避と呼ばれています。驚くまでもなく，これは習慣化することがあります。あまりに不愉快な放送を頻繁に流し続ける放送局があれば，私たちは聞くのを止めるでしょう。不愉快なフィーリングや身体感覚が送られてくる場合も同じことです。しかし，あるフィーリングが実際にはここにないかのようなふりをするのは，高速道路を走行中に車のエンジンが妙な音を立てているのを聞きつけながらも，それを聞くまいとしてカーラジオの音量を上げるようなものです。それは確かにエンジンの不調音をかき消すには効果的でしょうが，その先10マイル走ったところでエンジンが動かなくなるのを防止するには効果的とは言えません。心理学者のスティーヴ・ヘイズたち[注40]は100件以上もの調査研究を検討して，多くの感情的な障害は感情から逃避し回避しようという不健全な努力の結果——すなわち，経験の回避の結果——であると結論づけました。感情的経験の重要部分でもある身体感覚，思考，フィーリングを囲い込んでしまおうと試みるのなら，心理的に私たちの精神の「エンジン」もエンストしてしまう可能性が高いのです！

　長い目で見ると，経験を回避することは，望まない不愉快なフィーリングの対処方法としては適切な方法とは言えません。私たち自身は気づかないかもしれませんが，不愉快なフィーリングは依然として私たちと

共にあり，一過性の不愉快なフィーリングを執拗な苦しみへと変えてしまうような，習慣的反応を誘発するのです。私たちが気づいていなければ，不愉快なフィーリングは不幸感をひたすらに永続化させるようなやり方で，直接的あるいは間接的に私たちの態度や判断に影響するのです。私たちが気づいていなければ，です。ここが問題です。「耳を貸さない」ことが習慣化したとき，どうしたら圧倒されずに「傾聴を再開」する方法を学べるでしょうか。私たちの内的経験のある側面が役立つことを知っておくと役に立ちます。私たちはこれを「内なるバロメーター」と呼びます。

内なるバロメーター

　新しい住居を探しているとき，私たちは多くの場合，自分が住む可能性のある場所を訪ねて何時間も費やします。まさにこれぞ，と思われる一戸建てかマンションを見つけたことはありますか？──必要な数の部屋があり，十分すぎるほどの面積で，整った設備があり，近隣の環境も素晴らしい──実際に行ってみるまでは。いざドアを開けて中に入るなり，ここは自分の場所ではないとわかります。理由を語ることはできないかもしれません。これは直感に過ぎないのです。確かに意識はしているのですが──はっきりと気づいてはいるのです──それを言葉で言い表すことはできません。状況を直感的に感じとり，それを意識レベルで解読したものに過ぎないのです。これはとても強力で，できるだけ速やかに外に出たいと感じることさえあります。

　私たちのフィーリングには多くの次元があるでしょうが，そのすべてを下から支えているのは心の中の単純な秤であって，これは経験を「ポジティブ」，「中立的」，「ネガティブ」として登録するだけなのです。まるでこの能力は内なるバロメーターとして機能するかのようです。本物の気圧計(バロメーター)が大気圧を連続解析して情報を提供するように，この内なるバロメーターは瞬間ごとの私たちの経験の「内的大気圧」の解析を提供す

るのです。けれども，天気についての情報を得るために気圧計を読む必要があるのと同じように，瞬間ごとに自分は本当は何を感じているのかにもっと気づくようになると，この内なるバロメーターを読む（必要であれば，読み方を学ぶ）ことが必要になるでしょう。こうすると，特に非常に厳しい状況において，私たちがより適切に，より心のバランスを維持しながら行動できる可能性が出てきます。

> 私たちの心の中にある秤は，経験を「心地よい」，「不愉快」，「中立的」として登録します。この内なる能力はとても速やかに働くシステムです。私たちがそれを読み取るとき，私たちは反射的に嫌悪対象から離れ，次にくるのが反芻です。

これは，遭遇する物体，人物，あるいは出来事への反応連鎖に，もっと近づいてよく見ることを学習することで可能となります。そうすれば，心地よい，不愉快，あるいは中立的という経験についての本能的感覚が私たちにあることを発見するでしょう。ある経験が心地よいと登録されれば，反応の連鎖は一方向に進む傾向があり，最後にはその経験をもっと延ばしたいと望んでいることに気づくかもしれません。ある経験が不愉快だと登録されると，反応の連鎖は別方向に段々滝のように流れ落ち，終いにはそれが消えて欲しいとか，それから逃避したいと望んでいることに気づくかもしれません。たいてい，これはほとんど自動的に起こり，意識の表面下で進行します。

　私たちが特定の瞬間や状況への反応連鎖に意識を向けることを実際に実践するならば，そのたびごとに，2つのものの間の強い連結を分断するよいチャンスを手に入れます。この2つのものとは今述べた基本的な「本能レベルのフィーリング」と，直後に続いて起こる完全に自動的でまた大半は無意識に起こる反応，特に私たちが嫌悪と描写してきたような反応です。「不愉快さ」はあらゆるネガティブな感情——悲しみ，怒り，反感，不安——に共通で基盤にあるもので，意識に浮上してくる際

にそれがどのような形態を取っても，苦痛を与えるあらゆる感情に対して，共通の「早期警告システム」を展開していくことがあります。内なるバロメーターを非常に繊細に読み取ることで，以前にはふるい落としていた不愉快なフィーリングも，実際に発生しているときにそれとわかるでしょう。それに気づくことで私たちの心への影響は弱まり，嫌悪が起きたり，あるいはそれが長続きして，うつの螺旋へ落ちてしまう可能性が高まることがないように反応することが可能になるのです。

この早期警告システムに耳を傾ける最も信頼度の高い方法は，どういうものでしょうか。私たちは第5章でヒントを出しました。ある方法で身体に気づきをもたらすことで，私たちは自分自身の内なるバロメーターを発見し，賢く活用できるのです。

新たな可能性を開く

身体に気づきをもたらすことができるようになるためには，あらゆる瞬間の直感的評価を，直接的に，即座に知ることができるように，身体の感覚とフィーリングに波長を合わせる効果的な方法を必要とします[41]。そうすれば，習慣的で自動的な感情反応よりも効果的なやり方で，ある特定の状況に対応するチャンスが与えられるでしょう。

例えば，ある記憶が心をよぎって突然悲しくなる，あるいは不幸せに感じるならば，その記憶のどの面がその感情を誘発したのかを知る必要はないかもしれません。記憶そのもの，あるいはそれが喚起する感情は「不愉快」として登録され，続いて起こる連鎖反応を焚きつけるのは，この不愉快だという本能的感覚なのです。これは，かつてはうつの螺旋に下降する始まりであったかもしれませんが，ここへ落ちてゆく必要はないのです。私たちは反応の段々滝を一連の選択ポイントに変容できるからです。

ある出来事（悲しいフィーリングなど）を「不愉快」と認定すること

への反応として嫌悪が生じてくるのに気づく瞬間が，決定的な瞬間となります。これはマインドフルネスが新たな可能性を切り開く重大な瞬間です。ひとつには，不幸感に付随する身体の感覚に友好的で価値判断的でない気づきを寄り添わせることで，感覚とフィーリング自体の中に含意された情報をより賢く即座に活用できるのです。最終的には，身体の中に感じる不幸感そのものにマインドフルに対応する方法を発見するでしょう。この方法は，不幸感がその場で溶けてなくなるか，徐々に独自のペースで消えさる可能性を大幅に増やすのです。

　そろそろ，直接感じた身体経験に気づきを用いると，これまで習慣的に避けていたかもしれない感情と再連結できるとわかってきたことでしょう。私たちの多くにとって，初めのうちは，経験の中にある「不愉快な」性質の最初の知覚と，嫌悪というその下流にある反応を区別することは難しいかもしれません。これらは融合し一体となって経験される可能性が高いからです。私たちはどんなときでも一度に一歩ずつ進めばよいのですから，これは必ずしも問題ではありません。第一に，身体のどこかに感じる収縮感として，フィーリングと嫌悪感とが「融合した」アンサンブル全体に気づくでしょう。これは，それ自体がいささか不愉快に感じられるようなものです。第二に，感覚のレベルでこの収縮感を認識して，それに慣れてきたら，「フィーリング−嫌悪」のアンサンブルをよりはっきりと見抜き始めるでしょう。これは大きな前進です。それから，身体への気づきの精錬に特に焦点を合わせた瞑想（ボディスキャンや本章で描写されている実践）を行うことで，嫌悪を誘発する前に，フィーリングの中にある不愉快な性質を探知しやすくなるでしょう。最後に，少しずつ，2つは別物であると気づき始めるでしょう——つまり不愉快さがはじめに登録され，それから嫌悪の「ここから逃げさせて」という反応が続くのです。そしてこれもまた不愉快だと登録され，このサイクルが継続するのです。

　最も気づきやすい身体における嫌悪表現は，肩や背中の下方の収縮

感，額の硬直，顎のかみ締め，腹部の硬直であることを知っておくと役に立ちます。虎から逃げようとしていたとしても，自分のフィーリングから逃げようとしていたとしても，私たちにはこういった闘争－逃避反応があります。しかし本章の冒頭で挙げたジョンの場合のように，虎が自分の内部にいて，その場から立ち退かせるはっきりした計画もないままかなり長期にわたって共存してきたときには，しばしばこうした嫌悪の生理的反応に気づかなくなってしまうのです。

　それではこのような「アンサンブル」，つまり心のバロメーターによる「不愉快」という最初の読み取りと，それに続く習慣的反応の段々滝との融合を示す身体感覚に，どのようにしたらもっと気づくようになれるでしょうか。実は，すでにそれを始めています。ボディスキャンを試すたびに，無限のチャンスがあるからです（第5章を参照）。私たちは瞬間ごとに，不愉快なフィーリングあるいは心地よいフィーリングと，そのフィーリングが身体感覚として直接的に具現化されたものに気づくことができるのでしょうか？　実践を積むうちに，身体の特定の部位に現れたフィーリングばかりではなく，身体全体の感覚に表現されたフィーリングにも自然と親しむようになります。毎回のボディスキャンの最後にそうしているように。

　本章のエクササイズは，経験に対する直感的評価の全領域（心地よい，不愉快，中立的）および，この評価が身体でどう表されるかということを見極める能力を拡大し深めるのに役立ちます。これには統一された総合としての身体についての気づきや，この気づきが自分の内なるバロメーターを読むのに非常によく役立って，自分の内部の風向きを知ることができるという事実にいっそうなじみ，より快適に感じられることも含まれるでしょう。けれども私たちは，いくつかの問題を検討せねばなりません。まず，私たちの気づきと基盤にある動機の質に関しての問題があります。そして本章で記述されている実践だけでなく，私たちが展開している全てのマインドフルネス実践での「動機」の重要性につい

ての問題もあります。

迷路の中のねずみ

あなたは子どもの頃に，パズルの本をもらったことがありますか。その本の中には，点を繋いでいくパズルや間違い探しがあったことでしょう。私たちの面倒をみていた保護者や幼稚園の先生などはきっと，私たちが点を繋いだり絵の中の間違いさがしをするには長く静かな時間が必要なので，その間はおとなしくしてくれると期待したことでしょう。迷路を解くときなどには，そのページから鉛筆を放すことなく出口までの線を引くというのが，私たちの課題でした。

何年か前，ある心理学者が大学生を被験者として非常に興味深い実験を行い，その際に迷路パズルを使用しました[注42)]。これはねずみが迷路に閉じ込められている絵が示されていて，課題は，そのねずみが出口を探すのを手伝うというものでした。課題には2つの異なる版がありました。1つはポジティブで接近志向，もう一方はネガティブで回避志向のものでした。ポジティブな条件では，迷路のゴールにご褒美のチーズが置かれていました。ネガティブな条件では，迷路の構造は全く同じですが，ゴールにはチーズはなく，その代わりにフクロウが迷路の上を飛んでいて，今にも急降下してねずみを捕まえようと構えていたのです。

迷路自体は完成するのに2分もかからない簡単なものでしたし，実験に参加した大学生は全員が迷路を出られました。しかし，2つの版の迷路で作業をした後作用（後に現れた結果）の対照性は目を見張るものでした。参加者がその後で創造性の検査を受けたとき，フクロウがいる条件下でねずみを出口に誘導した学生たちは，チーズがある条件下でねずみを出口に誘導した学生たちよりも，50％も低いスコアを出したのです。フクロウに注意することで引き起こされた心の状態が，事態の悪化への用心，回避，警戒の感覚を残すという結果につながったのです。こ

> フィーリングに対する好意や温かな好奇心があれば，私たちは人生の瞬間ごとにおける経験すべてをより深く知ることができます。

の心の状態が，次の課題に向かったときに創造性を弱め，選択肢を狭め，学生の柔軟性を減少させたのです。

この実験は私たちに非常に重要なことを教えてくれます。同じ行為（単純な迷路パズルを解くような些細なことでさえ）が，何か歓迎するものに向かうために（脳の接近システムを活性化して）行われるか，何かネガティブなものを避けるために（脳の回避システムを活性化して）行われるかによって，異なる結末につながるのです。迷路の実験では，絵に描いたフクロウという取るに足らないもので嫌悪が誘発されました。結果，探求的・創造的行動を減じることにつながったのです。これは，回避システムが，絵のような純粋に象徴的な脅威で誘発されたときでさえ，私たちの生活の焦点を狭く縮めてしまうという明らかな証拠です。さらにこの実験は，実践でマインドフルネスを開拓する際に導入される「動機」の種類が決定的に重要であることを指摘しています。もし身体的経験への注意に，興味，好奇心，暖かさ，善意のような接近の性質を注ぎ込めれば，瞬間ごとの感覚刺激やフィーリングとより深く接触できるだけでなく，嫌悪や回避の影響が存在したとしても直接反撃できるのです。私たちがやり方を学んでいる多くのことでそうであるように，健全で優しい意図と動機の開拓は，特定のやり方で注意を集中する方法の習得と並んで瞑想実践の一部になっているのです。

マインドフル・ヨガ*

＊マインドフルな動きを実践するにあたり，動きを制限するような身体的問題を抱えているのであれば，決して無理をせずに，医師や理学療法士に相談するなど特別の注意をしてください（302ページも参照）。

以下の実践では，ボディスキャンで開始した身体への気づきを精錬する作業をさらに進めていきます。これは10分間連続して行う穏やかな立位ヨガ・ストレッチを実施する際に，身体に発生する広範囲の感覚やフィーリングの全域に注意を当てるものです。付属CDの指導に従って（トラック2：以下のページも参照），今すぐこの実践を行っても，この後できるだけ早い時期に行ってもいいでしょう。

　マインドフルネス認知療法のプログラム全体では，この導入部分に座位瞑想が続きます。そして1日ごとに，より大きなマインドフルな動き，ストレッチでありそれ自体が瞑想のひとつの形態として実践されているハタ・ヨガ［訳注：ヒンドゥ教の一宗派であるナート派が伝えていたヨガ。身体と宇宙は対応しており，身体を生理的に操作することは宇宙を操作することであると考え，身体的姿勢（アーサナ）を活用する］に基づく一連のポーズと交互に実践していきます。

　この順番を記憶するのは容易ではありませんから，付属CDの詳細な指示を使って，ひとつのポジションから別のポジションへと自分自身を誘導することから始めるとよいでしょう。

マインドフル立位ヨガ

1. 軽く脚を曲げられるように膝の力を抜いて，足は腰骨の幅くらいに平行に開き，裸足か靴下で立ちます（そもそも，このような足の状態で立つのは日常あまりやらないでしょうから，これ自体が何かしら新奇な身体感覚を生み出す可能性もあります）。

2. 次に，この実践の意図を思い出しましょう。一連の穏やかなストレッチをしながら，できる限り，身体全般の感覚とフィーリングに気づくということです。自分の限界を無理に超えようとする傾向や，自分自

身または他の誰かと競争しようという傾向は極力放棄して，敬意を払いつつ瞬間ごとの身体の限界を探りましょう。

  3．それから息を吸いながら，両腕を床と平行になるまでゆっくりとマインドフルに持ち上げます。そして息を吐いた後，もう一度息を吸いながら，頭の上で両手がぶつかるまでゆっくりとマインドフルに腕を上げます。その間ずっと腕を持ち上げて，それから伸ばしている状態を保つために筋肉が緊張しているのを感じましょう。

  4．次に，自然なペースで息を吸って吐きながら，上方へとゆっくり伸ばし続けましょう。指先は穏やかに空に向かって押し上げるようにし，両足はしっかり床につけておきます。そうしながらまず足と脚部が上がり，背中と肩を通って腕，手，指まで，身体の筋肉と関節の伸びを感じるのです。

  5．この状態をしばらく維持します。自然に息を吸ったり吐いたりして伸ばしている状態を維持しながら，呼吸と共に身体に起きる感覚やフィーリングの変化に注意します。もちろん，これには緊張や不快が増加するという感覚が含まれるかもしれませんが，そうであれば，それに対してもオープンになりましょう。

  6．十分伸ばしたと感じたら，ゆっくりと，本当にゆっくりと，息を吐きながら腕を下ろしましょう。ゆっくりと腕を下ろすときには，腕が身体の横におさまって，肩からぶらーんと下がったようになるまでは，指が上を指して，手の平は外へ押し出していくように手首を曲げておきます（これもまた，日常はあまりとらない姿勢です）。[イラスト参照]

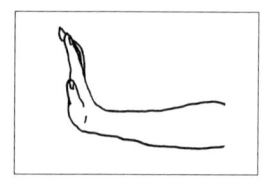

第 6 章　フィーリングとの再連結

　7．今度は静かに目を閉じて，その場に立ったまま，息の動きと身体全体の感覚やフィーリングに注意を集中します。中立的な位置に戻ったことに関係した身体的な解放感（そして多くの場合は安堵感）で，先ほどとの違いに気づくかもしれません。

　8．続いて，身体中の感覚と呼吸に十分に気づきながら，木になっている果実を採ろうとするけれども届きそうで届かないかのように，片腕・片手を交互にマインドフルに伸ばします。伸び上がるときに反対側の踵を床から離すと，手の伸びや呼吸に何が起きるか確認しましょう。

　9．この連続動作の後，ゆっくりとマインドフルに両腕を頭の上方に持ち上げて，平行に保ち，それから身体を左に曲げましょう。腰骨の辺りが右側に移動して，足から胴体，腕や手，指までが斜めカーブで伸びた大きな三日月形を作るのです。それから息を吸いつつ立った状態に戻り，息を吐きながら，ゆっくりと身体を曲げて，反対方向にカーブを描きましょう。

　10．腕を身体の横に戻し，普通に立った状態に戻ります。腕は自然にぶら下がったままにして，肩回しをしてみましょう。最初は肩をできるだけ耳に向かって上方に持ち上げ，それから，まるで肩甲骨を合わせようとしているかのように後ろに引き，次には完全に落とし，それから腕はぶら下がったままにして，両肩を身体の前でくっつけようとするかのように，できる限り突き出します。これらの位置を通過して，できるだけ滑らかにマインドフルに「回転」を続けましょう。腕はずっとぶら下がったままで，最初は一方向に，次は反対方向へと，前後に「ボート漕ぎ」のような動きをします。

　11．次は，もう一度中立的な立ち姿勢に落ち着いて，快適と感じる程

度で，ゆっくりとマインドフルに頭（首）を回してみましょう。とても穏やかに，空中に鼻で円を描くようにし，穏やかに一方向に回して，それから逆方向に回します。

12. 最後に，これらの一連の動作が終わったら，立った姿勢でも座った姿勢でもいいので，しばらくじっとして，身体からの感覚刺激に耳を傾けましょう。

「迷路のねずみ」実験は，私たちがこの実践にアプローチする際の気持ちが決定的に重要であることを思い出させてくれます。レーズン・エクササイズと同じく，瞬間ごとに経験可能なものには何にでも心を開いた気づきを寄せるようにして，身体で起こっていることを探求するように自分自身を導くのです。これができるようになるためには，ある種の経験，特に不愉快な性質があるような場合に，それを全面的に回避するような自分の習性に気づく必要があります。不愉快な感覚は，ときどき身体のさまざまな場所で発生するでしょう。マインドフル・ヨガをしている際には特に。これらが今や，不愉快さと嫌悪の関係性を探求する，絶好のチャンスとなります。立位ヨガにおける瞬間ごとのチャレンジは，瞬間ごとのあるがままの身体を目的をもって経験することです。すべてがまるで初めての体験であるかのように，開放的な心構えで興味をもって経験するのです。これには，あらゆるストレッチや姿勢における身体の限界を感じ取り，穏やかに探求することも含まれています。

例えば，私たちは身体の多様な感覚をまさにそのもの，つまり生じては去っていく感覚刺激として，認識していくことからスタートできます。この際，恐怖の積み込まれた思考や期待という障害物が存在しているなら，それらを打破する必要があります。例えば，快適と感じるよりもわざと少し長く，あるストレッチや姿勢を保って，肩または背中にや

や不快感を経験し始めたとしましょう。ここでのチャレンジは，このような感覚刺激を気づきの中に保ち，その不愉快な性質を認識しながらも，心から歓迎することです。このような感覚刺激に即刻「苦痛」というラベルを，あるいはこうした経験全体に純然たる「拷問」というラベルを貼りたい衝動に，あなたは気づくことができるでしょうか。

> 不愉快な経験に遭遇したときに，「これは何なのだろう？」と穏やかに尋ねることができれば，「これは大嫌いだ，ここから逃げたい！」という状態に，心が飛び込んでいってしまうのを防止してくれます。

　不快と不愉快さに向けて向きを変え，実際にそれらが発生する際に意図的に気づきの中に受け容れることによって，私たちは自分自身の中の開放性や好意という心の性質を拡大しているのです。このように気づきを開拓することで，好まない内的経験を回避する傾向を弱めているのです。同時に，私たちは心の作業モードに無意識に依存する傾向を弱めてもいます。恐怖に基盤をもつ作業モードは，私たちを執拗な不幸感に絡ませるばかりです。経験に向き合いながら，静かに「これは何なのだろう？」と問うことが，自分自身の気づきを研ぎ澄まし，深めることの助けになると感じる人たちもいます。

　身体の動きやストレッチは，自分の限界を超えて無理をしたり，自分の「出来栄え」に批判的・価値判断的になるのではなく，自分に対して優しさ，思いやり，共感の気持ちを届ける多くのチャンスを与えてくれるのです。

ヨガに反応して

　私たちが説明しているこうした実践に対する反応は人によって異なります。しかし，多くの人々がこれらのヨガ・ストレッチは大いに助けになるものと感じます。ボディスキャンのように，長時間，身体が静止した状態を維持するのが難しい人には，特にマインドフル・ヨガが効果的

である場合が多いのです。これらのポーズ，動き，ストレッチは私たちを見事に「今，ここ」へと根づかせて，身体も心も全面的に存在していると感じさせ，その瞬間のより幅広い経験にもっと目覚めさせてくれるのです。

ウォーキングのような運動とストレッチでは，しばしば，呼吸瞑想法とボディスキャン瞑想法のどちらよりも「声高な」身体感覚が出てきます。そのため，注意を集めて経験にオープンになるための焦点としてもっと扱いやすいものになる場合があります。さらには，慢性的に嫌悪状態にある場合は，習慣的に緊張している筋肉を伸ばすと，心にあることすらも気づいていないのに，そこから逃げられなくなってしまっているような感情から解放されることもあるのです。

他のすべての実践と同じく，私たちがマインドフル・ヨガで開拓する気づきは，あらゆる瞬間において手に入るものです。1日の中で，自分を気づきの中に置くために身体を活用する場合は，姿勢や，その大小にかかわらず動くことに対してマインドフルになる，というように単純なことで構いません。気づきの中に身を置くからといって，別段，自動的に気づきなしに動いている状態よりも時間がかかるわけではありません。例えば何かに手を伸ばしているとしましょう。気づきの有無にかかわらず，それは「手を伸ばしている」という状態です。余計な何かをする必要はありません[注43]。ただ，動いている部位と動いていない部位の身体感覚に注意を向ければいいだけです。十分に気づきをもって，身体に焦点を合わせることで，「ここに，今」，まさに存在するように自分自身を訓練できるのです。心や身体に何が起きていても，私たちの内なるバロメーターは，読み取る気にさえなれば常にそこに存在します。バロメーターを読み取ると，その次の瞬間に起きることについて，ずっと多くの選択肢が手に入ります。このこと自体が，私たちの内的経験との関係に新しい自由を加えてくれます。

呼吸の周囲に注意を広げる

　私たちを身体の中へと根づかせるために，マインドフル・ヨガを活用することに加えて，他の方法でも気づきを深め内なるバロメーターの信号に耳を貸すのに役立てることができます。非常に強力な方法のひとつは，第4章で探求した呼吸のマインドフルネスの実践を拡大して，身体全体の感覚を含めるようにするものです。この先を読む前に，付属CD（トラック4）の指示に従って実践してみてもいいでしょう。私たちが探求しているすべての実践と同じように，身体感覚とフィーリングを「感覚とフィーリングとして」直接感じながら，できるだけ，どの瞬間にも同じように心を開放してください。

座位の瞑想：呼吸と身体のマインドフルネス

　1．椅子に座るにせよ床に座るにせよ，背骨を立てた威厳ある姿勢で，10分間，98ページで紹介したように呼吸のマインドフルネスを実践してください。

　2．ある程度落ち着いたと感じ，腹部か鼻孔で息が身体を出入りする動きを感じられたならば，意図的に気づきの領域を息の周りから拡大して，どんなものでも身体の中で感じる多様な感覚と，座って呼吸している身体全体としての感覚にも注意を向けるようにしましょう。身体のすみずみまで動いている息の感覚さえも，わかるかもしれません。

　3．お望みなら，この身体全体と身体を出入りする息という，より幅広い感覚と共に，身体が床，椅子，クッション，スツールなどと接している

お尻を支えているものとお尻の間，そして大腿部や膝あたりで揃えられている両手の間の触れ合い，圧力，接触の感覚——にも注意を向けてみましょう。できる限り，すべての感覚刺激を，息の感覚や身体全体の感覚と一緒に，広くスペース豊かな気づきの中に保ちましょう。

4．もちろん，心が呼吸や身体感覚から繰り返しさまよい出ていくことを発見する可能性は大いにあります。これは心の自然な傾向で，間違いでも失敗でも，「正しく行っていない」という証でもないことを忘れずにいましょう。前にも述べたように，自分の注意が身体感覚から漂い出てしまったと気づくたびに，その事実への気づきが，心の中で起きていることへとすでに戻ってきて，それに気づいているという意味なのだと，心に記録しておいてください。まさにその瞬間，何が心にあったのか（「考えている」，「計画している」，「思い出している」）を穏やかに記してから，息の感覚刺激と身体全体の感覚に注意を再び向けるようにするとよいでしょう。

5．できるだけ，身体中の感覚が生じている場所の現在の様子に瞬間ごとに穏やかに心を向けましょう。そして，心地よさ，不愉快さ，中立性などのあらゆるフィーリングに気づくようにしましょう。

6．セッションが長くなるほど，背中，膝，あるいは肩など，身体のどこかの部位で，特に強い感覚が生じるのを多く経験するかもしれません。
　特に不愉快で不快に感じるものであれば，感覚が強いほど，注意が呼吸あるいは身体全体という焦点を合わせようとしていたものから外れて，繰り返しそこに引っ張られてしまうと感じるかもしれません。そのような瞬間には，姿勢をずらすよりも（もちろん，いつでもそうする自由があるのですが），試しに短時間でも，意図的に注意の焦点を最も感覚が強い部位に運び，穏やかで賢明な注意を払いつつ，そこにある感覚の

性質は正確にはどのようなものか，厳密にはどこに位置しているのか，それは時間と共に変化するのか，または身体内で1カ所から別の所へと移動するのか，に注意を向けてみましょう。

　この探求は思考を通じてではなく，感覚とフィーリングの領域で実施されます。またここでもできる限り，何であれ，すでにここにあるものを感じることにオープンになって，直接経験を通じて自分が感じているものを知るようにしましょう。ボディスキャンの場合のように，こういった感覚の強い部位に気づきを運ぶため，一種の乗り物として呼吸を活用してみてもいいでしょう。そこへと「吸い込んで」，そこから吐き出すというように。

　7．身体感覚が強いため，または他の理由で「流されてしまった」とわかるたびに，呼吸の動きか身体全体の感覚に注意の焦点を再び合わせて，極力，「今，ここ」と再連結しましょう。強い感覚の真っ只中にあっても，現在の瞬間に腰を据えて，バランスのとれた威厳ある姿勢で座っていましょう。私たちが不快に関する思考，特に不快がどのくらい長く続くのかという思考を通じて，どれほどの「苦痛」を生み出してしまうものなのかに，注目してみましょう。

　まさに（身体的・感情的）苦痛が最高に強まった瞬間に，私たちが自分自身を現在の瞬間にゆだね，未来や過去についての思考を手放すと，新しい次元の（身体的・感情的）苦痛の経験と，それらを包み込み，かつそれらについてこれまでとは異なった理解をする可能性を手に入れることができます。瞑想実践で身体的あるいは感情的に強烈なものが発生したら，たとえ短時間であっても，このように動機と気づきの立ち位置をこれまでと変えてみるといいでしょう。その瞬間にできるのが，プールに飛び込むことではなくて，片足の爪先をほんの短い瞬間，水につけ

るだけのことかもしれませんが，そうするだけでも，これまで見えなかったものが見え，癒される可能性があります。

中へと呼吸する

　座った形での瞑想において，息周辺への注意を身体全体へ拡げて，幅広い気づきをも含めるという実践は，前章（p.134）でボディスキャンを論じた際に記した「中へと呼吸する」という技能を精錬するチャンスをたくさん提供してくれます。呼吸を背景化し，主に身体全体に焦点を合わせることから，注意を最も強烈な身体感覚の部位のまさに中へと移行すると，たくさんの発見があります。私たちの注意は，強烈である部分に（まるで心が「おい，これを見ろ！」と叫んでいるかのごとく）大半が引き寄せられるかもしれませんが，私たちにはあらゆるネガティブなものを避けようとする習慣があるので，最も強い身体感覚やフィーリングのまさに中へと，言ってみれば不快の震源地へと，実際に気づきをもたらすことには，いくらか抵抗があるかもしれません。

　「中へと呼吸する」ことは，経験の回避に対する強力な解毒剤を提供します。呼吸は穏やかながらも貫通力を持った気づきを，強烈な部位に運ぶ媒体になってくれるのです。私たちは，息が身体の中を動いて，気づきをもたらしながら強烈な部位の核心へ入るのを感じたり想像したりします。

　もし，感覚のあまりの強さに圧倒されかけたなら，補足的な実践，「共に呼吸する」を通じて注意を安定させることができます。強烈さの気づきを，どちらかと言えば背景にある，身体を出たり入ったりしている呼吸全般の気づきと一緒に保っていくのです。

第6章　フィーリングとの再連結

共に呼吸する

　身体に向けてであろうと経験の他の側面に向けてであろうと，気づきの範囲を拡げることは，私たちの人生，心，身体に，あまりにも多くのことが起こっているために，ときには困難になります。おそらく，私たちは深い眠りについているときを除けば，事実上，常時，内からも外からも刺激の集中砲火を浴びているのです。こういった状況で，どうやって心の安定とより広範囲な気づきを組み合わせたらいいのでしょうか。ひとつの方法は，私たちが人生で何を経験する（そして常に経験してきた）にしても，常に呼吸が背景にあり，呼吸と共に経験するのだという，当たり前のことですが注目に値する事実を利用することです。これは，私たちがそうしようと思えば，呼吸に対する気づきを経験の他のどの側面への気づきにでも，継ぎ目が見えないようにうまく織り込めるという意味です。そしてそうすることによって，私たちはその瞬間に心を安定させる能力と再連結できるのです。これは，以前に息の動きのみに集中してマインドフルネス実践の基盤を学んだ際に養った能力です。私たちはこの実践を「共に呼吸する」と呼んでいます。どのような経験であれ，注目するときに「背景にある」呼吸への気づきを含めると心を鎮めることができ，どの瞬間の実際の経験にも，より容易に注目できるのです。

　例えば，音楽を聴いていても，しばらく音楽に注意を集中した後には心がさまよい始めるでしょう。今，または後で，試しに音楽に注意を払いながら身体を出入りしている息にも集中できるか，実験してみるといいでしょう。最初は音楽だけを聴き，それから背景にある呼吸への注意も含めるというように，焦点を交代させながら，数分間これを試してみましょう。最も快適なやり方を発見するには，いろいろ試してみることが必要です。特に，前景にある音楽という主要な焦点と背景にある息の安定作用の間で適切なバランスを取るまでには，しばらく時間がかかる

でしょう。けれども，多くの人々がこの努力はするだけの価値があると感じます。複雑で困難な状況下で心を落ち着かせる，使途の広い方法を提供してくれるからです。特に，感じられた身体経験の全範囲に気づきの焦点を拡大していこうとする際には，強烈な身体感覚と不愉快なフィーリングへの直面が要求されることも頻繁に起こるので，そのような際には，この「共に呼吸する」という手法がかけがえのない協力者と支援者になってくれます。

マリアの話

マリアは2人の子どもたちの里帰りの後で，片づけをしていました。子どもたちはどちらも20代半ばで，数年前に就職や大学進学で実家を出ていました。2人の私物の多くはまだ家にあり，子どもたちがいつでも歓迎されているという証になっていました。子どもたちは，マリアの50歳の誕生日を祝う週末を過ごした後，今朝，電車に乗るために発って行きました。2人が道の角を曲がって姿が見えなくなると，彼らのおしゃべりも笑い声も段々に遠ざかり聞こえなくなっていきました。マリアはすぐに仕事に出かけなければいけなかったのですが，ちょっとした洗濯と寝室の1つを掃除しようと考えました。息子の部屋に入ると，彼女は悲しみと孤独の感覚を感じました。「だめよ」と彼女は言いました。「感傷的になってはいけないわ。強くならなければ。悲しく感じるなんて馬鹿げているわ」。その瞬間は過ぎていきました。彼女はベッドからシーツを外し，ゴミ箱を手に取って階下に下りて行きました。

マリアは，あらゆる困難な感情にこのような対処をするのが習慣になっていました。それが，彼女が生活で直面する多くのストレスに対処する方法だったのです。この戦略はうまく機能するように思われていましたが，今では，彼女が自分のフィーリングから切断されてしまっていることを意味しました。彼女は圧倒されてはいけないと，どのような感

情も経験することを恐れていました。自分自身とも，自分が愛する者たちとも，「平行して（触れ合うことなく）」生きているように感じ始めていたのです。常に少し切断されているように感じていて，自意識過剰気味になっており，自分はある役を演じていると感じ，他人と本気でかかわり合うことは決してありませんでした。はっきりわかっていたのは，納得のいく理由もないのに，常に疲れて消耗していたことです。

マリアはひとたび泣き出したなら，決して泣き止むことができないであろうとかなりの程度で感じていました。この世のすべてを理由として，人生の中で失ってきた物事や人のために，自分の誤った決断のために，失った子どもたちのために，実を結ばなかった野心のために，泣くであろうと。彼女は自分に困惑し，失望することでしょう。それは恥ずべきことで，コントロールが利かなくなるでしょう。危険な感情の未知なる領域に踏み込むことは回避するようにと，彼女は大昔に学んでいたのです。

何週間か前，マリアは私たちのマインドフルネスプログラムに登録しました。彼女は呼吸の瞑想をとても難しいと感じたものの，ボディスキャンとヨガは楽しめました。彼女の心はさまよい続け，実践でも落ち着きを感じず，何ら自分のためになっているとは考えていませんでした。

そうするうちに4回目のセッションの日になりました。インストラクターは呼吸へ集中することから始めて，それから息周辺の気づきの範囲を拡大し，身体全体の感覚を含めるようにするという瞑想実践を指導していました。マリアは初め，何の身体感覚にも気づきませんでした。しかし，それから彼女は何か不愉快な感覚を察知しました。それは身体の真ん中の肋骨のくぼみの真下，胃の天辺付近のかすかな感覚でした。強くも痛くもありませんでしたが，そこにあったのです。空っぽに近いフィーリングで，端のところにわずかな拡張感があり，焦点を合わせるには不愉快ですが，以前には決して気づかなかったという点では興味深いものでした。この感覚の束を気づきの中に抱きとめると，彼女は息子

と娘のイメージ，続いて家の中の空っぽの子ども部屋のイメージに気づきました。その感覚は過ぎ去り，彼女は生まれて初めて，不愉快なフィーリングを恐れるよりも，それに魅了されたように感じながらセッションを終えました。

　そして数日後，子どもたちが去った後の空っぽの家で，彼女はゴミ箱を空にすると元の場所に戻すために2階に上がって行きました。再び，彼女は悲しみの波を感じました。しかし今回はそれを追い払うのではなく，ベッドの端に腰掛けて，どこであろうとも，このフィーリングが彼女の身体に影響している場所に耳を傾けたのです。肋骨のくぼみのすぐ下のフィーリングに気づいて，腕や脚に疲労を感じました。彼女はこういった感覚刺激を気づきの中に保ち，まるで空気が感覚刺激の周囲や上下を動いているかのように，その周囲に初めてスペースをもつ感覚を得ることができました。彼女は泣き始めましたが，止めようとはしませんでした。彼女は孤独を感じましたが，そのことを自分自身に否定しようとしませんでした。自分自身と夫に怒りを感じましたが，そのように感じるのがいけないとは感じませんでした。すすり泣いていることがわかりましたが，コントロールできていないとも，できているとも感じませんでした。コントロールの問題は無関係だったのです。泣く行為が変化したのは，それから1，2分後だったでしょう。そこには無音で静寂な瞬間がありました。それからさらに涙があり，再び静寂が訪れました。どういうわけか，何も変わったわけではないのに彼女は安らかに感じることができました。彼女はもはや恐れていなかったのです。彼女は立ち上がり，ゴミ箱を部屋の隅に置き，仕事に出る支度を始めました。

　呼吸の周りの注意を拡げて全身の感覚を含める実践は，マリアにとって，習慣的回避を超えて前向きな態度に移行する方法を提供してくれたのです。心の中にあることや身体で伝えているものを経験するという態度です。無視されていたり押しやられていたりする自分自身の側面と再びつながるには，多くの異なる方法があります。時間をかけてさまざ

なマインドフルネスの実践を試してみることで，最終的には私たちそれぞれがすべての感情と友好的な関係を持ち，そこから学べる状態に戻っていく自分独自の手法を発見できるのです。このような心的態度で，もう2つ実践を学んでみましょう。時としてとらえにくい私たちのフィーリングに対して，もっとマインドフルで受容的になるために役立つ実践です。

経験の心地よい性質と不愉快な性質に気づく

どのようにしたら，日々の生活の中で（心地よい，不愉快な，中立的な）フィーリングや身体感覚に，もっと気づくことができるのでしょう？
次のようにしてみてはどうでしょうか。

これから数時間，ごく些細な瞬間であっても，経験を「心地よい」または「不愉快」と登録する瞬間を見張ってください。特に瞬間ごとのフィーリング，思考，身体感覚の間の相互作用に注意しながら，当該の瞬間に実際に何が起きていたのか記録をとるため，299ページから305ページまでの『心地よい出来事日誌』と『不愉快な出来事日誌』を使うことができます。瞬間ごとに何を実際に経験していたのかを記録することは，非常に価値があるのです。

あらゆる瞬間の心地よいフィーリングや不愉快なフィーリングに気づくという誓いを立てると，内面で私たちに実際起こっていることに対して敏感となるように要求されます。もちろん，これは耳を傾けること，すなわち経験の回避の正反対を要求します。ある特定の経験における心地よいことと不愉快なことに気づき，身体，精神，心での感じ方に気づくというはっきりとした意志を持つと，経験の現実にもっと気づくのに

役に立つばかりではなく，経験の回避という自動的習慣を逆転することができるようになってゆくのです。

　これこそサムが，彼が参加していたマインドフルネスコースの実践で，毎日の生活の中の心地よい瞬間を探しながら1週間過ごしたときに経験したものでした。彼の経験の回避はひどく極端なもので，実際には肉体的に疲労していなくても，何かして忙しくしていないと，しばしば眠りに落ちてしまうほどでした。睡眠はフィーリングの世界に無感覚になって抜け出す道を提供してくれているようでした。プログラムの初めのほうのセッションで，サムはいささか内向的で，心ここにあらずというふうに見えました。そして第3セッションの日となりました。この日はサムに変化があったようでした。元気があって本気になっているように見えたのです。彼は微笑んでいました。参加者たちが『心地よい出来事日誌』での経験について報告をするように誘われると，サムは自分の生活は想像していたよりも，心地よい出来事がはるかに豊かにあると発見したことを述べました。通りがかりの知人が見せる微笑，水面に映った木の姿などでした。自分の1日の実際の生活パターンを何ら変えることなく，サムはすでに自分の生活の中にあって発見されるのを待っていたくさんの小さな幸福の源を発見したのでした。いつだって手に入っていたものへと，意図的に注意の周波数を合わせさえすればよかったのです。意図的に自分の周りの世界に焦点を合わせて，フィーリングを経験する準備がもっとできたときに，初めて手に入るということが明らかになったのです。当然彼は幸せを感じていましたが，これがエクササイズの要点というわけではありません。サムが探求していたのはリスク

> フィーリングへの気づきは異なる角度から開拓できます。例えば，その瞬間に注意を払い，どのような感覚が生じるかを確認できます。特定の心地よいフィーリングや不愉快なフィーリングに注意して，それに付随する思考，他のフィーリング，感覚に注意を払うこともできます。

の冒し方でした。どうなっていくのかを恐れて瞬間から目を逸らしてしまうのではなく，実際にあるがままの姿の瞬間瞬間に生きることに専心するというリスクです。

明るい原っぱ[注44)]

小さな原っぱを
日の出が
輝かせるのをしばらく見ていた
それから道を進み
原っぱのことは忘れてしまった
けれどもあれは高価な真珠だった
宝を秘めた原っぱ
今ではわかる
あれを手に入れるために
持てるもの，すべてを与えねばならないと

人生とは，遠ざかる未来へ急ぐものでも
想像の中の過去に焦がれるものでもない
モーゼのように，照らされた茂みの奇跡へと
わき見をすることだ
かつては若さのごとく移ろいゆくように思われた
明るさへと
それこそがなんじを待ち受ける永遠であるから

　　　　　　　——ロナルド・スチュアート・トーマス，『詩集』

あなた自身のバロメーターを読むこと

　私たちの同僚であるトリッシュ・バートレーは，私たちの毎日の生活にフィーリングへの気づきを運び込む実践を開発しました。彼女はこの実践を「身体バロメーター」と呼んでいますが，彼女の許可を得て，その手順を以下に示します。

　この手順は，最初に（胴体のような）身体の主要部位に注意を向け，それからその範囲内にある身体感覚（物理的な身体の感覚刺激と心地よさ・不愉快・中立という直感的フィーリングの組み合わせ）の特定パターンを認識することから始めます。これは多くの場合，以前には思いもよらなかった資源を発見させてくれます。この資源は多くの人々に毎日の生活で非常に役立つガイダンスを与え，彼らの生活を豊かにしてきました。

身体バロメーター

　もしあなたが気圧計を持っていたら，あるいは誰かが使っているのを見たことがあるならご存知でしょうが，気圧計というものはまずガラスを静かに軽く叩いて，ガラスの中の針がどちらに動くかを見るものです。針が上のほうに動けば気圧が上昇中で，天気は多分よくなりますし，針が下のほうに動けば気圧が下降中で，雨になるかもしれません。とはいえ，事態は季節次第で変わりますから，天気の予想はかなり複雑です。

　私たちは私たちの身体をこの気圧計と同じように用いて，どの瞬間であろうとも，自分に対して物事がどのような具合か，微細な情報を入手できます。

　これから，その方法を紹介しましょう。

1. どこか身体の部分で，あなたにとっては，特にストレスや困難に敏感であるようなところ——胸部とか腹部，あるいは両者の間のどこか，など——を選んでください。

2. ひとたび，その場所を決定したら，それはあなたの「身体バロメーター」になるでしょう。受信機のダイヤルをそれに合わせて調整し，毎日，違う瞬間に定期的にその場所での感覚に注意を向けるのです。ストレスがかかっていると，緊張あるいは不快の感覚刺激に気づくかもしれません。困難の強度次第で，こういった感覚は強くもなり，弱くもなり，注意を払っている間にも変化するでしょう。もし安らかさと心地よさを経験しているときに受信機のダイヤルを合わせるなら，全く異なる感覚に気づくことでしょう。

3. 自分の身体バロメーターを読む練習を積むと，微細な違いに気づき始めるでしょう。この違いは，心で気がつくよりもずっと前に，瞬間ごとの感じ方について詳細な初期の情報を提供してくれるのです。

4. お望みならば，身体バロメーターにダイヤルを合わせる際にはいつでも，呼吸空間法（第9章参照）の実施に移ることができます。困難な状況や不快と共に留まることを助けてくれるからです。あるいは，瞬間ごとに身体バロメーターの感覚をモニターするだけにし，ありのままの感覚と共に存在するという選択もあります。瞬間瞬間，物事に存在することを許し，状況をできる限りありのままに取りこぼすことなく受け容れて，経験と共に存在するのです。

私たちはより幅広く奥深い身体的経験への気づきを開拓することに，時間と努力を投資する多くの理由（私たちを「今，ここ」と結びつけて

くれる。経験の回避を減らし，人生とより全面的に連結してくれる。身体感覚とフィーリングを，前ほど自動的に処理しなくなる。不幸感の燃料源となり，私たちの思考や判断を偏向させる悪循環を分断する）に触れてきました。

　それを認識するメリットは，状況が不愉快なフィーリングを喚起しているときや，萎縮した身体がすでに嫌悪反応をしてしまったと伝達してくるときに，それらにより巧みに対応する方法を学べるということです。では，強迫的に没頭したり，果てしなく反芻の悪循環にはまったり，執拗な不幸感とうつにとらわれたりせずに，不愉快なフィーリングと共に存在する方法を学ぶことが本当にできるのでしょうか。感情と自分との関係そのものを変容できるのでしょうか。次章で見ていくのは，この可能性です。

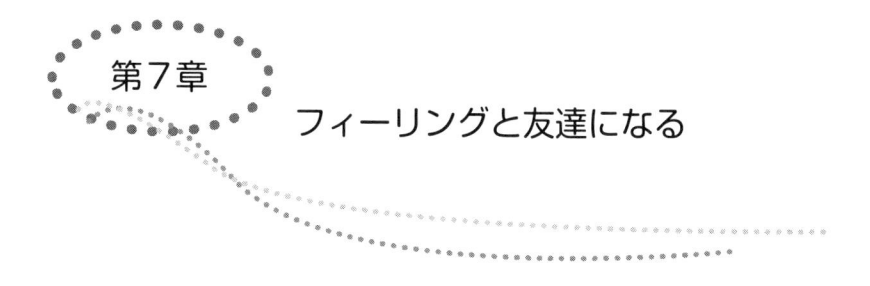

第7章 フィーリングと友達になる

　全人種の始まりを背景とする古代の神話を，どうして忘れえましょう——最後の瞬間にお姫様に変身する竜の神話です。おそらく，私たちの人生の中のあらゆる竜はお姫様にすぎず，私たちが，ただ一度，美と勇気をもって行動するのを待っているのでしょう。おそらく，私たちを怖がらせるすべてのものは，その深奥の真髄では，私たちの愛を求めている何か無力なものなのでしょう。

　ですから，見たことのないほど大きな悲しみがあなたの前に立ちはだかっても，不安が光と雲の影のようにあなたの手の上に，あなたのすることすべての上に，覆いかぶさってきても，怖がってはなりません。何かが自分に起こったと認識せねばなりません。人生というものはあなたを忘れていたわけではないのです。人生はあなたをその手に抱き，あなたを落とすことはないでしょう。何ゆえに人生からあらゆる不安，悲惨，うつを締め出したいのですか。結局のところ，こういう状態があなたの内部で何をしているのか，あなたは知らないのですから[注45]。

　　　　　　　　　——ライナー・マリア・リルケ，『若き詩人への手紙』

　冒険者なら誰でも，到底打ち克ちがたいと思われるような障壁が途中に存在することを知っています。登山家は，初めは緩やかな斜面が，次第に登ることなど不可能に見える大きなオーバーハング（垂直以上の傾斜がある岩壁）にとって代わることを知っているので，何カ月間も訓練

をします。制覇しようとしている地形が寝ていてもわかるようになるくらいに，詳細に地図を熟読します。とはいえ，どれほどの量の準備をしても，実際の難しさを全面的に排除できるわけではありません。あらゆる登山には，到底越えるのが不可能に見えるオーバーハングが1カ所はあるものです。私たちは今，不幸感のサイクルを逆転させるという私たちの冒険の旅で，これと同様の決定的なポイントに到着しました。

　この時点で私たちの前にあるチャレンジは，悪化させることなく望まない感情と共存できるか試す，ということです。私たちはいとも簡単に嫌悪を催し，作業モードに陥ってしまうので，このアイデアそのものが奇妙に思われて，その課題は不可能なものに見えるかもしれません。それでも，こういった意図的で意識的な行いは，最も恐れているものを逆説的に抱擁するということに等しく，強力に解放的な行為になりうるのです。ええ，多くの邪魔が入ります。心は問題解決モードをもって困難な感情に対峙しようとはやりますし，不愉快な経験には嫌悪が起き，私たちは束の間の悲しみにさえも内省的で自己懲罰的な反応をします。けれども登山家は，訓練の間に発達させた技能や知識を使うことで，常に「不可能な」高さにまで到達するのです。本書で努力を続ければ，最も困難な感情状態という難題に取り組むのにまさに必要な技能と知識を訓練することができるのです。

　前章で，私たちは身体の嫌悪信号や不愉快な信号にダイヤルを合わせることを助けてくれるエクササイズのいくつかを試してみました。私たちは過去のネガティブな感情を回避することに上達していて，もはやネガティブな感情や「逃走車」としての役割を果たす嫌悪に気づかないかもしれません。本章では，もう一歩先に進んで，こういった感情に気づき，接近し，受容し，友達になることを学びましょう。そうすれば，簡単にうつの螺旋を下向することはなくなるでしょうから。

　長い間「敵」とみなしてきた感情と友達になるというのは，私たちの全ての自己保存本能に全く逆行するかもしれません。けれども，およそ

この件に関して，他にすべきことがあるでしょうか。これまでの代替案は，希望したように物事が運ばなかったときはいつも葛藤して苦しむというものでした。きっと，今こそ別の道を模索するときでしょう。

悲しみ，沈んだ気分，うつの反芻(はんすう)に向かう傾向に直面しているときに，マインドフルネスを開拓することが容易であると主張しているわけではありません。しかし，実行可能なことなのです。そのうえ，これは私たちの中の最も深いところにある最善のものを活かすことです。本書で私たちは，不愉快な経験ともっと巧みにかかわっていくための提案をいくつも提供しています。けれども，究極のところはマインドフルネスの開拓を通じて，私たち一人ひとりが不愉快，困難，脅威などと感じるものとの関係を変容する独自の方法を発見するでしょう。

これまでに示してきたマインドフルネスの実践を活用し，私たちは困難なものや不愉快なものに対する習慣的拒絶を覆す道へと，すでに踏み出しているのです。厄介事に心を開いて関心を寄せることは，それ自体が受容というものの非常に重要な部分です。私たちがある単純ながらも強力な真実を繰り返し思い出すことができれば，それは計りしれないほどに価値があります。すなわち，気づきの中に何かを抱きかかえることは，それに直面し，名づけ，働きかけることができることを示しているのです。実際，それはまた，直面，命名，働きかけの直接的な具現化でもあります。

身体の気づきを信じる

ここでの鍵は，不愉快なフィーリングの経験を，それに習慣的についてくる嫌悪の無条件反応から切り離すことです——あるいは，すでに嫌悪にとらわれているのであれば，その束縛から自分自身を解放することです。嫌悪反応を特定する一助として身体感覚に焦点を合わせることができたのと同様に，嫌悪を誘発する出来事にもっと効果的に反応する

ために主に身体を使って対応することができます。嫌悪に身体を使って対応する際には，(反射的に反応するよりも) 困難が長く続くので，最悪の状況ですらも実際は何とかなるのだということを発見するようになるのです。このことは特に，私たちの本能ができるだけ速く困難を修正ないし除去するようにと訴えてくるときには，心に留めておくべき必須事項です。

　何か不愉快なことが発生するときにはいつでも，潜在的脅威について警告する脳の組織が活性化します。大音響のアラームが鳴り響くかのようで，心は何であれ不愉快さを引き起こしたものの対処に高い優先順位を与えます。私たちは気を紛らわそうとして，多くのこと——テレビをつけるなど——をしてみるかもしれませんが，アラームはしつこく鳴り続け，一向に止んでくれません。心配は意識に侵入し続けます。遅かれ早かれ，テレビがついていようといまいと，心を乱すフィーリングは洪水のようになって戻ってきます。

　ここに決定的瞬間があります。もし，私たちが何の効果もないのに気を紛らわそうとするよりもむしろ，逆説的ですが，恐ろしい，困難だ，あるいは気分を沈ませると感じるもののほうを向いてそれに直面できるなら，実際にはずっと「脳が私たちに望むこと」をし続けているのです。つまり，差し迫った問題に高い優先順位で注目を与えているのです。ただ，もはやおなじみの「作業」モードの方法で注意を与えてはいない，という点で異なっています。反応することではなくて対応することで，つまり，その瞬間の身体で表現される姿のままのフィーリングに，オープンで広々とした，愛情のこもった注意をもたらすことで，その瞬間に——それがどんな瞬間で，どのような姿をしていても——アプローチしているのです。今や私たちは新たなやり方でアラームと関係しています。鳴り止まないアラームについて果てしなく考えることに取って代わる，成功の見込みのあるやり方です。

　ここまで何度も，私たちが心の作業モードを駆動させて，思考に支配

されながら困難な感情に自動的に反応してしまうことを見てきました。悪い連鎖は，うまくいかないかもしれないことや事態を悪化させてしまうかもしれないことのすべてについて心配するところから始まり，それについての対処へと進むでしょう。古い記憶を掘り起こして，際限ない反芻にとらわれてしまいます。こういった反応のすべては，私たちの内なるバロメーターに「不愉快」と記録されるので，さらに無意識の嫌悪サイクルが誘発されます。

　しかし今や別の可能性があります。私たちはこの内なるバロメーターを読むことを学んでいて，この不愉快なものを押しやる試みに気づいているのですから。そしてそれに伴う身体の不快な感覚刺激——筋肉硬直や全般的に収縮あるいは突っ張っている——の場所を突き止められるのですから。とりもなおさず，この身体からの情報を，反芻とうつの螺旋へ下降することを打破するために用いるチャンスが出てくるのです。自分は困難なフィーリングを気づき——身体での感じ方を含む気づき——の中に保っていくことができると信じて，これを実現するのです。最初に感知した「不愉快」の経験と，ほとんど即座に嫌悪で反応してしまう傾向との間に，たとえごくわずかであっても呼吸する余地を作ることができたら，それは今起こっていることを理解し，対応していく能力を養い形成するうえでの強力で貴重なチャンスとなるのです。自分自身の心の中の深い智慧を利用するのです。これは思考に依存しない智慧であり，物事を変化させる，解放的なやり方で困難に対応するものです。以下に方法を述べます。

　ひとたび不愉快なフィーリングに気づいたら，ベストを尽くして，身体でそれをどう経験しているか，に焦点を合わせます。まさにその瞬間の呼吸への気づきと，問題の不愉快な経験とを組み合わせる——第6章で「共に呼吸する」と呼んでいたもの——を使うことで，これを大きく援助することができます。このように，何であれそれ自体としてひとりでに発生するものと共に呼吸すると，心は安定する傾向にあり

ます。第6章で学んだように，ここでは呼吸の感覚刺激への気づきを拡大して，他に身体で経験している関連のある感覚を含めるのです。この実践では，意図的に苦痛あるいは不快な感覚の部位の中へと吸い込み，その「境界」と強度の変化を探求し，ただ気づきの中にすべてを保つようにします。このような瞬間に，身体に収縮として現れているどんな嫌悪の兆候にも，気づくチャンスが得られます。呼吸への気づきを身体の他の感覚への気づきと結びつければ，ボディスキャンの場合と同じように，呼吸を気づきが移動するための乗り物にすることができるのです。この気づきは思考やフィーリングも抱きかかえることができるので，これらが万一発生しても全く何もする必要はなく，気づきの場がそれらをたやすく認識して便宜を図ってくれます。気づき自体がすべての仕事をやってくれるのです。

　この不愉快な感覚刺激やフィーリングとかかわる新しい方法は，前章で紹介されたマインドフル・ヨガを通じて学び始めることができます。以下の節を読んでから数分間本を置き，付属CD（トラック2）に従ってストレッチのいくつかをやってみてもいいでしょう。できるだけ，これから述べるような気構えでストレッチにアプローチしてください。

境界に働きかける

　マインドフル・ヨガでストレッチを実践する際には，避けがたいことに，鍵となるところで少なくともある程度の身体的不快に遭遇します。だからこそこの実践は，大いなる受容，好奇心，穏やかさと優しさを伴って，困難で望まれない瞬間や経験にアプローチする方法を学ぶうえで，効果的な手段となるのです。また，軽度の身体的不快を使って修養していくこの新しい技術は，後に，感情の強烈さの軽重にかかわらず，感情的に不快な状況に直接応用できるものです。

　両手を頭の上に上げて全身を上方にストレッチしていると，肩と上腕

に不快さを感じ始めた，と想像してみましょう。反応方法（回避の選択肢）のひとつは，何か不快を感じたら即刻中止するというものです。ただちに腕を下げて注意を身体の他の部分に向けるか，身体から注意を全面的に外してしまい，一連の思考なりイメージに向けてしまうのです。もうひとつの可能性（優しくない選択肢）は，歯を食いしばり，それが実践の目標であるかのように，強まっていく痛みや不快感に，ひたすら我慢せねばならない，弱音を吐いてはならない，と自分自身に言い聞かせるというものです。それからさらなる努力でもって，さらにストレッチするように自分を追い込むでしょう。この2つの方法では，私たちは不快を経験している身体の部位から気づきを外して，感覚を麻痺させてしまう可能性が高いのです。

　しかし第三の選択肢もあります。不快の最初の兆候を感じ取った時点でそこから撤退することと，自分で指定した忍耐の基準を満たすまで自分自身を強制することとの間で，バランスを取るというものです。このマインドフルな選択肢は，不快とのかかわり方の柔軟性を高めるためにストレッチを用いて，優しく育むという気構えでその状況にアプローチすることを求めます。ボディスキャンの場合と同じように，不快な部位に気づきを運ぶ媒介として呼吸を用いながら，その領域にできるだけ注意を向けるのです。それから優しい好奇心を持って，そこで発見するもの——行ったり来たりし，変化する身体感覚とフィーリング——を探求します。時間と共に変わる強度に焦点を合わせながら，直接的に感じ取るようにしましょう。大切なのは，ある姿勢を痛くなるまで維持することではありません。強い感覚を強引に起こしたり，その中を無理に進んだりせずに，何か特定のストレッチや姿勢で動きの限界を経験し，そこに留まっているのが肝心なのです。その間ずっと，感覚とフィーリング自体に注意を維持するようにベストをつくします。できるだけ感覚と共に呼吸して，張り詰めた感覚，締めつける感覚，焼けるような感覚，軽くあるいは激しく震える感覚など，感覚刺激の持つ性質に焦点を合わ

せるのです。こういったフィーリングの意味に関する思考は，気づきの中でただ行ったり来たりするに任せておきます。

　私たちはストレッチ自体を変化させることで，感覚刺激の強度を操ることができます。不快と受容との境界ラインを実験的に試し，自分で導入した小さな変化に身体がどのように直接反応するのかを探求するのです。このアプローチは，不愉快な感覚刺激の強度を調節できるという感覚を与えてくれます。これもまた，起こることすべてに対して新しい方法でかかわっていくことを学んでいる途中にありながらも，自分自身に対して優しくなれる方法です。その瞬間の自分の限界を超えて物事を強制しようとは試みないのです。

　身体は，嫌悪の影響とそれを解決するための受容的気づきの力を直接的に目撃できる素晴らしい舞台です。例えば，頭の上に腕を伸ばし続け，不快な感覚が増していくのに気づくとき，手短かにボディスキャンし，腕を上げておくことに直接関係していない筋肉に緊張や収縮している部分があるか確認してみることもできるでしょう。顎や額など，顔の緊張や収縮に気づくことは非常によくあります。明らかに，これらの部位は腕を上げることに何の貢献もしていません。では，なぜ収縮しているのでしょうか。これらの収縮は，私たちが不快な経験に対して，嫌悪で反応しているというサインなのです。これを知ったうえで，呼気ではあらゆる抵抗や拘束の感覚を捨てるようにする一方，吸気と共に身体のこういった部位に優しく好奇心に満ちた育むような注意を吹き入れることができます。ベストをつくして，あらゆる緊張を可能な限り呼気と一緒に出て行かせるのです。おそらく，顔がゆったりして軽くなったという感覚は，不快に対抗する嫌悪で緊張し身構えてしまう自動的習慣から，マインドフルに自分自身を解放したという直接のフィードバックを与えてくれるでしょう。

　マインドフル・ストレッチは，不快に対応する新たな「反自動的」な方法を探究するための，非常に有用な訓練の場になってくれます。実際

にこれは，自分が不幸感に滑り込んでいっていると感じたときに，心のモードをシフトする計りしれないほど貴重な方法も提供してくれます。例えば，付属CDのトラック2をかけ，比較的短時間，身体の動きや感覚に注目するだけで，心の明晰性を回復できるかもしれません。気分が

> 顔は「風向計」になり，緊張を測定します。顔の緊張は嫌悪が作動中だという信号です。顔の筋肉がもっと柔らかくなれば，嫌悪からある程度マインドフルに解放されたことを示します。

すぐれないとき，集中するのが難しく思えるとき，ストレッチをしたり，ひねったり，何らかの形で身体を使うときに発生する，感知可能な感覚への気づきを自分の基盤とするといいでしょう。不幸感が深まると無気力が頭をもたげるものですが，この穏やかで常にチャレンジを要求する身体活動には，その無気力を切り抜けるような，直接的な活性効果と覚醒効果があります。実際，マインドフルにヨガをしながら，悲しいまま，不安なままでいるのは非常に難しいことです。まるで文字通りにも比喩的にも身体を——それに加えて心も——掃き清めているかのようです。

座ったままの瞑想で境界に働きかける

　第6章で私たちは，長時間じっとしていると，ある程度の不快を経験するということを知りました。特に床に脚を組んで座っているとひどくなります。一方なり両方なりの膝，背中，首，両肩などが痛み始めるかもしれませんし，痛みは時間と共に強まるかもしれません。劇的に痛くなることもあるでしょう。座ったまま行う瞑想は，まず息の感覚刺激そのものに注意を向け，ひとたび気づきの範囲が比較的安定したらそれを次第に拡大し，身体全体または強い感覚を発生させている特定の部位の感覚を含めるようにと進めていくことを思い出してください。ここにもマインドフル・ヨガでの場合と同様に，境界に働きかける能力を発達さ

せる効果的なチャンスがあります。最初の反応が強い嫌悪であったとしても，何にせよ，そこにあるものに向き合い，受け容れていくことで，身体における経験と友達になるのです。第6章でみたように，注意がこのような不快な感覚に繰り返し引き寄せられてしまうときには，気づきの範囲内に最大強度の部位を含めて，はじめはほんの少しの間であったとしても，瞬間ごとにあるがままの姿を経験すればいいのです。ここでもまた，その瞬間の限界に達したと感じるまで，感覚刺激そのものの中へ入ってそれらを抱擁することによって境界に働きかけ，自分の境界と限界に穏やかに愛情をこめて全ての注意を向けるのです。感覚に関わる情報を収集して再編成し終えたら，意図的に思いやりを持って撤収し，注意を最も強い刺激部位からずらして息や身体全体に戻る準備をするのです。これを実行するには多くの方法があります。

❖ ひとつの可能性は，強い刺激の部位全般の中で注意を逸らすことです。最も強い部位に集中するのではなく，より強度の弱い部位に集中するのです。

❖ 別の可能性としては，不快と共に呼吸することです。強烈な感覚への気づきと背景の息への気づきを共に維持するのです。

❖ もし強度が圧倒的なものになってきたならば，注意の焦点をその部位から全面的に移行して，呼吸だけに注意の焦点を合わせることもできます。

❖ そして座ったままの瞑想実践の間に強度が過度になったなら，いつでも意図的に身体を動かしたり姿勢を変えることができます。これ自体が優しく知的な行為であり，失敗の一種ではありません。それに姿勢の変化に気づくこともできるので，感覚の強さへの対応法にかかわらず気づきは持続したままそこにあります。

ここでの要点は，内的経験が不愉快で難しいものであったとしても，それと関係を保っていく別の方法をこの実践自体が発見させてくれることです。実践は，一気に全面的に自己を投じなくてもいいことを思い出させてくれます。水温を試してみるために，つま先だけを水に浸してみるようなものです。

> 身体的不快を無視したり排除したりしようと試みるのは止めましょう。むしろ友好的な好奇心を持って注意を払うようにすると，経験を変容できるのです。

気づきの力は，発生するあらゆることを押しやったりそこから逃げたりせずに，それらを含むことができるものですが，これは他のどのような身体的あるいは感情的苦痛の強烈な経験にも応用できます。感じているあらゆることを実際に気づきの中に抱擁して友達になれば，自分自身のケアができるという発見をするのです。この気づきとは，思いやりと穏やかな受容に満ち，私たちの中で発生していること——それが何であろうとも——に対する興味で満たされた気づきなのです。

アンソニーの話

アンソニーの経験は，マインドフルネスを開拓することで可能となる変容を示しています。彼は常に緊張して落ち着かない感じだったので，マインドフルネスのクラスに来たのでした。しかし，身体への集中はさらに不快に気づかせただけでした。彼は最初，身体の緊張というフィーリングとただ「一緒にいる」ことができませんでした。物事が違うようにあることを望み続け，瞑想しようと試みても気分が改善しないのでフラストレーションを感じていました。そんなある日，森を散歩中に彼の犬がスズメバチの巣にちょっかいを出してしまいました。犬を引き離した後，アンソニーは自分の脚がハチで覆われていることに気づきました。数匹が彼を刺したので，薬を塗るため急いで帰宅しなくてはなりませんでした。1日2日と経っていくうちに，刺されたところは痛くなく

なりましたが，猛烈に痒くなりました。引っかいてはいけないと強く言われてはいたのですが，あまりにも痒みが強くて，どうにも我慢できなかったのです。彼は，痒みと不快をより精密に探求するために「中へと吸い込んで」，気づきをもたらす実験をしてみようと決めました。彼は痒みが単なる1つの感覚ではなく，多数の感覚の束であることに気づきました。さらに，この感覚刺激の束は瞬間ごとに変化しました。急速に変化する感覚もあれば，もっとゆっくり変化するものもありました。

　後に彼は，痒みという身体的不快に対処して編み出した技能を，より直接的に感情と関連している不快に対して応用することができました。身体が緊張して感じたとき，うんざりしたり無視しようとしたりするのではなく，それに絡んだ多様な感覚刺激と密接に接触しながら，緊張の内側に留まって，共に呼吸して，近づいていけたのです。彼は，身体に対してもっと思いやりの感覚をもつことができるようになり，自分自身に向かってはより受容的な態度を取ることができるようになったことに気づきました。

　アンソニーは困難の回避（自分自身を経験から遮断する）と困難への接近（経験に対して来るもの拒まずという態度を取る）の違いを学んだのです。この差異は非常に小さなものかもしれませんが，彼にとっては自由を与えるとても解放的なものであることがわかりました。このような解放感が生じるのは，回避から受容への移行が，回避の基盤にある脳のパターンから，接近の基盤にある新しい脳のパターンへの移行を伴っているからです。迷路のねずみ実験の場合と同様，この新しいパターンはより柔軟な対応を可能にします。

　何か自分にとって脅威となるものを予期して，緊張したり，身構えたりしていることが身体を通じて感じ取れたときには，脳が回避モードに転換しつつあることを示しています。それへの対応として，私たちのマインドフルネスは好奇心，共感，好意のような接近の性質を持ち込み，脳が回避パターンに転換する傾向を「歓迎」に関連するパターンをもっ

マインドフルな気づきと不愉快なフィーリングとの共存を学ぶことは，困難に直面しながら，何かしら理想の幸福に向かって骨折りをする

> 私たちは現在のところ，身体への信頼と自分が有している自分自身のケアをする能力への信頼を構築中です。

ことではありません。それでは，私たちが固執するゴールの別のパターンに過ぎなくなってしまいます。そうではなくて，困難な状況とそれへの嫌悪も一緒に，苦しんでいる子どもを抱擁している母親のように，オープンで共感的で受容的な気づきの中に浸すのです。私たちは身体的不快に対してだけではなく，感情的不快に対しても，このスタンスを取ることができます。

困難な感情を変容する

　不愉快な感情には，必ず身体の感覚やフィーリングが伴います。私たちがこういった強烈な感覚や不快の部位そのものの中に，穏やかに注意を集中すれば，即時的効果も長期的効果も現れます。すぐには役に立たない心の回避傾向を弱めることができます。また，悪循環と気分の螺旋への下降を持続させてしまう，身体感覚，フィーリング，思考の間の自動的な連鎖を切断できます。長い目で見ればより巧みに，不快な経験とかかわりながら存在する方法を育てることができます。不快な経験を「悪い，脅かしてくるもの」と受け止めて回避を誘発し，苦しみにとらわれるはめになるのではなく，等身大の不愉快な経験を見，受け流していくのです。過ぎ去っていく心的出来事，すなわち身体感覚，フィーリング，思考の束として見始めるということです。できる限り，心配，憎悪，恐怖の感覚ではなく，興味と好奇心の感覚をもってそれらに挨拶しましょう。歓迎して招き入れるのです。どのみち，それらはすでにそこに存在しているのですから。

MBCT プログラムでは特に，感情的に厄介な状況の感触を調査するための実践を目指しています。この実践は，決定的な瞬間における巧妙な対応を探求して開拓するのに役立ちます。私たちは困難なシナリオや状況を意図的に心に思い浮かべることからスタートします。それからそれに気づきをもたらし，その中に息を吸い込み，それが存在できるような広いスペースを見つけて，身体という場で働きかけるのです。以下にやり方を示します。指示に従って始める前に，数分間，呼吸と身体に焦点を合わせて落ち着くことをお勧めします。

困難を招きいれ，身体を通じて働きかける

　数分間，呼吸の感覚刺激に焦点を合わせて座っていましょう。それから，身体全体を取り込むように気づきを広げましょう（座位の瞑想：呼吸と身体のマインドフルネス，165 〜 167 ページ参照）。

　準備ができたら，現在あなたの人生で進行中で，少しの間，共に存在しても構わないような困難を心に思い浮かべられるか，試してください。それは非常に重要とか，決定的なものである必要はありませんが，いくらか不愉快で未解決だと気づいているものにしてください。誤解や口論のように，それが起こったことに関して怒り，後悔，罪悪感がある状況などがいいでしょう。何も思いつかなかったら，近い過去でも遠い過去でも，以前の出来事でかつて不愉快の原因になったことを選んでもよいです。

　さて，その心を乱す思考や状況——心配や強烈なフィーリング——に焦点を合わせたら，その困難が喚起する身体のあらゆる感覚刺激に受信機を合わせるため，しばらく時間を取りましょう。身体の中でどのようなフィーリングが発生しているかに注意し，近づき，身体の中で起こっ

ていることを調査できるか確認してください。身体の感覚にマインドフルになり，抱擁や歓迎の意思表示をしながら，身体の中で感覚が最も強い部位に意図的に注意の焦点を向けるのです。これには，吸気と共に身体のその部位に息を吸い込み，呼気ではその部位から吐き出すこと，感覚刺激の探求，ある瞬間から次の瞬間への強度のアップダウンの観察も含まれます。

ひとたび注意が身体の感覚刺激に落ち着いて，感覚が気づきの範囲内に鮮明に存在するようになったら，それがいかに不愉快なものであっても，時々自分自身に「大丈夫。何であっても，すでにここにあるのだから。それに対して心を開こう」と言って，どのようなものであれ，経験している感覚に対して受容的でオープンな態度を深めましょう。それから，こういった感覚や感覚にどいういう態度をとっているのかに気づきながら，ただ一緒に留まっていましょう。共に呼吸し，受け容れ，存在を許し，あるがままの姿にさせておくのです。「まさに今，ここにあるのだ。何であっても，すでにここにあるのだ。それに対して，心を開こう」と繰り返すとよいかもしれません。どのような緊張も身構えも捨てて，気づいた感覚を優しく受け容れる姿勢をとりましょう。息を吐くたびに，自分自身に「優しくしている」または「開いている」と言いましょう。「すでにここにある」または「大丈夫」と言っても，その状況を判断しているわけでも万事がうまくいっていると言っているわけでもなく，単に，今現在，気づきが身体の感覚刺激にオープンであり続けるよう，助けているに過ぎないと覚えておきましょう。お望みなら，瞬間ごとに感覚と共に呼吸しながら，身体の感覚と出入りする息のフィーリングの両方を，気づきの中に保つように実験してみても結構です。

そして，その身体の感覚が，もはや前ほどあなたの注意を引き寄せていないと気づいたときには，呼吸に焦点を戻し，それを主たる注意対象

にして継続してください。

　次の数分間に，強い身体の感覚が全く発生しなかったら，特定の不快な感情を伴わないものでも構わないので，あなたが気づいたどの身体感覚とでも，このエクササイズを自由に試してください。

アマンダの話[注46]

　アマンダは私たちのプログラムの参加者で，最初はこの実践にてこずりました。困難な状況を思い浮かべるように求められたとき，彼女の最初の反応は「できるのか自信がありません。何も考えつきません」というものでした。このエクササイズを失敗すると心配したのです。それから，何かが突如として彼女の心に浮かびました。それは彼女の息子に関係したことでした。

　「最近，息子は私たちに本当に苦労をかけているのです。いつもどこかへ出かけていて，私たちには到底信頼できないような人たちとつるんでいます。警察も関係する重大な危機が2カ月前にありました。この件が心に浮かぶや否や，また心の外に追い出すのが難しいだろうとわかりました。全く考えないように努めていますが，考えてしまうと必ず，私のしたことはどこが悪かったのだろうと悩むのです」。

　アマンダは，この困難を心の外に追い出すことはできないと信じています。前にも「失敗した」経験があるからです。今や彼女は，このようなジレンマを生み出してしまうなんて，自分はいったいどうしてしまったのだろうと，自分自身を価値判断し非難しています。この面倒な状況がすぐに，「反芻」と私たちが呼ぶ衝動的な思考モードの口火を切ってしまう点に注意してください。

　次の指示は，身体の感覚とフィーリングに集中することでしたが，彼女にとっては非常に難しいものでした。最初は，呼吸が完全に止まって

しまったかのようでした。それから彼女は，身体の大部分が緊張していることに気づきました。通常なら彼女は何か他のことを考えようと——気を逸らそう，ポジティブに考えようと——必死で努力したでしょう。しかし，ここでは，身体の最も緊張を感じる部分に注意を向けるように，そしてその中へと息を吸い込むように勧められました。その瞬間にどれほど緊張していたかにはっきりと気づいて，アマンダは全身を含めるように意図的に注意を拡大し，緊張と収縮が一番激しい場所へと息を吸い込みました。

すると，全く予想していなかったことが起きました。彼女は突然，こういったフィーリングにいくらかのゆとりを与えられる，と気づいたのです。「空気が出入りして，突然，とても大きな空っぽのスペースがある感じになったのです」と彼女は言いました。「ほら，休暇から戻って来ると，ときどき家がちょっとかび臭くなっていて，空気を通すために扉や窓をみんな開けますよね？ そのような感じでした——扉や窓は開いていて，カーテンが風に吹かれていて，空気が出たり入ったりしているのです。そして，これは本当に驚きでした。息子についての緊張は，まだそこにありました。私は，ああ，まだいたのね。でも，気にしないわ——風が通っているし，それはそれでいいのだわ，と思いました」。

予期しなかった違いは，アマンダが困難を見つめられたという点です。彼女の身体のフィーリングは，まだ少々緊張したものでしたが，周辺を空気が流れうるという感覚が伴うことで，緊張の領域はずっと小さくなったように思われました。

アマンダの経験は，承認し，存在を許し，それを追いやらない形で困難なフィーリングや記憶に働きかけることは，実際に可能であることを示しています。私たちは，「瞑想というのはこのような恐ろしい心の状態を除去する賢い方法である」と考えてしまいがちです。けれども，マインドフルネスは何かを取り除こうとするものでもなければ，このよう

なフィーリングを発生「させないでおく」ものでもないと，心に留めておくことが重要です。感情の状態についてのマインドフルネスを開拓する背景にある意図は，不幸感にとらわれずに感情の状態にかかわっていく方法を学ぶことです。正しい軌道に乗っていると確認するひとつの方法は，このようなフィーリングの周りに空間的広がりの感覚を持つことです。アマンダにとってそうであったように，まさにこの瞬間にも困難なフィーリングはここにあるのですが，なぜか心の中でそれほど多くのスペースを占めていないのです。それらは，よりいっそうの気づき，洞察力に富み心を開いた気づきの中で見られ，保たれます。そして興味深いことに——この点は，あなたが自分自身で探求して，色々やってみることができますが——，気づき自体は，苦痛でも不幸でもなく，全くとらわれていないのです。

　アマンダが困難を相手にした経験を描写した言葉は，実に多くのことを教えてくれます。「はじめは，硬い岩の塊のようでした。巨大だったのです。あまりにどっしりしていて，よけることもできなかったのですが，そのときには縮んで小さな石になったのです。それはまだ石ではありましたが，小さかったのです。本当によかったです。なぜなら，私は多分，その問題を押しやっていたので，言ってみればその上に座ってそれが全面的に表面に出ないようにしていたのだと思いますから。以前は，それが存在することすら認めませんでした。私を圧倒してしまうと思ったのです。受け容れるには度が過ぎていたので，私の自然な反応は，ただ緊張して，押しやってしまい，全くそれに触れないというものでした」と彼女は言いました。

> 困難の除去に役立つことを願って意図的に注意を向けると，いっそう身動きが取れなくなるだけかもしれません。

　アマンダは，あるがままの姿でここに存在することを許す行為が持っている，変容力を発見していたのでした。第6章で紹介した迷路のねずみ実験で見たように，同じ行為で

も，恐れている対象から逃げるために実行される場合と，ポジティブなものにアプローチするという動機を持つ場合とでは，非常に異なる結果を生み出すのです。

メグの話

　私たちがここで述べている実践のポイントは，治療プログラムという実験室と瞑想実践の中で，不愉快なフィーリングや感情に対応する効果的な方法を探究・開発するチャンスを次々に提供することです。プログラムセッションというとても落ち着いた学習状況で養われた技能は，その後，本当に必要とされているところ──毎日の生活──で使うことができます。ときに，効果はかなり劇的です。メグが発見したように。
　「昨日はひどく怒りを感じながら目覚めました。湯気が出そうなほどでした。何が問題なのか，私は明らかにわかっていました。前日，私の指導教員とミーティングをしたのです（私は資格を取るために夜間コースを受けていました──それで，全員があるプロジェクトをやらないといけないのです）。指導教員の女性はフィードバックできるように，私の書いたプロジェクト記事の草稿を事前に読んでおくと約束していました。締め切りが近づいていて，他にすべき仕事もたくさんあったので，それを休日に仕上げるために彼女のコメントをちょうどそのときに必要としていたのです。私が到着すると，彼女は謝って，まだやっていないと言うのです。出張していたとか，何とか言って。彼女はざっと流し読みして，書き直し方について一般的なコメントをすると，大丈夫だろうと言いました。ミーティングはそれで終わりになり，私はその件についてかなり納得していました。翌朝書き直し始めることに決めて，床に就いたのです。それが一昨日でした。
　でも，彼女に会った次の朝，非常に苦々しい思いで目が覚めました。頭の中では怒りの思考がぐるぐる駆け巡っていたのです。彼女は草稿がいつ届くか知っていたのに。どうでもいいと思っているんだわ。おそら

く，私の指導教員なんてしたくないのよ。いいわ，彼女がそう感じているのなら，コースを辞めるわ。続けなくてもいいのよ。彼女に手紙を残して，クラスには戻らないと伝えればいいだけ。そうしたら，彼女も悪かったと思うでしょう。こんなふうに考えているなんて愚かだと，私は自分自身に言いました。自分は過剰反応していると。けれども，私が落ち着いたと思った瞬間に，腹が立つような別の考えが浮かんできたり，彼女が私の手紙を開けるところを想像したり，大学から歩き去る自分を想像したりしたのです。

　怒りの湯気を出し切るまで，5分間くらいそのまま横になっていたと思います。それから私は，この手の独り言にはまってしまったときに何をすべきかを学んだことを思い出しました。思考から離れて——思考や感情が身体でどのように感じられるか，ということに気づきを移行するのでした。私は自分の身体に注意を移し，胸部と腹部に非常にはっきりと緊張を感じることができました。私はベッドに横たわって，身体で起こっている緊張のフィーリングの感覚を，ただ気づきの中に保ちました。次の瞬間，その感覚は消え去り，怒りも一緒に消えたのです。全く一瞬のことでした。信じられませんでした。手を触れた瞬間のシャボン玉のように——フッと消えてしまったのです。

　そこで私は起き上がって机のところに行き，コンピュータのスイッチを入れ，プロジェクトの書き直しをしました。それ以降も時々，私は彼女が草稿を読んでいなかったことをまだ考えてしまいますが，前のようにカッカすることはもうありません」。

　これは，ほとんど魔法のように思われます。実際，マインドフルネスに基盤を置く訓練プログラムを終えた人たちは，メグのような経験を描写するのに，奇跡といった言葉を用いることがあります。マインドフルネスが発達すると，思考や感情を，沸騰している鍋の底から上がって来る泡のようなものとして観察できるようになるのです。表面でパチンパチンと割れるのをただ見ているのです。ときには，気づき自体が思考や

フィーリングに触れて，メグの言うシャボン玉のように「フッ」とそれらをはじけさせてしまうかのように感じます。チベットの人々はこれについて，思考は純粋な気づきの領域に入ると「自己解放」すると言ったりします。

メグの経験は，私たちが扱いにくく望まない感情を経験し，そのようなフィーリングや感情が身体で経験される場合は，そこに意図的に思いやりのある，または許容的な気づきをもたらすことにより，その経験を変容できることを示しています。ここでもまた，感情的反応の最初の兆しが現れた，まさにその瞬間に，身体を通して働きかけることで気づきを開拓していけば，執拗な不幸感やうつに陥ってしまう可能性を避けられることがわかります。これは，格闘することなしに，固執する不幸感と一緒に存在する方法を授けてくれます。私たちがどれほどの困難の真っ只中にいてさえも，生きている状態を存分に経験できる可能性を差し出してくれるのです。

誠実と開放の道を行く

もはや明らかでしょうが，身体を通して困難に働きかける行為は，困難のおぞましさについて，ただしかめっ面で考えることを意味するのではありません。マインドフルネスは，ストイックな態度や思考のエクササイズではないのです。本章で例を挙げたアンソニー，アマンダ，メグには，好奇心と自己共感という要素と共に，経験に対して全面的な気づきをもたらす勇気がありました。結果として，困難な感情との関係が劇的に変化したのです。

過去に彼らが身体で感じていた緊張は，困難なフィーリングに圧倒されないように，自分自身を保護することに関係していました。けれども，これでは感情を処理するプロセスの正常な展開と解決が凍結されるばかりだったのです。嫌悪と回避とその周辺のすべての緊張のために，

自己批判の古傷と古い習慣の乗り越えが妨げられてしまうのです。

　困難に直面しながら，習慣的で本能的な防衛を無条件に取り下げることのできる基本的な自信を獲得するには，当然ながら時間がかかります。ときとして，特に深刻なトラウマを抱えながら生きる人々の場合，この種の学習を効果的に実行するには，保護的で高度に支援的な治療的環境が必要となります。特に苦痛な記憶が含まれているのであれば，私たちはそれぞれにペースを選択して，苦痛で困難なフィーリングの鋭い刃に働きかけるのです。こういったフィーリングと向き合って，それを経験することに前向きになるのは，非常に勇敢な一方で過激で危険なことだとも思われます。自分を護るためのあらゆる常識的本能に逆行するからです。しかしながら，本当に心の習慣的反応から解放されて自由になりたいのならば，選択肢は他にないかもしれません——結局，誠実さと本物の開放こそが，癒しと解決を提供する唯一の道なのでしょう。他の道は十分な深さがなかったり，真正さを欠いていたりするのです。

　この徹底的な受容の態度は，13世紀のスーフィ教［訳注：イスラム教の一派で禁欲主義的な宗派］の詩人であるルミの詩に，簡潔かつ深遠に表現されています。

ゲストハウス[注47)]

「人である」ということは
ゲストハウスであるということだ。
毎朝，新たに到着する者がいる。

喜び，落ち込み，卑劣さ，
瞬間的な気づきは
予期せぬ訪問者としてやってくる。

第7章　フィーリングと友達になる

> あらゆるものを歓迎し，もてなそう！
> 悲しみの群れが来て
> 荒々しく家具を掃き出し，
> 家を空っぽにしようとも
> なおも客人ひとりひとりに
> 敬意をもって応対するのだ。
> 新たな歓喜を迎えるための
> 清めとなっているかも知れぬから。
>
> 暗黒の思想も，恥も，悪意も，
> 笑いながら玄関で迎え，
> 中へと招こう。
>
> 誰がやって来ようとも
> 感謝を忘れることなかれ
> 彼方からの案内人として
> それぞれ送られて来たのだから。

　古傷や現在の痛みまたは困難に，より幅広い瞬間ごとの気づきを向ける行為の利点は，私たちの心と身体に対して新たな可能性を開くことです。「これを新たに始めましょう。困難がここに存在することを許しましょう――私は瞬間ごとに，ただ困難と一緒にいましょう。優しく抱きしめて『大丈夫だよ』と言ってもらうことを必要としている，真夜中に目を覚ましてしまった病気の子どもであるかのように」と言っているのです。

　マインドフルネス実践では，穏やかさと優しさの気持ちが冒険と発見

> 徹底的受容は，苦痛な経験に直面して私たちの心がどんどん束縛され，縮まってしまうことを防いでくれます。事態が最悪に思われるときでさえも，私たちが人生の豊かさを存分に経験するように招いてくれます。

の気概に組み合わされています。「この瞬間に——またこの瞬間に——そしてこの瞬間に——何があるか確認しよう」というわけです。この意味するところは，私たちには常にこの瞬間の問題しかない，ということです——そして，こういった問題はまさにこの瞬間には問題ですらないかもしれません。しばしば私たちは反射的にそうしてしまいますが，これは来週，来年，残りの人生の問題を積み上げるということを意味してはいないのです。もし私たちの思考が，自分の人生は常にこんなものだ（「自分はどうせ，こうなのだ」）と説得してくるのなら，苦痛，緊張，悲しみで始まったものが，さらにひどい苦しみを生み出してしまうでしょう。しかし，これらの思考，フィーリング，そして身体の感覚と共に，この瞬間だけのために，そしてこの瞬間の中にのみ存在するのならば，そして次の瞬間には心のパターンが何らかの形で変わるのならば，そしてまた，その次の瞬間にも再び変化するのであれば，物事が全く違う形で展開する可能性が出てきます。その可能性は常に今にあるのであり，それゆえに『ゲストハウス』の詩が提案するまさにその方法で，常に「変化を起こすことが可能」なのです。

困難な感情と共に存在することから獲得できる智慧

　困難な感情に関する価値判断を一時停止し，私たちの知覚の仕方を変化させることはとても役立ちます。不愉快な感情というのは心地よい感情と同様に，身体感覚，思考，フィーリングの集合体で常に変化しているものです。まるでそれ自体の生命を持っているかのように見えますが，気づきの中で出会い抱擁できるものです。

　感情と折り合いをつけるということは，感情を深く見つめるという意

味です。癒しの中核に，そして自分自身に向けて行う癒しの行為の中核にあるのは，困難自体の真ん中に見つけるものを何であれ優しく，思いやりをもって受け容れることです。ここでの発見は驚くべきものかもしれません。特に何かを恐れていると意識していなくても，恐怖が気づきの表面に上り続けてくることを発見するかもしれません。初めて，深く痛みを感じさせる空虚感に気づくかもしれません。いつもあるように感じられていた鈍い痛みが，実際には引いたり満ちたり，上昇したり下降したりしていて，痛みという一言では決して言い表せないような多様なフィーリングで構成されている，とわかるかもしれません。こういったフィーリングが，この瞬間に自分の一部となっていると悟り，徹底的に受容すれば，心が「嫌悪スイッチ」をオンにするのを防止するのに役立ちます。嫌悪スイッチは，そのフィーリングを除去しようと必死に考えを重ねるという事態に到るものです。

　困難な経験のまさしく身体的側面に焦点を合わせると，知覚における重要な変化の触媒作用が起こります。嫌悪の信号となる身体感覚には，人それぞれにユニークで特有のパターンがありますが，身体感覚に焦点を合わせることはこのパターンに慣れる点でも助けとなります。このパターンを認識することを学ぶと，より迅速にそのパターンを特定するのに役立ちます。自分の人生の中でその典型的パターンが何度も何度も現れるのを見るうちに，困難な感情は問題でも脅威でもないという見解……嫌悪そのものさえも，単なる古い習慣と見る力が強く支援されるのです。最終的には，嫌悪を「頻繁にやって来るおなじみの訪問者」と認識するようになるかもしれません。「ああ，またあなたですか」というふうに。この訪問者が私たちに与える影響を何度も繰り返し見ていくと，こういった訪問は私たちにも他の誰にも全く有益ではなく，またそれがもたらす苦痛の力にもかかわらず，この訪問者はしばしば考えているほどには強力でないことも，よりはっきりとわかり始めるかもしれません。こうした認識は，嫌悪の支配力から私たちが抜け出るのを容易に

してくれるでしょう。

　これはまた，私たちの苦しみの経験に影響します。マインドフルな気づきを実践し始めた後も，あなたが苦痛を感じるか否かについて予言するのは不可能です。私たちは，ある一瞬が訪れるときにのみ，それを調べてみたときにのみ，その一瞬を知ることができます。私たちに言えるのは，痛みが存在していても，開放性の感覚と共にそれを抱擁できれば，そうでない場合よりも我慢できるであろうということです。痛みはまだ存在しても，苦しみは少ないでしょう。

　実際に経験の中で展開していることにマインドフルな気づきを向けても，身体における最悪の感覚を必ずしも変えられるわけではありません。しかし起きていることをより正確に精密に見ようとするなら，あらゆる機会にそうできます。そして，これは私たちに選択の力を与えてくれます。古くからの精神的習慣との関係を全面的に異なるものにするという決断ができるのです。『ゲストハウス』の詩で提案されていたように，あらゆる悲しみや怒りの思考やフィーリングに対して，気づきをもってオープンになると決めることもできますし，あるいは，尻込みしてそっぽを向くという習慣的な傾向に屈すると決めることもできるのです。

　私たちの古い習慣が「困難の回避は必須である」と，私たちに説得を図るかもしれません。しかし，これは真実ではありません。代替案もあるのです。自分を落ち込ませたり，進むのを邪魔したりするものから自由になれるのです。ひとたび見方を身につければ，私たちの世界には，不満という牢獄の中で想像していたよりも，はるかに多くの可能性があることがわかるでしょう。

> 困難を避けるのは古くからの強制的な習慣です。しかし，代替案もあるのです。

第8章　思考を心の創造物として見る

　自分が12歳で学校に行っていると想像してください。退屈な日ですが，水曜日だと思い出すと気分が明るくなりました。お父さんが放課後に迎えに来て，新しいランニングシューズを買いに連れて行ってくれると約束していたのです。お父さんとお母さんが離婚してから7カ月になります。あなたはお父さんがいなくて寂しいので，このような買い物のお出かけを楽しみにしているのです。

　放課後，他の子たちとバスを待ちはしません。しばらく校舎にいて，それから道のほうにふらふらと出て行きます。お父さんはまだいませんが，それは構わないのです。きっと忙しくて手が離せなかったのでしょう。来ないなどということは決してありません。10分が過ぎ，15分が過ぎ，先生の何人かが車で学校を後にするのを見ます。先生の1人が止まって，大丈夫かと聞くので，「大丈夫です」と言います。30分後，暗くなり始めます。すべてのスクールバスは，とっくに行ってしまいました。

　お父さんがどこにいるのか，あなたは心配し始めます。事故にでも遭ったのだろうか？　忘れてしまったのだろうか？　絶対にない。携帯電話があって，電話できたらいいと思います。他にひとりぼっちだと感じたときのことを思い出します。惨めな気持ちになってきます。どこですべてがおかしくなったのだろう，と思います。学校は楽しくなかった。自

> 分には他の子たちのように仲のいい友達がいないから。
> 　あなたは自分自身を元気づけようと試みます。今夜，どんなテレビ番組があるかな？　駄目です。好きな番組は昨日でした。月曜の晩です。月曜？　じゃあ，今日は水曜日じゃないってことだ！　なんてこと，曜日を間違えていたのです。馬鹿だなと感じながらも，ほっとして，幸せにさえ感じます。あなたは学校に走り戻って，守衛さんに，お母さんに電話できるかと聞きます。

　上記の場面を読み，自分がこの子どもだと想像して，どのように感じましたか。心の中で何が起こりましたか。

　自分がこの子どもだと想像すると，あなたのフィーリングが，第一に各段階で父親に何が起こったのかについて考え想像したことによって，第二にこの思考・想像から導き出された人生の全般的な物事について心に浮かんだことによって生じたことに気づくでしょう。この物語では，1つの出来事で活性化された思考が，他の思考やフィーリングを思い出させることがよくわかります。例えば，父親が去ってしまったので寂しいと感じると，自分は他の子ほどたくさん親しい友達を持っていない——私たちの多くにとって，これは成人期にまで持続するフィーリングです——という思考が出てきました。

　この物語のターニングポイントは，この子どもが曜日を間違えたと気づいたときに起こります。「今日は水曜日ではない」という新情報は，子どもの状況の見方を完全に変えてしまいます。そして，感情の変化が視点の変化に続きます。

　これは物語に過ぎませんが，私たちの誰もが，この物語の中の子どもがしたように物事を誤解してしまった状況を思い出すことができます。多くの場合，感情がどれほど状況の解釈に依存しているかを理解するのは，このような機会があったときだけです。大半の場合，私たちはこう

第8章　思考を心の創造物として見る　　207

した現実との照合をしません。

　ここでの心の機能の仕方には，何の謎解きもありません。心は，目に見えた現実にフィットする物語を創りだします。この物語はひとたび生

> 私たちは常に世界について自分自身に物語っていて，事実にではなく，この物語のほうに感情的に反応するのです。

み出されると，止めるのは難しいかもしれません。しかしこの物語は，警戒を要するほど私たちの感情やフィーリングに強力な影響力を持つのです。ほとんどが現実ではなく，全面的あるいは部分的にフィクションであるとしても，私たちの感情のスイッチを入れてしまうかもしれません。子どもが経験したフィーリングのすべて——父親についての心配，見捨てられた感覚，孤独のフィーリング——は，実際には起こらなかった出来事で引き起こされたのです。実際には，父親が約束の時間に来ない，と考えただけだったのに。

　1世紀ほど昔，精神科医のジークムント・フロイトは，私たちは皆，表面に現れている意識の下，深いところに，無意識を持っているという考えを広めました。これが私たちの行動の動機づけをするのですが，その動機づけの作用方法はきわめて複雑で，掘り起こして理解するには相当な時間がかかります。当時の主流を占めていた心理学者たちは，この考えを証明不可能なものだとして拒絶し，（「行動主義」として知られる動向で）観察可能な行動に集中しました。フロイトに反発するこの反応があまりに強かったので，行動主義志向の心理療法家が患者の内的世界——思考，記憶，アイデア，予言，計画などの主観的領域——を真剣に考え始めたのは，1960年代末から1970年代になってからでした。そして，彼らは目を見張るような発見をしました。私たちの感情や行動を駆り立てるものの大半は，心の深層にある無意識ではなく，意識の表面のすぐ下にあるのです。そればかりではありません。この豊かな内的世界には，動機，期待，解釈，物語の筋などが詰まっており，覗きこむ勇気があれば誰にでもアクセス可能です[注48]。私たちは誰でも，瞬間ごと

に，心の中で進行する「意識の流れ」にもっと気づくことができるのです。これは多くの場合，実況中継という形態を取ります。これが私たちにとって潜在的に有害なものであるとすれば，その理由は事実として私たちに注目されていないためであって，精神の深いところに埋め込まれているからではありません。私たちはその実況中継の囁きに慣れすぎていて，そこにあることに気づきもしないのです。そのようにして，これは私たちの人生を形作るのです。

ひとたび私たちがある特定の状況に反応してしまうと，自分の解釈が実際正確であったのかどうか，確認のために戻ることは稀です。もちろん，父親が本当に子どもを迎えに行くのを忘れたという可能性も十分にありますし，それは起こりえます。しかし大半の場合，私たちの心は選択肢の全てを考察することはありません。大抵は単なる反応に過ぎない第一印象を，現実に関する正確な読み取り——現実の本当の姿——として採用してしまいます。

本章冒頭での父親を待つ子どもの例と，通りの反対側から歩いてきた友達があなたに気づかなかった場面を想像するように求めた第 1 章のシナリオの例は，私たちの気分や考え方のちょっとした違いでさえも，ある出来事に対する私たちの見方全般を決定しうる，という事実を示しています。このような気分や思考の小さな変化は心をもつれさせてしまい，「考える心」は現れることのない答えを発見しようと反芻に反芻を重ねて，最後にはさらなるフィーリングやうつの螺旋の下降を生み出してしまいます。こうして私たちは物語——「私についてのドラマ」——を生み出し，次第に「今，ここ」から遠く離れ，物事の実態からもはるかに遠ざかってしまうのです。私たちは自分自身ででっち上げた脚本が心に据え置かれると，知らず知ら

> 私たちが自分ででっちあげてしまう物語の脚本は——どれほど「今，ここ」の真実を表現するには遠いものでも——現在や未来に対する確固たる評価基準となってしまいます。

ずのうちに，現在と未来についての判断をする評価基準として，それに——「今，ここ」に戻って確認することなく——依存してしまう可能性があります。知らないうちに私たちの思考は，水面に書かれた言葉のように儚(はかな)いものではなく，石碑に刻まれた言葉のように確固たるものとなってしまうのです。

思考を思考として見る

第1章と第2章で見たように，私たちの思考は私たちのフィーリングや身体感覚に影響し，それ自体もフィーリングや身体感覚に影響されます。けれども，このことは私たちの思考を真実にするわけではありません。どれほど説得力があると感じても，思考はあくまでも思考に過ぎないのです。

ここまで学んできたように，マインドフルネスを基盤におくプログラムを用いて精神のバランスを回復する非常に効果的な方法のひとつは，身体におけるフィーリングの直接経験に注目することです。思考に関しては，マインドフルネスを通じて，新しい全く異なる関係を開拓できます。分析したり，発生源を解き明かそうとしたり，何らかの形で取り除こうとする代わりに，ただここにそれが存在するということを承認するのです。気づきの中で直接，思考を実際の姿で見るのです。すなわち，単なる構築物，心が生んだミステリアスな創造物，現実を正確に反映しているかもしれないし，していないかもしれない心の出来事として見るということです。思考＝事実ではないことを認識しましょう。思考はまた，本当は「私のもの」でもなければ「私」でもないのです。

マインドフルネスを開拓する際，思考にはこのような態度を取ります。なぜなら，「自分はずっとこんなふうに感じるんだ」といった思考

> 思考＝事実ではないという認識は，私たちにとって極めて重大な意味を持ちます。

を，「思考」として知覚すれば，私たちを動揺させる力を剥奪できるからです。恐れている（けれども全く想像上の）状況を逃れようとして堂々巡りをするようなことはもうなくなるのです。マインドフルネスの実践は，私たちが思考とフィーリングのつながりをもっとはっきりと見るように招いてくれます。しかし課題は思考にもっと気づくということだけではありません。心の存在モードの内側から思考とかかわり，異なる方法で気づくようになることが大切です。心の存在モードでは，どの思考が役に立つもので，どれが単に際限ないうつの「宣伝工作〔プロパガンダ〕」なのかが，より明確になります。

　この時点までに紹介した瞑想を実践してきているのならば，あなたとあなたの思考との関係は，すでに変化し始めている可能性があります。自分が「お決まりの」不運で陰うつな結論や憶測（「彼女は私の名誉を傷つけて，私が馬鹿に見えるように企んでいる」，「私には決してこの仕事をやり遂げられない」，「私はいつだって大まぬけなことを言ってしまう」）に飛び込んでいるのを見つけて，（多分，微笑さえしながら）以前とは異なる対応をしていることに気がつくかもしれません。きっとあなたは，こういった思考を受けても，すぐにくよくよし始めたりしないでしょう。または第7章で登場したメグのように，かつては即座に動揺を引き起こした何事かを思い出して，それで一杯一杯になってしまうことがなくなるでしょう——その思考が過去の経験による考えや思いなどを伴っていたとしても，今ではただそのままに浮遊させておけるのです。

　このような変化は，私たちがおそらく自覚しないまま，瞑想している間に，より巧みな思考への対応方法を学び始めた，という事実を反映しているのかもしれません。心がさまよっていることに気づくことは，「思考の流れに全面的に吸い込まれてしまう状態」から「距離を置いて，何が起こったのか見ることができる状態」へのシフトも含みます。意図的に思考の流れから脱出するたび，自分の思考に「考えている」な

どのラベルを優しく［訳注：「考えている」ことを非難しない態度で］貼って，思考を思考としてみなす方向へと，思考とのかかわり方の変化を強めていくのです。思考は空を流れてゆく雲や気象パターンのようなもので，単に行き過ぎてゆく心の中の出来事なのです。

自分自身の思考を聞く

　思考というものは，意識の中に発生して比較的短い時間だけ留まり，それからひとりでに褪せていきます。ただの心の出来事なのであって，注意を払うことができる「対象物」ではありますが，「私」でもなければ現実でもありません。しかしながら，思考を知覚するためには，時々，もっと具体的な視野の転換方法を必要とします。聴覚を利用するのはその手段のひとつです。

　音というものは，いつでも私たちの周りにあります。わざわざ出かけて行って探し出す必要はありません。まさにこの瞬間に，聞かれるべくしてここにあるものを聞くように，自分自身を委ねればよいのです。音は心が世界から受け取るインプットの一部なのです。

　こういった事実が，私たちの通常の音とのかかわり方を決定します。道路を走るトラックの音を聞いても，自動的にそれを自分自身の一部とは考えません。その音が外の道路にあると知っているのです。

　心が私たちの思考に対する「耳」であると考えると，耳に聞こえる音とかかわる場合と同じように，心の中に湧き起こる思考とかかわることを学ぶことができるでしょう。自分の思考に気づく能力を精錬するまでは，すなわち，思考に意図的にスペースを与え，ただありのままの姿で存在させ，真実の姿——気づきの場に現れた個別の出来事——として見て知るという実践をするまでは，通常，心が思考をどれほど「受け取っている」かということにさえも気づいていないのです。同じようにして，聞くことのマインドフルネスは，思考に対しても似たような開放の感覚を発達させる役に立ちます。思考が創造する物語におびき寄せら

> このように考えてみましょう：思考する心とは，ただ入ってくる音を聞く耳のようなものだと。

れることなく，ただ行ったり来たりするに任せるのです。

　以下のエクササイズでは，しばらくの間，音と「聞くこと」に注意を向ける実践（聞くことのマインドフルネス）をしてから，思考や思考作業に同じ方法でかかわっていくことができるかを確認します。こうすることで，注意の焦点を音から思考へとシフトすると同時に，経験の途中で「コマを止める」ための最適な条件を作り出すのです。聞くことと考えることのマインドフルネスの実践を以下で指導しますが，付属CD（トラック5）にも収められています。

聞くことと考えることのマインドフルネス

1. ほどよく落ち着くまで，呼吸と身体のマインドフルネス（第7章参照）を実践しましょう。

2. 気づきの焦点を身体の感覚から「聞くこと」へとシフトさせましょう――耳に注意を向けて，それから，どこで発生しようとも，音が発生したら受け取れるように，気づきを広げておきましょう。

3. わざわざ音を探しに行ったり，特定の音を求めて聞く必要はありません。その代わりベストを尽くして，あらゆる方向で発生する音――近くの音，遠くの音，前方の音，後方の音，横，上，下の音――を受け取れるように，心をオープンにしてください。周囲の音のスペースすべてにオープンになるのです。明らかな音もかすかな音も気づきに含めるようにしましょう。音と静寂の間のスペースそのものも気づきに含めましょう。

第 8 章　思考を心の創造物として見る

4. 純粋に音として，ありのままの聴覚の感覚刺激として，音に気づくようにベストを尽くしましょう。自分が音について考えているとわかったら，音の意味やその音に含まれる意味ではなく，できる限り，感覚的性質（音の高さのパターン，音色，大きさ，持続時間）の直接的気づきと再びつながりましょう。

5. 自分の気づきが現在の瞬間の音を主役に据えていないとわかったときはいつでも，どこに心が漂い出ていたのかを穏やかに確認して，それから瞬間ごとに発生しては過ぎ去っていく音を聞くことに注意を戻しましょう。

6. 準備ができたら，音を主役にするのを止めて，代わりに思考を気づきの舞台の主役にしましょう。どのような音が発生しても──発生，持続，消滅に注目して──気づいたように，今度はできるだけ，心に浮かぶありとあらゆる思考に，同じように気づいていきましょう──思考の発生に注目し，心に留まり，最終的には溶けて姿を消すまで注目するのです。思考の発生や消滅を強制する必要はありません。音の発生と通過を相手にした場合と同じ方法で，思考が行き来するに任せるようにしましょう。

7. 心の中の思考に気づきを向ける方法として，思考が映画館のスクリーンに映写されているかのようにするとよいかもしれません。腰掛けてスクリーンを見，思考やイメージが出てくるのを待つのです。出てきたら，「スクリーン上」にある限りは注意を払い，消えていくときには去って行かせればいいのです。別の方法としては，思考を，広い大空を横切って進む雲としてとらえてもいいかもしれません。ときには暗く嵐を呼びそうで，ときには明るくてフワフワしているのです。ときには空いっぱいに広がります。ときには完全になくなって，真っ青な空であることもあります。

> 8. もし何かの思考が，不愉快なものでも心地よいものでも，強烈なフィーリングや感情を運んでくるのなら，その「感情的負荷」と強度に注目して，すでにそうなっている姿のままにさせておくようにベストを尽くしましょう。
>
> 9. どの時点であっても，心の焦点がぼやけ，拡散してしまったと感じたなら，あるいは，心が自分の思考やイメージの創り出す物語に繰り返し引きずり込まれるなら，息と，座って呼吸している身体全体の感覚に戻って，この焦点を碇として気づきを繋ぎとめて安定させられるか，試してみましょう。

思考の流れに流されて

他の瞑想実践の間に心がさまようのと同じく，ほとんどの人がときどき，このエクササイズの間に，心がある特定の思考の流れに引き込まれ流されてしまったと気づくものです。映画の比喩に戻ると，心が座席を離れてスクリーン上の演技に吸い込まれたかのようなものです。一瞬前にはマインドフルに観察していた物語の中で，今や自分が役者となって演じているのです。このようなことが起こっていると認識したら，心が思考の流れにとらわれていたけれど，今は気づきをしっかりと取り戻した，と認めるだけでよいのです。物語の中の何らかの要素に向けられた感情的反応や強度に注目して，それから，穏やかに共感的に，心を座席までエスコートして戻せばよいのです。思考とフィーリングの映画を観賞する状態に戻すのです。どの時点でも，心の焦点がぼやけて拡散してしまったと感じたり，思考と想像の物語に繰り返し引き込まれてしまったりするなら，いつでも身体の中を動く息の感覚刺激に戻ることができます。優しく注意を落ち着かせ安定させるため，息を碇として用いるのです。

第8章　思考を心の創造物として見る

> はじめは，1回に5分ほど思考に特別な注意を集中しましょう。

この実践の難しさを認めることが大切です。私たちは思考に対して注目するよりも，思考の内部で生きることに慣れすぎているので，どのくらいの長さの時間であっても，思考とマインドフルな関係を維持するのは，極めて挑戦的なことかもしれません。

このような方法で思考に働きかけるときには用心しなくてはいけません。心の出来事としての思考に友好的な関心を抱くことと，その内容や感情的負荷に誘惑を受けることとの間には，紙一重の違いしかないのです。事実，いきなり思考の奇襲を受けて，煙に巻かれる可能性があります。自分でも気づかないうちに思考が真実で，思考イコール私たち，私たちイコール思考，という信念に引きずり込まれてしまうかもしれないのです。ひとたび私たちが思考に「なって」しまうと，潤滑油が効いた作業モードの溝を滑り落ち，いとも簡単に反芻に反芻を重ねる思考へと落ち戻ってしまいます。この思考に対する新しい関係を築くことは，短時間であれば維持するのは難しくないでしょう。しかし実践を始めたばかりの頃では，私たちが思考に長く注目するほど，逆に思考に引きずり込まれて催眠術にかかったようになり，思考に向けたマインドフルな視野を喪失する可能性が高くなるのです。

瞑想の教師であるジョゼフ・ゴールドスタインは，これをうまく説明しています。

私たちが思考の中に我を忘れるときの一体感は強力である。思考は私たちの心をさらい，押し流してしまい，実際のところ，非常に短時間のうちに遠くまで連れて行ってしまう。私たちは飛び乗ったとも知らずに，もちろん行き先など知らずに，連想の電車に飛び乗ってしまう。行程の途中のどこかで目が覚めて，考えていたことや電車に乗っていたことを思い出すかもしれない。電車から降りるときには，飛び乗ったときとは全く異なる精神環境にい

る可能性がある[注49]。

　もし思考にさらわれて人質になり，流されてしまっている自分自身を見出したならば，呼吸に集中して，すべての吸気が新たな始まりであり，すべての呼気は放出，新たな解放であることを思い出して，心を安定させて落ち着かせる（第4章）ようにするとよいでしょう。

自己批判的な実況解説に気づく

　思考を注目の主な焦点とするフォーマルな実践は，1回につきたった5分しか実習しないかもしれませんが，この新しい視点を応用して拡大するチャンスは他に無数にあります。多様な実践を実行すればするほど，物事がどの程度うまく進んでいるかを判断したり，感じる「とされている」ことを感じていないのではないかとか，瞑想を「あまりうまくやれていない」のではないかと自分自身を批判しながら自分の経験に反応していることに，よりいっそう気づくことでしょう。こういうときこそ，「価値判断をしたり批判したりするのは，単なる思考に過ぎない」と思い出す素晴らしいチャンスです。このようなとき，こうした思考パターンに心の出来事としてかかわっていけるでしょうか？　思考のマインドフルネスの実践の間に，より負荷の少ない思考やイメージにどうかかわっているかを思い出すと役に立つでしょう。この方法で実践できるようになると，同様の思考との関係をもっと多くの瞬間に導入することができ，思考の束縛から解放され，生まれつき備わっている智慧で，心の中で生じている広い範囲の思考の動きやパターンを判別できるようになるのです。時間と共に，オープンでスペースのある性質を気づきの中に経験するようになり，何であれ心や身体の領域で生じていること（価値判断的な思考も含めて）を容易に包み込めるようになり，気づきそのものの中で安らげるようになるでしょう。

ジェイコブは自分の日々の瞑想実践が頻繁に批判的な実況中継を伴うことを発見しました。また外れた。1回に30秒ぽっちも呼吸に集中していられないのか。これは時間の浪費だ。試してみる他のすべてのことと同じで、これにもヘマをしている。何もきちんとこなせないのか。お前はどうかしているのだ。何たる負け犬だ！

はじめ、ジェイコブはこの実況コメントを、おなじみの、気分を動揺させる「妨害」で、瞑想の「適正な仕事」をこなそうという自分の努力を邪魔して転覆させるものだと感じました。注意をがっちりと息に集中させておくことを適正な仕事と見ていたのです。これはよくある経験です。次第に、このような思考のパターンに思考として気づくことが瞑想なのだと認識するようになるでしょう。この点を理解するため、どのように自分自身を助けたらよいでしょうか？

ネガティブな思考パターンに名前を与える

ひとつの可能性としては、習慣的に起こるネガティブな思考パターンに名前を与えることです。「判断する心」、「希望のない心」のようなラベルを貼ったり、第二の人格として「私の最悪の批判者」、「疑うトーマス」などのように命名できるのです。重要なのは、心の広範囲にわたる内容を貫く共通のラインや全般的なテーマを指摘する方法があることです。理想としては、選ぶラベルは思考のパターンを幅広く賢明に見わたす視野に立つのに役立つものであるべきです。こういったラベルは、思考を私たち自身の一部として同定したり真実や現実の声として聴いたりするのではなく、ある程度突き放して、ただ心を頻繁に訪れるものとして見るのを助けてくれるでしょう。

ジェイコブは批判的で価値判断的な一群に「批判心」というラベルを貼れることを発見しました。ひとたびそうすると、彼は批判心の訪問に用心し、全面的に歓迎できるものではないけれども旧知の知人として挨拶できるようにはなりました。こうしてジェイコブは、批判心にネガ

ティブ思考の段々滝を誘発する力を与えずに，ただ行ったり来たりさせておけるようになったのです。この段々滝は，通常であれば，彼をすぐにも泥沼にはめてしまったであろう代物でした。彼にとってはおなじみの，ネガティブ性という泥沼です。

うつという風景でのネガティブ思考

ネガティブな価値判断的思考を「繰り返し発生する心の出来事」とみなすと，より客観的かつ非個人的な方法でかかわっていくことを可能にしてくれる点で非常に有益です。過去にうつを経験した人たちは，ネガティブ思考の正体，つまりうつという風景の中でよく見られる特徴を理解すると，このプロセスをさらに一歩進めることができます。ネガティブ思考は信頼できる真実や現実の解釈などではないのです。

自動ネガティブ思考を認識する

以下は第1章で見た，現在うつ状態にある人たちが報告している自動思考のリストと同じものです。

現在うつ状態にある人たちの自動思考

1. 世界を敵に回しているように感じる。
2. 私はだめだ。
3. どうして全く成功できないのだろう？
4. 誰も私を理解してくれない。
5. 私は人々を失望させてきた。
6. 先に進めるとは思えない。
7. もっと優秀な人間ならよかった。

8. 私はひどく弱い。
9. 私の人生は私が望むように進んでいない。
10. 私は自分にとても失望している。
11. もはや何もよく感じられない。
12. もうこんなことは我慢できない。
13. 何かに取りかかることができない。
14. 私のどこが悪いのだろう？
15. どこか別の場所にいられたらいいのに。
16. 私には物事をやり遂げられない。
17. 私は自分自身が嫌いだ。
18. 私には価値がない。
19. 消えてしまえたらいいのに。
20. 私の何がおかしいのだろう？
21. 私は負け犬だ。
22. 私の人生はめちゃくちゃだ。
23. 私は失敗者だ。
24. 私には決して成功できないであろう。
25. ひどく無力に感じる。
26. 何かが変わらねばならない。
27. 私にはどこか悪いところがあるに違いない。
28. 私の未来には希望がない。
29. やるに値することがない。
30. 私は何も完成できない。

『自動思考質問表』© Philip C. Kendall and Steven D. Hollon. 許可を得て転載。

このリストの思考を見ながら，たった今，それぞれの思考があなたの頭の中に飛び込んできたとして，いったいどのくらい強く信じてしまう

か，考えてみてください。

　終わったら，一番ひどく落ち込んだときのことを思い出して，それからもう一度，リストに戻ってください。その当時にこれらの思考が発生していたら，それをどれほど強く信じていたか，考えてみてください。

　あなた自身の経験から考えて，こういった思考のどれが，おなじみのものですか。過去にうつの期間を経験しているのならば，このリストを見ると，その当時に心を支配していた思考を進んでというわけではないにしても思い出すことでしょう。長期のうつ症状を経験したことがなくても，「落ち込んだ」と感じたときにこれらに似た思考を抱いた記憶があるかもしれません。

　私たちのプログラムに参加しているとき，このリストにある思考のどれかになじみのものがあるかと質問されて，ジェイドは言いました。「はい，全部です」。彼女にとって，このエクササイズが決定的な違いを明らかにしました。「うつの真っ只中にあるとき，私はこういう思考を120％信じていました——これが物事の姿であって，疑いはないと。残酷なものに思えましたが，私はまさしく『（そのときの私にとっての）真実を見て』いたのです。けれども今は——大抵の場合，気分がいいので——こういう思考はあまり抱かなくなりました。抱くとしても，その当時の状況がぼんやりとこだましているように思えるだけです。振り返ると，あんなことをすべて信じられたなんて，ただ不思議です。決して抜け出せない——そうです，まさにそう思われたのです。うつを乗り切るという望みなど全くないと——それなのに，私はここにいます！——抜け出せたという生きた証明です」。

　この単純なエクササイズは深い意味を含んでいます。うつになってこのリストにあるような思考を経験すると，ただの思考のようには感じられないのです。自分，自分の価値，自分の人生の状況について，真実を

語っているように思われるのです。しかし，うつを経験するほぼ全員が非常に似通った思考を抱きます。このことから全く違う可能性が提案できます。こうした思考は，うつの縄張りあるいは風景の一部なのです。色々な痛みがインフルエンザの症状であるのと同様に，うつとしての症状なのです。私たちがうつと呼ぶものの一部として行ったり来たりするのです。このように見ると，これらの思考は情報を与えてくれます。ただし，私たちが想像したものとは違う意味でです。うつに伴う思考パターンについて，つまり，沈んだ気分が思考過程に影響する方法について多くを伝えてくれるけれども，私たち自身や世界や未来の本当の状態についてはほとんど何も教えてくれないということです。ネガティブ思考に対するこの別な角度からの見方は，うつを複数回経験しているけれども今は比較的良好な状態にある人々が集まって，マインドフルネス認知療法を行う際には特に強力です。自動思考はおなじみになっていますかという質問に対して，「はい，全部です」といった答えをする人ばかりがいる場合には，目を見張るようなことが起こります。参加者の多くに「これは『うつ』なんだ——自分ではないんだ」とはっきりと知る瞬間が訪れるようです。クラスの参加者はお互いのことを「正常な」人々——友好的で支援的で面白い——と見ます。全員がそれぞれ，絶望の深みの中のある時点で，「駄目なのは私なんだ，私だけなんだ」という確信を抱いていたのです。今や，うつになっている間は他の人たちも同じネガティブな自動思考を持っていて——骨の髄まで信じきっている——とわかったのです。その結果突如として，彼らはそれほど孤独に感じなくなります。それ以上に，うつがいかに強力なものか，どれほど恐ろしく説得力のあるものかを理解し始めます。最悪の状況にあったとき，自分は世界最悪の人間であり未来は絶対に「凶」と運命づけられていると確信してしまっていまし

> ネガティブ思考は，うつがもたらす風景の一部です。その人自身なのではありません。

> 私たちの思考はしばしば，「実際に」ここに存在するものや私たちの実像ではなく，私たちの気分や心のモードを反映します。思考＝事実ではありません。

たが，今では当時を振り返って，信じられないような気持ちで不思議がるのです。あのようなことを一体どうして考えられたのだろうと。

この瞬間に，気づきの中で思考を「思考」として見て，知って，認める視野を採用すれば，私たちの思考に対する関係は次の瞬間に形を変えるでしょう。そうすれば，思考の持つ，もつれさせ，歪め，害を与える潜在的可能性から解放されることでしょう。

ジェイドはいつも，自分の思考を分析する（彼女は「分析の中へと螺旋を描いて落ちていく」と表現していました）ことでのみ，思考の破壊的影響力を減らせると決め込んでいました。その後，ある実践時間の中で，彼女は突如として実感したのでした。「私がやろうとしている，この分析とやらは――こんなふうに考えることは，恐怖を減らしてなんかいないわ。もっと怖いものにしているじゃないの！」。

マインドフルネスの瞑想実践を通じて，ジェイドは自分の思考との一体化を止められたときに手に入る自由の可能性を垣間見たのです。それは気づきの中でくつろぐことで，思考を心の中を行き来する雲として（あるいは嵐としてさえ）見つめることで，手に入る自由です。実際に，その事態に多くの人がかかわっていて，全員が認める絶対的真実というものがほとんどありえない場合に，個人的な受け止め方をしない態度にはパワーがあります。それがジェイドにはかすかですが輝きとして見えたのです。この洞察を得て，ジェイドは万事を分析せねばならないという状態から解放されました。物事を考え抜くと，記憶や心配の際限ない迷路の中で，簡単に迷子になってしまうことを理解したのです。

「実際，こういう思考のすべてとただ一緒に留まっているほうが，分析するほど恐ろしくはないのかも知れません」と彼女は言いました。

「これは私にとっては全面的に新しいアイデアでした。共存するほうが分析するよりも健全かもしれないなんて」。

> 知的処理や分析をすることは，沈んだ気分が誘発されてしまった場合には役に立ちません。思考は「ただの思考である」ことを思い出すほうが賢明な戦略です。

思考，そしてフィーリングと友達になる

　思考パターンの中でも，自動的に生じるネガティブ思考を認識することは，信じがたいほどに計りしれない価値があります。ネガティブ思考に受信機のダイアルを合わせ，その正体を見極めれば，うつのサイクルを打破する――別の角度から連鎖を断ち切る――チャンスを改めて与えてくれるのです。とはいえ，こういった思考は普通単なる氷山の一角です。この「一角」は，下にあるもっと大きな塊に警戒を促す点では価値あるものでしょう。しかし氷山全体の脅威を減らしたいと希望するのであれば，先端部だけに排他的に焦点を合わせることは特に効果的ではないかもしれません。先端部をダイナマイトで吹き飛ばしても氷山の別の部分が新たに表面に浮上するだけですし，氷山の周囲を安全に航海したいのであれば，見えているものだけを避けようとして舵を調整するよりも沈んでいる部分の大きさを見積もるほうがよいでしょう。

　私たちの思考は明らかにフィーリングに影響します。しかし思考自体の起源は，より深い場所にあって知覚するのがもっと難しいフィーリングにあるのです。つまり氷山の下にある塊の部分です。このようなフィーリングは，そこから生まれた個々のネガティブな思考が心に浮かび，通過し，消滅したずっと後にも，気づきのちょうど境界のところで持続しているでしょう。したがって心的出来事としての思考の存在をひとたび認めたなら，思考の下に潜って，直接感じ取られた身体的経験――身体感覚（肩こりなど）や不愉快な経験から得るフィーリング（怒

りの感覚など）――に働きかけるのが有効です。そうするために第7章の瞑想実践を用いて，自分が感じた感情の各側面に，愛情深く洞察力のある気づきをもたらすようベストを尽くしましょう。瞬間から瞬間への変化に気づくかもしれません。例えば，怒りの感覚から傷ついたという感覚，それからもっと柔らかな悲しみの感覚への質の変化などです。このような働きかけは，第9章と第10章でも再び取り上げます。

恐怖による拘束から目覚める鍵[注50]*は，精神的な物語から恐怖の――絞られるような，押されるような，燃えるような，震えるような――感覚との直接的接触に移動することです……実際，この物語というのは――私たちが気づいていて，その中で身動きが取れなくなったりしない限り――未処理の恐怖それ自体への門戸として役に立つかもしれません。私たちが恐れるものについての思考を心が生産し続けている間，私たちは思考を思考として認識して，繰り返し繰り返し思考の下へと潜り込み，身体のフィーリングとつながりあうようにできるのです。*

――タラ・ブラック，『ラジカルな受容』

　私たちの思考とフィーリングの生態を探求することは，その思考が痛みを伴う過去の出来事のことや現在の未完成な課題についてのもので，即座の行動を要求するように思われるときには，特に難しいのです。このような場合には，思考が本当に私たちを操る力を持っているかのようです。効果的な対応は思考を無視するのではなく，気づきをもってはっきりと見ることです。思考に行ったり来たりさせると，私たちにはどの思考が適切であるか，賢明で健全であるかさえも，選ぶ自由が残ります。すなわち，どの思考に受信機のダイヤルを合わせるか，どれを信じるか，どれが実行可能かを選択でき，さらに，ただ役に立たないと認識してその思考を通過させるという選択もあります。

　私たちは思考とフィーリングの生態を探究しながら，不愉快な思考や

フィーリングの存在に警戒の心が起こったときに、マインドフルネスを発揮することがいかに重要かを学んでいるのです。思考やフィーリングが不愉快であると探知するや否や、注意を引き離して、注目の焦点を呼吸という避難所に戻すように駆られることもしばしばでしょう。けれど

> 思考が心の中の出来事であるとはっきり理解することは、思考が痛みを伴う過去の出来事に関連しているときや、脳が優先順位の高い未完成の仕事であると伝えてくるときには、特に困難になります。

も、十分に停止して優しい質問と好奇心の気持ち、つまり探索的気づきをもたらすほうが巧みなやり方といえます。ああ、そこにいたのですね。何者なのか試させていただきますよ。このようにすれば、ますます心の中を通過する出来事として不愉快な思考やフィーリングを見るようになり、それらへの新しい観点を展開できるばかりでなく、反復するメッセージの内容に親しむのにふさわしい状態にもなれるのです。そのうえ、この開放性、好奇心、探究の感覚は心と脳の接近モードを活性化します。このこと自体が直接に回避モードを中和して、さらに安定を与える効果を提供してくれるのです。自分自身の想像にとらわれて押し流されてしまう事態を防止してくれる効果です。

　反復する思考パターンを確認して命名するのは、「心の中のテープ」の正体を見極めるのに役立つ方法のひとつです。このテープが動き始めたことに気づいたら、あなたは次のように言うことができるでしょう。「ああ、私はこのテープを知っています。『私は全くの失敗者だ』テープとか『私は決して幸福になれない』テープとかいうものです」。こうしても必ずしもスイッチを切ることにはならないですし、切ったかのように思われても、ほぼ確実に間もなく再生を開始してしまうでしょう。違いは私たちのかかわり方にあるのです。自分にできることはほとんどない「事実」としてかかわるか、あるいは心の中に流れているが非常に制限されて不正確な「テープ」としてかかわっていくか、ということで

す。このテープはバッテリーが切れてひとりでに消えるまでは不都合であり続けるようなテープです。

　驚くことに，明晰性と自己受容をもって心の領域に何が起きているのかを見て，把握して，理解できれば，何らの強制や葛藤なしにこのテープは自然に停止しうるのです。この理解の中には解放と停止があります。これこそが気づきと明晰な見方の枢軸となる特徴です。これはマインドフルネス実践がもたらす贈り物を通じて具体化し，そこに宿るものです。私たちが何度も何度も与えられる贈り物です。そう，これはかなりの精神修養を含むものですが，この修養自体，すなわち，見て本当に理解するという前向きな姿勢こそが，実際のところ，私たちが自分自身に与えることのできる真に価値ある贈り物なのです。

思考とフィーリングを超えて：無選択の気づき

　ここまで，私たちはマインドフルネスプログラムで教えられている順序で，マインドフルネス瞑想の実践方法を述べてきました。味覚のマインドフルネス，息の動きのマインドフルネス，横になったときやストレッチするとき，動くとき，歩くときの身体感覚のマインドフルネス，心地よい・不愉快な・中立的なフィーリングのマインドフルネス，嫌悪のマインドフルネス，音のマインドフルネス，そして最後に思考と感情のマインドフルネス。これらの実践のひとつひとつが，繰り返し，経験の特定の側面に特別な方法で注意の焦点を合わせることを教えてくれます。このようにして私たちは，不幸感とうつから自由になるスキルを育成する力，マインドフルになる能力を徐々に開拓しているのです。

　これまでに探訪してきた多様な実践のすべてが，特定の注意対象に関する気づきを開拓するものでした。すべてが私たちの人生と，私たちの内面にある景色の異なる側面を照らすものです。しかし，このような区分はいささか恣意的なものです。私たちが開拓してきた気づきは，焦点

を呼吸に合わせていても，味覚，身体感覚，フィーリング，そして思考に合わせていても，結局は同じものなのです。

　次の実践は，これらすべてのマインドフルネスにおける別々の訓練の糸を縒り合わせて，これらが実際には1つの継ぎ目のない一体であることを明らかにします。これは無選択の気づきの実践です。これは私たちが紹介する実践としては，最後のものになります。次章で，発達途上にある私たちのマインドフルネス・スキルを，フォーマルで保護された環境から，より厄介でインフォーマルな日常生活の環境に運び込む方法を検討します。日常生活こそ，私たちのマインドフルネス・スキルが最もすぐに必要とされ，このスキルが最も役に立つであろう場なのです。

　フォーマルな実践の中で無選択の気づきを開拓し始めるために，何か他の実践の最後にこれを数分間含めてもいいでしょう。付属CDのトラック5（音と思考のマインドフルネス）の終わりにかけては，このようになっています。注意の対象を何であれすべて放棄して，どの瞬間にでも無選択の気づきへと飛び込むことは常に可能です。これは簡単に聞こえますが，焦点を合わせる特別な対象がないので実際にはとても難しい実践です。気づき以外の何にも注意を向けることは試みず，気づきの中にのみ安住するのです。自分が瞑想していると考える必要さえなく，瞑想する「自分」が存在するとさえ考えなくてよいのです。こういったことすらも，気づきによって思考として見られ，知られるのであり，その見られる中，知られる中で，ここでもまたシャボン玉に触れるように消えていくのが見られるのです。

無選択の気づき

　この実践を始めたばかりの頃は，短時間だけ軽くやってみるのが賢明かもしれません。それ以外のときには呼吸に戻るなり，何か他の対象を

主役に据えます。注目する選択対象もなく，「ただ座っている」──気づきそのものになる，知そのものになる──というのは，とても簡単に聞こえます。しかしそれほど容易ではないのです。もっとも，時間をかけ，意欲があれば，この実践はどんどんしっかりしたものになりその力に感動せずにいられないものになります。

数分間呼吸に焦点を合わせることから始め，お望みなら，気づきの範囲を身体の感覚刺激（呼吸を含む），音，思考，フィーリングのうちのどれか，または，すべてを含めるように拡大していきます。

その後，準備ができたと感じたら，呼吸のような何らかの特定の注目対象や，音や思考のような種類分けを捨てて，心，身体，そして世界の景色の中に発生するすべてに対して，気づきを開放することが可能かどうかやってみましょう。ただ気づきそのものの中に安住して，何であれ瞬間から瞬間へと発生するものを，特別の努力をすることなくとらえていくのです。これには呼吸，身体からの感覚刺激，音，思考，フィーリングも含むかもしれません。完全に覚醒して，何にもしがみつかず，何も探し求めず，ただ眠らない状態をキープする以外，何も行動計画を持たないようにし，ただ座っていることに最善を尽くすのです。

この実践は，気づきの場に入ってくるすべてに対して，完全にオープンで受容的になるようにと誘います。鏡のように，単に何でも前に来るものを映し，何も予期せず，何にもしがみつかないのです。つまり気づきそのものとなり，徹底的な静寂の中で現在の瞬間の経験の全領域に注意を向けるのです。

この実践を行うと，「選択すれば注意を向けられる対象物」と「私たちの全経験が発生する気づきのスペース」の間の違いを，よりいっそう意識するようになるかもしれません。対象物というのは，宇宙に浮かぶ天体と考えられるでしょう。無選択の気づきにおいて，私たちは宇宙と

なり，この宇宙はその内部で瞬間的に圧縮して何でも抱え込むのです。気づきは宇宙と同様に無限であり，端も境界もないのです。私たちは，この気づきの中に身を落ち着けてください，と招待されています。知ること自体，つまり，純粋な気づきの真の姿である「非概念的な智」となるようにという招待です。気づきは痛みに対する意味深く共感的な目撃者となりますが，気づきそのものが痛みを被ることはありません。したがって，ひとたび気づきを知るようになれば，その内側に私たちの経験の中で最も難しく苦痛なものでさえも，ただ抱くことが容易になるでしょう。気づきというものはすでに自由であり，本質的に完結していて深く知っているのだという，好奇心を誘う，しかし深遠な発見さえもできるかもしれません。

第9章 毎日の生活でのマインドフルネス：呼吸するスペースを確保して

> マインドフルネスは難しくもなく，複雑でもありません。マインドフルであるようにと覚えておくことが，最も難関なのです[注51]。
>
> ——クリスティナ・フェルドマン

　日常生活の中でより大きなマインドフルネスを育もうと試みる人々は，遅かれ早かれ，ちょうどマインドフルネスが最も助けになるようなときに，マインドフルであることが非常に難しいと発見します。プレッシャーがかかっているとき，気分がよくないとき，一瞬の暇もないように思われるとき。こういったときこそ，マインドフルになることが最も困難となるときです。それは同時に，私たちがマインドフルネスを最も必要としているときでもあります。

　マインドフルネスは，少なくともフォーマルな実践のために静かな時間を作ることと同じくらい，普通の日常生活も重んじています。実際，言ってしまえば人生そのものがマインドフルネスの実践なのです。もっと気づきが増したなら，起きている瞬間はことごとく，より活き活きとして，より知っている瞬間となるでしょう。ですから，実際にはマインドフルネスの本当の仕事は，紆余曲折もあれば本来の姿が隠されていることもある日常生活と共に始まるのです。人生が特に困難な時期，進むのがつらいとき，心が千々に乱れるときに，特にそうなのです。こういったときに私たちは，マインドフルネスが提供してくれる安定，明

晰，洞察を大いに必要とします。この章では，ここまで学んできたすべての縒り糸を合わせ，私たちの発見を日常生活という布地の中にどのように織り込めるのか試してみましょう。

最初から，マインドフルネス・ストレス低減プログラム（MBSR）もマインドフルネス認知療法プログラム（MBCT）も，マインドフルネスを日常生活に持ち込むことの重要性を強調します。歯を磨く，猫に餌をやる，決まった日にゴミを出すといったお決まりの活動に注意を払い（第3章），歩いているときにはマインドフルに歩き（第4章），瞬間ごとに気づくことを続け，存在し続けるひとつの方法として身体の感覚を用い（第6章），あらゆる経験のマインドフルネスを，それと「共に呼吸する」ことで支えるように促すのです。MBCTプログラムはまた，特に私たちの気分が落ち込み始める曲がり角で，日常生活にマインドフルネスをもたらすよう特別にデザインされた特別なアイテムも提供します。そのアイテムというのはミニ瞑想で，3分間呼吸空間法と呼ばれています。MBCTでは，困難な状況やフィーリングに対処する際の第一歩として，常に使われているものです。

呼吸空間法では，MBCTの全ての教えが3つのステップに凝縮されています。プログラムに参加した人々の多くは，この実践をコース全体の中で一番有用なものとして選んでいます。毎日私たちがこなさねばならない課題のあまりに多くのものが，心の作業モードによる批判的思考を要求するように思われる中，この実践は，心を存在モードに転換する必要が差し迫っている場合に，迅速で驚くほどに効果的な転換方法を提供してくれるのです。

> 3分間呼吸空間法は，ある瞬間にどのような厄介な状況やフィーリングが発生しても，適切に対応するための第一歩として使われます。

これを実験してみるひとつの方法は，以下の指示を最後までしっかりと読みきって，それから今すぐに3分間呼吸空間法を実行し，スタートを切るというものです。あるいは，

付属CD（トラック6）の指示に従ってもよいでしょう。3つのステップのそれぞれに1分ほど費やすとよいかもしれませんし，時間にバリエーションをつけて（例えば，ステップ2に少し長めに時間をかけて）もいいのです。

　はじめは，ややフォーマルな方法で，1日3回，決めた時間に3分間，この呼吸空間法を実践します。しかしひとたびコツをつかんだら，条件の許す限りいつでも，どこでも，1息分でも2息分でも，5〜10分でも活用できます。ほどなく私たちは多くの状況で，程度の差こそあれ，この方法を使っていることに気づくでしょう。例えば不愉快なフィーリング，身体の「硬直」や「拘束」の感覚，ある出来事によって圧倒されてしまったというフィーリングに気づいたときなどです。こういった状況では，沈んだ気分が私たちを圧倒しそうになった場合に，呼吸空間法で自分自身を安定させることができます。直接的，経験的に知ることを通じて，何が起きているのかはっきりわかるようにしてくれるのです。この方法を通じて現在自分が置かれている状況に気づくことは，次はどのようなステップに進めばよいのか，マインドフルに選択できる機会を提供してくれるのです。

3分間呼吸空間法

❖ステップ1　気づく

　座っていても立っていても構いません。意識して，まっすぐで，威厳ある姿勢を取ることから始めてください。可能であれば目を閉じてください。それから，内的経験に気づきを運んで質問してください。今現在，あなたの経験はどのようなものでしょうか。

●どのような思考が心を通過していますか。できるだけ思考を心の出

- どのようなフィーリングがここにありますか。何であれ, 感情的不快や不愉快なフィーリングのほうに向いて, その存在を認めましょう。
- たった今, どのような身体の感覚がここにありますか。こわばりや締めつけられる感覚がないか, すばやく身体をスキャンしてもいいでしょう。

❖ステップ2　まとめる

次に, 呼吸しているときの息が出入りするときの身体感覚に集中するように, 注意を向け直しましょう。

腹部内の息の感覚に寄り添いましょう……息が入って来るに連れて拡張して……息が出て行くに連れて元に戻る腹壁の感覚を感じるのです。

息が入って来る間も出て行く間も, 最初から最後まで追跡しましょう。自分自身を現在に留めておく碇として呼吸を使いましょう。

❖ステップ3　広げる

気づきの範囲を呼吸の周囲にまで拡張しましょう。呼吸の感覚刺激に加えて, 身体全体の感覚, 姿勢, 顔の表情も含むようにするのです。

もしも何らかの不快, 緊張, あるいは抵抗の感覚に気づいたら, それを和らげて開放するようにしながら, 吸気のたびにその中へと吸い込み, 呼気のたびにそこから出すように吐き出して, そこに狙いを定めましょう。お望みなら, 呼気と共に次のように自分に言ってもよいでしょう。

「大丈夫……何であれ, すでにここにあるのだ……感じてみようではないか」

あなたの1日の次の瞬間に, この拡大された気づきを運び込むようにベストを尽くしましょう。

呼吸空間法の最初のステップで，私たちは現在の瞬間に全面的に入り込み，自動操縦装置(オートマチック)から，つまり心の作業モードから抜け出すようにと求められます。ここで，意図的に，自己批判的判断といういつもの習慣をストップします。すでにいる場所以外の場所へ行こうとする傾向を手放すのです。私たちは通常，作業モードの心が修正を必要としていると考えるものがあれば，それをすぐ修正しようとする傾向がありますが，それを抑制する練習を行うのです。今この瞬間にすでにここにあるものを，あるがままの姿で承認して，気づきをもたらすのです。

この承認と注目のオープンなスタンスを維持するのは，非常に難しいでしょう。思考の古い習慣には，私たちを簡単に流し去ってしまうような深く刻まれた轍(わだち)があります。そこで私たちは，1回に1つの対象——呼吸の感覚刺激，入って来るこの一息だけ，出て行くこの一息だけ——に心を集めて焦点を合わせるという，二番目のステップを実行します。このようにして心を落ち着かせ，まさに「今，ここ」に留まるチャンスを得るのです。

このように気持ちをまとめて，三番目のステップに進みます。気づきの範囲を拡張して全身を含めるのです。心の存在モードの広々としたスペースに入り，この実習の前にしていたことに戻っても，その広い存在の領域が私たちと共にあるようにベストを尽くすのです。これらの3つのステップは，作業モードから存在モードへの滑らかな移行を助けてくれます。

私たちの多くにとって，多忙な毎日の生活の中へマインドフルネスをもたらすことは大きな難関かもしれません。呼吸空間法は，どの瞬間であっても，起こっていることに対するスタンスを意図的に変更できるようにと開発されました。困難な状況に置かれた場合には，心のモードを作業モードから存在モードにシフトすることが効果的で適切な対応のために必須となるでしょう。こうした理由から，3分間呼吸空間法はこれまでに説明された他の多くの実践よりも構造化されており，指示的に

> 呼吸空間法の間，私たちの注意は，砂時計の形をした道を通っていくものと考えましょう。

なっています。具体的には，私たちは姿勢の明らかな変化から開始して，この実践には3つの異なる段階があることを（「ステップ1」，「ステップ2」，「ステップ3」のような語句を使って）思い出すことができます。この実践における指示が，このように明確に構造化されたアプローチを取るのは偶然ではありません。実践は短ければ短いほど，私たちの心のモードの――作業モードから存在モードへの――大きな変化にはなりにくく，継続している危機の中でつかみ取った，単なる作業モードの一時中断になってしまう可能性が高いからです。

　呼吸空間法を実践する中で私たちの注意が動いていく道筋は，砂時計の形をしていると考えるとよいかもしれません。砂時計には幅広い開口部があり，それからくびれたウエスト部分があり，その下に幅広い土台があります。このイメージは，ステップ1でありのままの姿の経験に対してオープンになって，ステップ2では呼吸に焦点を合わせるように注意を集め，ステップ3では身体全体の感覚にオープンになることを思い出させてくれるでしょう。

　呼吸空間法は物事を見分ける鋭利な剣のような性質を持つ必要があります。共感をもってこれを用いれば，作業モードを切り拓いて，あなたに強力で癒しをもたらす代替案を提供してくれます。この実践をすることで，内的・外的に人生で起きていることに対し，それが実際に起きている間に対応するベストな方法を，これまでになく自由に選択できるようになるのです。

　呼吸空間法はこれまでの章で説明したフォーマルな実践と日常生活の間に明白なつながりを築きます。刺繍針のように，定期的な実践の間に自然に展開する学習という「糸」を拾い，毎日の日常生活という「織物」に織り込むのです。呼吸空間法のステップ2「まとめる」は，呼吸のマインドフルネス（第4章）の集約版のようなものです。そしてス

テップ3「広げる」は，息周辺の注意を拡張して身体全体の感覚を含めるという実践（第6章）や，困難を抱擁する実践（第7章）と共鳴するものです。ステップ1の重要性は，わかりにくいかもしれませんので，この側面をもっと綿密に見てみましょう。

気づきと承認

　気づくということが，目的を持った呼吸空間法で最初に行うことです。このステップが目指すのは，マインドフルネスの力を以下の目的で使うことです。

- 心の作業モード，反芻（はんすう）モードから自分自身を解放する
- フィーリング・感覚・気づき・存在モードへと飛び込む
- 思考，フィーリング，身体感覚の気づきの中に安定して存在しながら，これらを承認する，またはこれらに立ち会う

　この実践は「呼吸空間法」と呼ばれるためか，意識が呼吸に直行してしまう傾向があります。けれども，最初の指示は呼吸に触れさえもしません。代わりに姿勢を意識し，どの程度であれ，この瞬間に可能な程度まで，身体で威厳の感覚，人生に断固とした態度を取るような感覚を表現するように指示されます。こうして私たちは自動操縦装置から抜け出し，今現在，起こっていることを承認するために，「装置の調整」をするわけです。この自動操縦装置から出ることと気づきへと入ることは，ほどき難く結びついています。

　ステップ1の指示は，次に内部へ注意の焦点を合わせて，まさにその瞬間に，思考，フィーリング，身体感覚を順次，承認するようにと招くものです。まずは思考から始めますが，それは呼吸空間法を開始する際に，心の焦点が思考に合わせられている可能性が非常に高いからです。

身体の感覚には最後に焦点を合わせます。そうすることが，ステップ2で行う呼吸の身体感覚へ焦点を合わせるにあたって，自然な橋渡しをしてくれるからです。このように経験を3つの側面——思考，フィーリング，身体感覚——に分けたり名づけたりする行為自体だけでも，非常に重要であるとわかると驚くでしょう。最初は不愉快な経験を，分化されていない「悪いもの」として，ただ取り除きたいだけの大きな黒い塊として知覚するかもしれませんが，もっと綿密に調べていくと，相互に結合した思考，フィーリング，身体感覚のパターンとして認識できることがわかるでしょう。こうしてパターンを作る個別の構成要素に気づくことは，それだけでも計りしれない価値があります。心は，さまざまな経験を組み合わせて作られた複雑なモザイクを知覚すると，嫌われている塊を知覚する場合とは異なる対応をします。新しく，より創造的な対応をするのです。

　プログラムの他の大勢の参加者と同様に，マルコムは，第6章で記述された心地よい出来事と不愉快な出来事のカレンダーを使っている間に，自分の経験を要素に分けることが持つ威力に気づきました。彼はたまたま心理学者だったので，感情的経験がこれらの3つの側面に分割できることを知識としてはよく知っていたのです。しかし，各構成要素に注目するという単純なエクササイズを実行したとき，これを体験的に知ることで生まれる違いに愕然(がくぜん)としました。突如として，不愉快な経験に対して，それを単なる思考，フィーリング，身体感覚の束としてかかわっていくことができたのです。不愉快な出来事への自分の対応にあまり一体化しなくなったので，状況全体がより軽く，よりスペースがあり，より自由なものに思えました。3分間呼吸空間法の最初のステップ

> 不愉快な経験を意図的に思考，フィーリング，身体感覚に分割すると，その出来事を一枚岩のようで貫通不可能で圧倒的なものと知覚する場合よりも，心は創造的な対応ができるのです。

は，私たちの経験のどんな側面に対しても，程度の差こそあれ，マルコムが経験したのと同じような視点の変化をもたらす方法を提供してくれるのです。

　呼吸空間法の最初のステップはまた，その瞬間の経験を全面的に承認するチャンスを与えてくれます。マシューが発見したように。

　「あるとき，私は出張に出ました。妻も同行していました。会議の前の晩に，私は自分の服のアイロンかけをしていて，妻は部屋の向こう側，私のちょうど背後で読書をしていました。私は疲れていて，翌日がどうなるのか少々不安でした。準備は十分だろうか？
　私はいくらかの憤慨が心に忍び入るのを感じました。ここで私はアイロンかけをしている。もしも妻がちょっと手伝ってくれさえしたら，もっと明日の準備ができるのに。妻ときたら，ただ本を読んでいる。私はこれをあまり役に立たない思考の流れだと認識しました――私は自分自身のことを，自分のニーズを自分で満たせるような『現代的男性』だと考えています。妻には休暇を楽しむあらゆる権利があり，私が自分の服に対する責任を果たすのは当然だと，自分自身に言い聞かせました。けれどもどういうわけか，私の中のある部分は，これに満足しないように思われました。すぐに別の考えが浮かびました。でも，これは非常に大切な会議なんだ――それに，今回に限っては，会議の準備をしようと思えばできるときにアイロンかけなんかをしていなくてもいいはずだ。なぜ妻は私の苦境を理解して，助けを出してくれないんだ。私の中では，憤慨と苛立ちが急速に高まっていました。
　ベトナムの瞑想の師であるティク・ナット・ハンは，ある活動をその活動をするという目的のためだけに行うことを語っています――例えば，ただ皿を洗うために（次の活動に急いで向かうためにただ終わらせようとするのではなく）皿を洗うというように。ここに，彼の教えを実践する完璧なチャンスがありました。よし。アイロンかけに集中するの

だ……布の手触り，熱い蒸気の匂い，アイロンの動き。すると次の考えが浮かびました。違う！　このアイロンかけに対処するために，私のマインドフルネス実践を使わねばならなくなるなんて，おかしい。アイロンかけなんて，そもそも，やらなければならないはずがないのだ。私は心の中で歯を食いしばり，再度集中しようとしました。アイロンかけに集中するんだ。蒸気の匂い，布の感触！　無駄でした。思考の流れが戻ってきました。

　呼吸空間法を思い出したのは，その瞬間でした。最初のステップは焦点を合わせることではなく，承認することでした。私は，自分が物事を変えるために瞑想を使おうとしていたことに気づきました。事態をありのままの全体として承認していなかったのです！　ここにアイロンかけがあり，ここに憤慨があり，ここに思考がある。承認するということは，これらのすべてにありのままの姿で存在することを許すという意味であり，呼吸空間が展開するにつれ，私が自分自身に心の中で，大丈夫だ，何であれ，すでにここにあるのだから，と言えるという意味だったのです。それは私にとって，「よく」あろう，正しい分別を持とうという葛藤を止めて，その瞬間に自分が本当に憤慨を感じているという事実を承認することを——そして，こういうふうに感じてもいいのだということを——意味しました。もっとも，憤慨が手に負えないところに飛び出すのを許してしまうかのようで，これは危険に感じられました。

　でも実際は，驚くことに憤慨は落ちて消えたのです。なぜでしょうか。その小さな場面の中で，初めて私は物事の全体を承認したのだと思います。私が起きているべきだと考えたことに取りつかれるのはやめ，本当は何が起きているのかを理解したのです。

　結果的には，会議の準備をあまり心配する必要などありませんでした。その晩私たちが寝ている間に何者かが私たちのホテルの部屋に侵入して，コンピュータも手帳もクレジットカードも現金も，私たちの持ち物のほとんどを盗んでしまったのです。翌日の会議では，どういうわけ

か，アイロンかけのことや私の準備具合などは大して重要なことには思えませんでした」。

マシューは，はじめのうち自分は今ここで起きていることを承認して行動を起こしていると考えていた，

> ときとして，経験を変容するのに必要とされるのは，起こる「べき」ことをくよくよと考える代わりに，実際に起こっている事象を承認することだけなのです。

と報告しました。ところが，自分の承認が部分的に過ぎないとわかったと言うのです。彼は自分の悪い気分から逃げるか，修正するか，追い払うために，マインドフルネス実践を使おうと試みていることを理解したのでした。彼の気分の変化は，憤慨も含め起こっていることの全側面を全面的に承認し，気づきの中に抱えることが可能になり，前向きに実行できるようになってから，やっと初めて生じたのでした。第7章で見たように，ある状況や状態の拒絶から，ありのままの姿の受容（なぜなら，すでにそうなっているのだから）への移行は，困難や不愉快な状況に巧みに対応するためには必須です。多くの場合，このプロセスに留まることでマシューが発見したように，すでに存在するものを心の底から承認すること，それが実際に必要なことのすべてかもしれないのです。呼吸空間法の最初のステップは，まさにこれを行うため，すなわちすでに現実となっているものを真心をこめて承認するために，構造化された系統的な方法を提供してくれます。第二と第三のステップは，この視点のシフトを強化して安定させます。

呼吸空間法を使う

呼吸空間法を用いる際には，落とし穴が潜んでいる可能性に用心する必要があります。単なる休憩時間として，つまり多忙な生活の中へと再び入り込む前に，ちょっと引きこもってリラックスできる小休止の時間

として見てしまうのはありがちなことです。確かにこうした短期的メリットもありますが，休憩時間的に取り組むことは，長期的に見ると作業モードから存在モードへのシフトほどには役に立ちません。ストレスとプレッシャーがかかっているというフィーリングを変えてくれないからです。呼吸空間法は，何であれこの瞬間に起きていることに気づきをもたらし，私たちがはまり込んでいるおなじみの習慣に気づいて，そこから抜け出すチャンスとみなすのが最もよいのです。そうすれば，どんな困難に直面しても，異なる対処をしてゆけるようになるでしょう。

　では，休憩時間を取ることと呼吸空間を取ることとの違いは何でしょうか。こんな喩え話をしましょう。あるとき激しい土砂降りにあって，雨宿りのためにどこかの店先や軒下などに駆け込まねばならなかったとします。ときには，雨から逃げられただけで嬉しくなります。雨が止むのを期待して，しばらくそこに立っています。確かにその瞬間は濡れていませんが，雨は一向に止まず降り続けるので，遅かれ早かれ正面から向かっていかねばならないとわかります。私たちが逃れようとしたものは，まだここに存在するのです。あるシナリオでは，結局はずぶ濡れになりながら不満を言い，自分の不運を呪いさえしながらそこを出て，雨の中へ戻って行きます。

　ときには，違うシナリオが展開する可能性があります。全く違う方法で雨宿りをするのです。びしょ濡れになるだろうなぁ，それは嫌だなぁと思いつつ，しばらく雨宿りをします。雨が止むことを期待している自分に気づき，けれども一向に止む気配がないのを見て，そのことで落胆したり，どれほどずぶ濡れになってしまうか心配したりしても，不快感が増すばかりだと認識するのです。そこで，雨が止むという期待にしがみつくのは止め，びしょ濡れになってもそのままにし，それをその瞬間に起こっていることとして受け容れて，土砂降りの中に戻るのです。このように状況にアプローチすると，雨そのものを経験することが可能になります。雨粒がぶつかったすべての物から水がはね返る様子には，何

第9章　毎日の生活でのマインドフルネス

か心を惹きつけるものがあると気づくかもしれません。雨は止んでいません。私たちの濡れ方はますますひどくなっているかもしれません。し

> 呼吸空間を取ることは，単に休憩時間を取ることではありません。

かし，起きていることに対する私たちのかかわり方が，経験全体を変えるのです。

　雨からの避難という喩え話は，瞑想実践の使われ方には，顕著に異なるもの——困難な経験が消え去ることを期待して，そこから顔を背けてしまうという如才ない使い方や，困難な経験とのかかわり方を変えて，直面するように向き直るという使い方——があることを思い出させます。呼吸空間は，どこかへ避難して歯ぎしりしながら嵐の通過を期待する一時しのぎの時間をはるかに上回るものです。おなじみの自動操縦装置から踏み出ることで，私たちは「今，ここ」にあるあらゆることを注目の対象として包み込めるようになるのです。これには呼吸，身体感覚，フィーリングや思考の寄せ集めも含まれます。呼吸空間法を行っていると，これらのフィーリングや思考への気づきは，これまでにはなかった見方，そして物事を変容させる力をもつ見方を運んで来ると感じるかもしれません。私たちは突然経験に巻き込まれてしまうというよりも，経験をとらえることができる幅広い視野の中に住まうようになるのです。以下に，エリサの呼吸空間法の体験を紹介しましょう。

　「プレッシャーがあり，物事が起こっている，そんな集中したいときに特に使うのです……ああ，あったわ，私の息……それから，その中に入っていきます。先週，2回ほど，ほとんど無意識のうちにある気分に入り込んでしまった後，私はこれを意図的に行わねばなりませんでした。ある気分というのは，ネガティブな反応で，通常，私のうつの出所となるものです。何もかもを真っ黒に，とても悪いものにしてしまうのです。そこで，この気分から出て私自身に再び焦点を合わせるために，ほんの少しの間止まります。まさに私のいる場所に自分を維持するため

だけに使うのです。状況に反応するのではなく、その状況の中に留まるために使うのです」。

エリサは、これから起きることについての真実を語っているものだと決め込んで、悪い気分に反応する必要はないと発見しました。

「以前には、私は絶対によくならない、これが永遠に続くのだ、と思っていました。圧倒されて感じていたときには、そういうふうになるのだ……もう、すべておしまいだ、と考えたのです。今では、どういうわけか違うのです……ちょっと待って、まだおしまいではない、と本当に実感できるという意味です。場合によっては、まだ何も始まってさえいないので、ここに留まって、実際には何が起きているのか見てみよう、となります。私自身の代わりに私の思考に決定をさせずに、このようにするのです」。

厄介な状況の真っ只中で、自分の自動操縦装置を停止させて注意を集中させるための、効果的かつ実践的な方法として３分間呼吸空間法を役立てるには、多少の実践練習が必要です。ですからまずは１週間、１日に３回、呼吸空間法のための時間を設定することから始めてみましょう。規則正しく実習していれば、あらかじめ決められた時間だけではなく、特にストレスを感じている場合など、呼吸空間を最も必要とするときにはいつでも使えるようになるでしょう。

目標は、３分間呼吸空間法を重要な媒介として、フォーマルな瞑想実践によって育成されてゆく力を日常生活の中に運び込むことです。３分間呼吸空間法と呼んではいますが、実際には呼吸空間の形態と継続時間は、その場の状況に合わせて組み立て可能なものと理解することが重要です。もし洗面所のような静かな場所に行けるのであれば、そのほうがよければ目を閉じて、完全な３分間のミニ瞑想という贅沢に浸ることができるでしょう。しかし口論の真っ只中だったり、交通渋滞で身動きができなかったり、会議を離れられなかったり、スーパーマーケットで買い物中であったりするなら、柔軟かつ創造的に目の前の現実に順応する

必要があるでしょう。目は開けたままにしなくてはならないかもしれませんし，全ステップを1分以下に縮めなければならないかもしれません。呼吸に焦点を合わせ続ける代わりに，歩きながら，拡散した注意を自分の足取りに集めなければならないかもしれません。最も重要なのは，自分が行おうと意図していることの理解です。理解していれば，生活上での必要と同じ数だけ呼吸空間法のやり方を実験できます。呼吸空間は常に利用可能であることを心に留めておくだけでも，私たちの人生の多くの側面に深遠な影響を与えてくれるのです。

呼吸空間法が定期的に実践されれば，自動操縦装置から抜け出して意図的に3ステップを実施することが，毎日の生活にマインドフルネスをもたらすうえでの素晴らしい盟友になるとわかるでしょう。この盟友は困難で苦悩をもたらす人生の事態にもっとうまく対処することを助けてくれ，ただ私たちが通過してしまうだけであったかもしれない瞬間にも，生活の中にある多くのポジティブな側面に気づけるように力を貸してくれるでしょう。

物事を修正しようとしないこと

多くの瞑想実践と同様に，3分間呼吸空間法はある種の努力を要求します。しかしこの点においてあまりに目標志向的になると，タラが発見したように，私たちの努力そのものが困難をより増大させるかもしれません。タラの場合，呼吸空間を短すぎると考えたのがよくありませんでした。「私は，正しく3分間であるべきことを重視していたのです」と彼女は説明しました。「ですから急いで，考えなくてはならないこと――おわかりでしょう――落ち着くということを考えなければいけないと感じるのです。そうすると『もう3分間が終わってしまうのでは』と，ある種のパニックになってしまうのです。リラックスなんかできません」。

物事を修正するという気持ちで実践を行ってしまうと，呼吸空間法自体が嫌悪の源になってしまう可能性があります。タラは自分の力でそれ

を悟りました。呼吸空間法が彼女を落ち着かせるべく「功を奏する」ためには「正しく行わねばならない」，という期待を抱いていたことに彼女自身が気づいたのです。タラは自分に向かって次のように語り，別のアプローチをすると決めました。「さあ，思い出して。ここにゴールはないのよ。何が起こっているのかに――思考，フィーリング，身体感覚に――心の中で注目すればいいだけよ。注意を息とお腹のところに持っていって，それから身体全部を含む幅広い気づきに持っていく。そうすれば，それでいいの。やらなくてはならないことはもうやった。後は自然に任せればいいんだわ」。

タラにとっても，私たちの誰にとっても，この単純な実践でのチャレンジと責任は，現在の瞬間に向かう方向づけが大切なのだ――それが，私たちがもたらすものである――と思い出して，できる限り自分自身を実践に委ねるということにあります。そこから何を得られるかはコントロールできません。これは冒険です。日常生活の中でこのように立ち止まって，自分自身に立ち寄ると何が生じるのか，できる限り共感的に観察し確認するという冒険です。それがすべてなのです。こうすれば，これはうまくいっていない，または，私には時間がない，どう見ても正しくできていない，といった思考に悩まされるときに，このような思考こそが紛れもなく私たちが気づく必要のあるもので，まさに私たちが承認する必要のあるものなのだ，と理解し始めるのです。自分の人生に目覚めるというチャレンジに挑む意欲があるなら，どのような瞬間であっても，できる限り呼吸空間法の時間を取って，そこに自分自身を委ねることを覚えておきましょう。私たちの一人ひとりがインプット（受け入れる情報）に対する責任をもつという表現もできます。結果については，特に「うまくいっているか」ど

> すべての瞑想実践と同じく，呼吸空間法に対して何らかの目標設定をしていると感じるのであれば，心が存在モードから作業モードへと立ち戻っている印です。

うかについては，心配する必要はありません。これは根気強くなり，実践を続けて何が起こるか見てみるようにという招待なのです。

翌週，呼吸空間法を実践しながら，タラはこの実践に許容の感覚を持ち込もうとしてみることを決めました。この実践においては「うまくやる」とか，何ら特定の結果を達成する必要はない，と決めたのです。実行に移すだけで十分なのです。クラスの次のセッションに参加したとき，彼女はそこで起こったことに魅了されてしまいました。「感覚に気づいたのです」と彼女は言いました。「ずっとあったのに気づかないでいたのか，新しく生じたものなのかはわかりません。でも，以前には感じなかった不安の身体感覚を確かに感じられます。きっとずっと存在していたのだろうと思います」。

この時点のタラの説明では彼女に何が起こったのかはっきりしませんでしたが，彼女の経験は，不安の身体感覚を気づきの中に抱え込むと，それを新しい方法で見るので，新しい側面を見るチャンスが得られることを間違いなく示しています。タラはこれを「潮の満ち引き」と呼んでいました。

「私の身体が気づかせるのだと思います」とタラは言いました。「それから焦点を合わせ，起きていることを感じるのです。身体に起きていることに本当に注意を払ったことは，以前にはありませんでした。思考に注意を払うことには確かに慣れていましたが，身体感覚には決してそうではありませんでした。これはすべてを変えます。必ずしも事態をよくしたり悪くしたりはしませんが，満ちたり引いたり，感触やフィーリングは変化し続けるのです」。

呼吸空間法はタラに，マインドフルネスプログラム全般に共通する中心的メッセージのひとつを思い出させました。それは，常時変化している心と身体のパターンに，違うかかわり方をする方法を学ぶということです。特に私たちが疲れた，落ち込んだ，不安だなどと感じるときや，心の反応性や古い習慣が強く圧倒してくるときに，心と身体の両方の反

復パターンを，受容的に心を開いて気づきの中に抱きかかえるということです。タラの言葉はこれを上手に要約しています。「ひとりでに満ちたり引いたりして変化するし，私は修正しようとしなくていいのだとわかったのは価値あることでした。恐れを増すのではなくて，一緒に存在するのです」。

物事が多忙を極めるとき

　ハナは，自分が落ち着いているときには呼吸空間法を実践できるけれども，あまりに忙しい状況では実践することがはるかに難しくなってしまうことに気づきました。「比較的落ち着いているときには容易です。不吉な大きな黒雲を見ることができ，自分自身を管理して，呼吸法を実行できる場合にも大丈夫です。けれども昨日と今日，私は本当に忙しかったのです。皆が大慌てで，私は何度も往復して，エスカレーターで上って下りて」。

　ハナはあらゆることが多忙だと感じています。こうした状況では，呼吸空間法の実践も無意識のうちに，やらなくてはならない他のすべてのことと一緒に多忙の渦巻きの中に引きずり込まれてしまいます。彼女は実践を使うことを思い出さなかったと，後から自分自身を非難するのです。「それはひどいものでした」と彼女は言いました。「私は呼吸法をやって自分自身を落ち着かせるべきだったのですが，あまりにもすべきことがあれこれあって，今日は呼吸法のことを考えさえもしなかったのです。状況に圧倒されてしまいました」。

　ハナの心は作業モードになっており，自分自身で「べき」と考えて，実践を行うかどうかについての決断に緊張を引き入れてしまっているのです。衝動が発生したとき，ただ3分間呼吸空間法を実践する代わりに，彼女はそれについて考えるだけで終わってしまいます。ここに私たちは作業モードの鮮やかな手さばきを見るのです。すなわち物事の現況と「あるべき」状況のギャップとを測って，そのギャップをなくそうと

試みているのです。おかげで実践は思考と努力の犠牲になってしまいました。

マインドフルネスは誘いかけ，許すもの

　私たちは今，決定的なポイントに来ました。その必要が最も少ないときこそ，マインドフルになるのが最も容易なようです。逆に本当に必要としているときには，マインドフルネスをもってその瞬間に臨む能力が蒸発してしまうようなのです。この悪循環から脱したいのであれば，古い習慣を相殺するような新しい態度を構築する必要があります。何であれ煩わされて感じるときにはいつでも，それこそがまさしく呼吸空間を取る瞬間です。その最中ではなく，それが済んだ後になってからやっとできるという場合でも，ストレスになる状況を見て，知って，対応するための新しい方法を構築するのに役立ちます。例えば，イライラさせられる電話の最中にはできなくてもその後に，あるいは異なる展開になってほしかった困難な出来事を蒸し返している間に，呼吸空間を取るのです。1日の終わりにああ，ひどいものだ——もう夜8時だというのに今日は一度も身体や呼吸に触れ合ってない，と気づいたら，そのときその場で，その瞬間に，気づいたらすぐ，呼吸空間を取ることができます。その瞬間が気づきの瞬間であり，呼吸空間法を実践するまさにそのときなのです。私たちが心配や強制をしなくても，実践それ自体が，些細な形でもそうでなくても，人生の展開へのかかわり方に影響を与えるでしょう。実践を継続すると，これまでの生き方で続いてきた「作業モードで動く」という習慣は，マインドフルネスの広々として受容的な抱擁の中で薄まり分解されていくでしょう。呼吸空間を取るたびに，私たちは新たな学習を進めています。ですから，ああ，もう何日も実践をやっていないと考えたとしても，まさにその瞬間をとらえて実践ができます。意味がない。あまりにもさぼってしまった。おしまいにして諦めたほうがいいだろう，と考えてしまうかもしれません。しかしこのような

> 何かに煩わされていると感じるたび，呼吸空間を取ると助けになります——それが起こっている最中ではなく，起こった後でも。

思考は，実践をするように思い出させてくれる合図として役に立つのです。自分の行為が「ためになる」ことをしていないとして自分を叱っていると，今度は反芻の螺旋(らせん)がまさにそのときその場で私たちの支配権を握るチャンスをつかんでしまいます。皮肉にもその反芻のサイクルは短くても3分は続くでしょう！　これは「できたはずなのに，すべきだったのに，しただろうに，してもよかったのに」というメンタリティに打ちのめされてしまう，もうひとつの事例です——そうならない選択もあるのです。

　マインドフルネスの実践は，許す性質を大いに有しています。私たちが自分自身にアクセスすることを覚えていられなかったとしても，自分に価値判断を下したりはせず，何度でも最初からやり直すようにと誘ってくれます。ですからできるならいつでもどこでも，自分自身を大切にする意思を表すものとして，マインドフルネスの実践を行いましょう。このような態度で，過去の実践で何が起こっていてもいなくても，今，実践するという前向きな姿勢を継続すれば，いざ私たちが全面的に存在することを本当に「必要」とするときに，呼吸空間が即座に有効な選択肢として浮かび上がるでしょう。

呼吸空間を取った後で私たちにできる選択

　呼吸空間を扉と考えましょう。私たちはその扉を通って，自分の心の中の暑く，暗く，窮屈な「吹き溜まりの」場所から，もっと明るく，涼しく，過ごしやすい場所に行くことができます。不幸感，怒り，恐怖などの不愉快なフィーリングにもっとマインドフルに対応するにあたって，呼吸空間が常に最初の一歩だととらえれば，私たちの最初の焦点はその

1つの扉だけでいいのです。しかしひとたびその扉を通過し，心の中の異なる空間に入ると，今度は多くの他の扉が現れて先につながっています。それぞれの扉がさらなるマインドフルな対応への異なる選択肢を提供し，私たちは次にどの扉を開くかという意識的選択に誘われるのです。選択の幅は，私たちの置かれている状況によってひどく制限されてしまうかもしれません。そうであっても，実践を拡大して深めるために，後で他の可能性のところへ戻るという選択肢はいつでも存在しています。

選択肢1：再突入

呼吸空間法の第3ステップを完了した後の一番単純な選択肢は，そこで終わりにすることです。新たな心のモードで，呼吸空間を取る原因となった困難な状況へと再び入っていくのです。ネガティブな思考，不愉快なフィーリング，強烈な身体感覚，大声を上げる上司，泣き叫ぶ子どもなどは，まだそこに存在するかもしれません。しかし今では存在モードで，つまり集約され，意図的で，よりスペースがあり，自己中心的ではない観点から，その困難にアプローチできます。この事実は大きな違いを生みます。

今や，経験する困難をこじらせるばかりのやり方で自動的に反応するのではなく，その瞬間のニーズに巧みに応じながら，事実に即したアプローチができます。ひとたびこの心のモードに入ると，そこに内在する智慧が，次に取るべきステップをとても明確にしてくれるでしょう。そして私たちは，瞬間ごとの身体の経験の気づきに根を張って，できる限りマインドフルに存在し続けることで，このより賢明なモードを支援できるのです。

変化が非常に微細な場合もあります。クラスで1人の参加者が，次のように報告しました。「水曜日，腐った気分で目覚めました。よく眠れず疲れていて，頭はぼんやりしていました。仕事まみれの1日が待っていました。おなじみになっている自暴自棄のフィーリングが湧き起こる

のが感じられました。惨めに感じながら横になっていると，私の一部が呼吸のことを思い出したので，呼吸空間を取ってみました。その後，ただ呼吸を見つめて，身体の感覚に耳を傾けて，しばらくベッドに横たわっていました。不思議なことに，その後は気分が変わったのです——まだ，疲れてぼんやりして，うんざりと感じてはいましたが，それほどひどい困難には感じなかったのです！」。

　フィーリングの変化はかすかなものであっても，それは実際に心のモードにおける大きな決定的変化を表しています。そしてどれほど些細であっても，このような小さな変化が次に起こることに対して新たな可能性を開きうるのです。

　これは，手つかずになっていることがたくさんあるときに圧倒されてしまうのではなく，1回につき「することリスト」のうちの1つの課題に取り組むことかもしれません。フラストレーションになる電話を，嫌な感じはするにせよ，卑しめられたとか馬鹿にされたとは感じずに終えられることかもしれません。同僚にキレてしまったことを後悔はするけれど，その日の終わりまで何度となくその件で自分を責めることはしないことかもしれません。あるいは，何らかのきっかけで最近自分が喪失した物事を思い出しても，ただ落ち込んで感じるだけで，状況や自分自身に怒りを加えることなく，「私は決してこれを克服できない」という絶対的で悲観的な観測には落ち込まないということかもしれません。

　もちろん時間が許すのであれば，再び3つのステップを行って，この新たに学んだことに積み重ねをするという選択肢が常にあります。新しく，よりマインドフルな心のモードへの移行を固めるために，再度呼吸空間を取るのです。しかしここには，呼吸空間法に目標志向的なやり方で——困難な状況を「修正する」道具として——アプローチすることになってしまうという落とし穴があります。この場合，最初の呼吸空間法が望んでいないフィーリングを取り除く点で「役に立たなかった」ときに，もう1回やってみたいという気持ちを起こすかもしれません。おそ

第9章 毎日の生活でのマインドフルネス

らく，今度はもっと一生懸命に。こうなると，物事を修正しようという試み自体が問題の一部になってしまう危険性が出てきます。ネガティブなフィーリングを除去することに，1回目（と，もしかするとそれ以降）の試みが「失敗」したので，さらなるネガティブなフィーリングが生み出されてしまうのです。これではマインドフルネスの正反対です。

> 呼吸空間法を繰り返すことを選ぶなら，即席の修理法として使わないようにしましょう。マインドフルネスの反対となる危険性があります。

　私たちはかなり頻繁に，はっきり3分間呼吸空間法の目的を思い出す必要があるかもしれません。その目的は，即時的なものにせよそうでないにせよ，すべてのネガティブな状態を解決することではなく，より効率的に，より明晰性をもって，ネガティブな状態と共に存在できる心のモードにアクセスできるようになることです。何であれ発生し続けて欲しくないものを，すぐに取り除くことはできないかもしれませんが，自由と智慧を与えてくれます。そのため，不愉快なフィーリングや困難な状況を延々と続かせることなく，淡雪のように溶け去っていかせるような対応ができるのです。少なくとも，これらの望まないものに燃料を補給して苦しみを増すような真似は止めることができるでしょう。

　もし数回の呼吸空間法を連続して使おうと思うなら，一度に使うのは2回までと制限するのが賢明かもしれません。適切に使われた呼吸空間法は，起こっていることに直面しながら，マインドフルネスを具現化することが何を意味し，どのように感じるものなのかを思い出す方法のひとつに過ぎないと覚えておきましょう。

選択肢2：身体の扉

　これまで何度も強調したように，心を乱す経験は不愉快なフィーリングの色合いを帯びています。恐怖や悲しみのようなネガティブなフィーリングがあり，これらには嫌悪や抵抗という反応がしばしば伴います。

それはしかめっ面，首，顎，肩の筋肉のこわばり，腰や背中の緊張など，顔や身体の筋肉の変化で表現されることが多いのです。これらはすべて直接的に注意を向けることができるものであり，困難な感情との関係を変えるために，この気づきの領域の中で取り組むという戦略を主に用います（第7章）。ですから呼吸空間法に続いてさらに感情に働きかけることを選ぶのであれば，身体で感じていることに注意を向けるのが自然なのです。

　最初のステップとして，最も強い感覚を感じている身体の部位に，友好的でオープンな注意を向けるようにベストをつくします。これを行うひとつの方法は，ボディスキャンで学んだように注意を運ぶために呼吸を使うというものです。吸気のたびにその部位へと吸い込み，呼気のたびにその部位から吐き出すのです。息が出て行くたびに，こわばり，緊張，あるいは抵抗の感覚は自然とゆるんだり和らいだりするでしょう。これが起こると，強制しているわけでもないのに，緊張や持ちこたえているという感覚がしばしば呼気と共に溶け去ります。もしそうなれば結構なことですし，そうならなくても構わないのです。リラックス状態の達成に執着せず，単なる嫌悪と抵抗の感覚に気づきを向けるという行為で十分なのです。経験を許容し受容するという全般的意図を，柔らかくなっている，開いている，抱きかかえている，と心の中で言うことで思い出すとよいかもしれません。

　抵抗や嫌悪を感じ，それが身体に具体的に現れたなら，それにひとたび注意を向けることで，私たちはフィーリングとのつながりを保つための多くの選択肢を探求することができます。フィーリングと接触し続けると，新しく異なった方法で出会い，抱きかかえることができる可能性が出てきます。ひとつの方法は，柔らかく，幅広く，空間的広がりの

> 身体のある部位が緊張していることに気づいたら，その除去を強制しなければ，吐く息と共に自然と和らぐかもしれません。

ある気づきの中に抱いているという感覚を持って，ただ感覚に気づきながら呼吸を続けることです。または，どこから感覚が強烈になる部位が始まるか，境界はどこか，感覚が最も強烈なのはどこか，もし変わるのであれば，ある瞬間から次の瞬間へと感覚はどのように変化するのか，より狭く，意図的に，さらに焦点を合わせた注意を伴って詳細に調べるという選択肢もあります。私たちがいかなる選択肢を選ぼうと，気づきを活かし，その気づきをバックアップするために，いくらかの努力を投じることになります。これは，好奇心，探究，善意，共感という性質を意図的に注ぎ込めばできることです。強制とか苦心といった態度に思わず入り込んでしまったと気づいたら，穏やかに，しかし断固としてそこから身を引きましょう。さらに気づきの範囲を拡げて，音，空気の香り，肌に触れる空気の感じといったその瞬間にある他の感覚も含めるようにして，常に心をリフレッシュすることもできます。

　どのようなネガティブなフィーリングに対しても，同様にアプローチできます。自分自身に大丈夫だ，何であれ，すでにここにあるのだから，それにオープンでいようと言うことで，受容的で許容的な関係を創り出していることを思い出すといいかもしれません。気づきの中に抱きかかえつつ，フィーリングの性質の変化に特別な注意を向けてもいいでしょう。

　激しく不愉快なフィーリングでは，「境界に働きかける」という戦略の使用が役立つかもしれません。これは以前に説明したように，注意をその強力な経験の中にできる限り運び込み，それから軽いタッチの注意を向けて，できるだけ，一瞬ずつ維持するという意味です。あまりの強さに圧倒されそうだと感じ始めたら，穏やかに自分に共感する気持ちを持って，少しずつ，より安定できる無難な焦点に注意を移しましょう。例えば，激しい部位に再度アプローチする準備ができたと感じるまで，呼吸の動きに焦点を合わせて自分自身を安定させ，体勢を整え直してもいいでしょう。呼吸だけに焦点を合わせて行うことも，不愉快なフィーリン

グや背景の感覚に対する気づきも含めて焦点を合わせることもできます（「共に呼吸する」）。こうして様子をうかがいながら進めることで，強烈に不愉快な経験との間にも受容的な関係を徐々に発展させることができます。そしてこれ自体が，智慧と共感の進む道なのです。

　ミシェルは近日に迫った家族の集まりのことを考えただけでぐったりしました。「こんなに久しぶりなのだから，皆に会うのはいいことに違いないと自分に言い続けています」と彼女は言いました。「でも，飛行機の予約を考えると，やり遂げられるように思えないのです」。翌日，帰宅してから，予約を取るべきだという思考が再び彼女の心に戻って来ました。ミシェルは，そのときその場で旅行代理店に電話するようにと自分に強制する代わりに，まずは呼吸空間を取ると決めました。数分間行っているうちに，胸への圧力が増して喉が締めつけられる感覚に気づきました。父親が新しいパートナーであるジーンと一緒に会いに来るという思考が，こういった感覚の強度を増すようでした。今までならミシェルは，「家族のために正しいことをする」のが自分にふさわしいことだわと言って終わらせてしまい，より綿密に思考パターンを見るという行為には背を向けていたでしょう。しかし今回は，嫌悪をおなじみの反応として認識することができました。そこでミシェルは背を向ける代わりに，不快の境界にアプローチすることにしたのです。まず腹部で呼吸とつながりを持ってから，彼女は注意を喉に動かして，締めつけ感の中へと息を吸い込み始めました。彼女は，これらの感覚が動くことを発見しました。行ったり来たりしたのです。喉の締めつけ感は首の筋肉の緊張のフィーリングに代わり，この部位から息を出すと和らぐことがありました。ジーンを家族の中に歓迎すべきだという思考には，お父さんはなぜこれほど感受性が鈍いのかしら。お母さんが亡くなってからたった6カ月なのに，という思考がすぐについてくることに気づきました。このとき彼女の喉は軽く詰まり，絞られているように感じました。それでも彼女は怒りや傷を心に感じ，次に母親についての悲しみや喪失があ

ることを心に書き留めながら呼吸法を続けていました。「最後に何をすることになるかはわかりませんが」と彼女は言いました。「これをまさに今，認めるというのは，私が私自身を大切にするひとつの方法です。おそらくこれがスタートなのです」。

> （中心部でなく）境界に働きかけるのは，経験があまりに不愉快で，嫌悪が支配的になってしまう可能性が高い場合，様子を見るのによい方法です。

選択肢3：思考の扉

呼吸空間法の最初のステップで，感情の絡んだ思考は，私たちの経験の最も目立つ特徴であると気づいたことでしょう。第8章以降では，このような思考の中に，いくつかの反復するネガティブな思考のパターンがあることを確認したことと思います。このような思考が，呼吸空間法のステップ3を完了する際にもまだ，あなたの経験の優勢な側面になっているのなら，自分の思考作業に違うかかわり方をすることを意図的に決断して，「思考の扉」を開くという選択肢があります。これには以下のものが含まれるでしょう。

- ❖ 思考を書き留める
- ❖ 思考が行ったり来たりするのを見つめる
- ❖ 自分の思考を事実ではなく心の中の出来事として見る
- ❖ 音に対するのと同じ方法で思考にかかわっていく
- ❖ 特定の思考パターンを，反復する古い精神的轍（わだち）の1本とみなす
- ❖ 優しく自分に問いかける
    - ☞ 私は疲れすぎだろうか？
    - ☞ 私は結論に飛び込んでいるだろうか？
    - ☞ 私は「白か黒か」という見方で考えているだろうか？
    - ☞ 私は完璧を期待しているだろうか？

「これまでの瞑想実践の経験に基づいて，ネガティブな思考が起こるときに違う形でもっと創造的にかかわっていく効果的な方法を，おそらくすでに見つけているだろう」というのが，ここで鍵となる考えです。呼吸空間法で，「私たち＝思考」ではなく，「思考は（事実であると述べている思考さえも！）事実ではない」ということを思い出すために，多様なアプローチを利用できるのです。この思い出しの作用だけでも，時間と共に蓄積していく深遠な効果があります。

選択肢4：巧みな行動の扉

呼吸空間法の後で私たちが選びうる第四の選択肢は，「巧みな行動の扉」を開けることです。私たちは，困難で不愉快な経験に受容的で許容的な気づきをもたらすことの重要性を強調してきました（第7章）。けれどもこの新しい態度は，私たちが受身的でなければならないという意味ではありません。ひとたびその不快な経験を認識したら，不愉快なフィーリングへの最適な対応は，しばしば，かなりよく考えた行動を取る，つまり意識的選択を基盤にして行動するということです。

このような場合には，行動の基盤にある動機によって，私たちの行動が有効か無効かが決まるでしょう。迷路のねずみ実験で見たように（第6章），動機が回避に基づいているか経験への開放性に基づいているかによって，同じ行動でも全く異なる結末につながりうるのです。不愉快なフィーリングの除去に駆り立てられると，私たちの行動は裏目に出る可能性がとても高く，不幸感の中に私たちをより深く落とし込むでしょう。一方でもっと自分自身を大切にしたいという純正な願望に動機づけられているなら，行動を取ることがより大きな安心と安堵をもたらす巧みな方法になりうるのです。

ベティはプレッシャーに満ちた仕事の中，もっと自分が必要とするゆとりを見つけるために呼吸空間法を使いました。彼女は会計士なので，納税時期や会計年度の終わりに最も精神的なダメージを受けやすくなる

と感じていました。こういう時期は，長期にわたって週末もほとんど休めず，職場で過ごすことが多かったのです。前回のうつがこのような状況で始まったことをはっきりと自覚し，ベティは午後に外出してお気に入りのブレンドコーヒーを買い，椅子に座って他の客を眺めながら飲むのを習慣としました。ときどきは家事の息抜きに，近所のレストランで夕食をしました。「前には，自分がやらなくてはならない仕事の山が片づくまでは，外出も延期していました」と彼女は言いました。「今では『後ではなくて，今』と認識しています。本当に大切な瞬間にはスピードを落として，自分自身のための時間を取る必要があるということです」。

　落ち込んだ気分は特に2種類の活動に影響します。まず，かつては喜ばしいと感じていたことがあまり楽しめなくなり，興味を失ったり，全面的に止めてしまったりします。また生活の日常的な課題，喜びを与えてくれるわけではないけれども，自分は責任ある人間で自分自身の人生にコントロールを利かせている，という感覚を与えてくれる活動を着実にこなしていくのが困難になります。程度の差こそあれ，多くの点でうつや沈んだ気分は，私たちに一番栄養を与えてくれる行動をするためのエネルギーを奪い，私たちを蝕むのです。こういった活動に取り組んだり，改めて取り組み直したりすることだけで，思いもよらない力を発揮するかもしれません[注52]。

　そこで呼吸空間法に続く第四の可能性は，かつては私たちに（A）喜び（温かい風呂に入る，犬と散歩に行く，友人を訪ねる，気分がよくなる音楽を聴くなど），または（B）（どんなにささやかでも）マスターしたという感覚，満足感，達成感，あるいはコントロール感（食器棚や引き出しの片づけや，請求書の支払い，家族や友人に手紙を書く，机の上を綺麗にするといった先延ばしにしていたことの実行など）を与えてくれる行動を意図的に選択して行うというものです。たとえこのような活動を1つ，少しするだけであっても，自分が世界に影響を与えられると

いう感覚が得られます。そしてわずかな影響であっても，しばしば沈んだ気分に伴う絶望感やコントロールの欠如への反作用になるのです。非常に不安で恐怖を感じる気分の場合，これまで回避してきた状況に直面して取り組むことは特に役に立つことでしょう。また課題をより小さなステップへと分解して，一度に１つのステップだけに取り組むことは役に立ちますし現実的でもあります。１つの課題やまたは一部でさえも完了できたなら，自分自身を褒めてあげるように心がけると大いにプラスになります。

　沈んだ気分にマインドフルに対応して行動を起こす，最も効果的な方法を探究するには，次の２つのことを心に留めておくといいでしょう。第一に，沈んだ気分は意欲の過程そのものをくじいてしまい，転覆させてしまいます。通常，私たちは何かをしたくなるまで待って，それから，それをします。しかし落ち込んだときには，何かをやりたくなる前に自分自身を動かさねばなりません。第二に，うつで起こる疲労や消耗は誤解を招く可能性があります。私たちがうつになっていないときには，疲労は休息を必要としているという意味です。この場合，休息は私たちをリフレッシュしてくれます。しかしうつの疲労感は，多くの場合，通常の疲労ではありません。短期間であれ，休息ではなくて活動の増加を必要とすることがあります。休息が疲労感を悪化させる可能性があるのです。このような場合に自分自身をケアすることの一部は，たとえ気分や思考が無駄だと言っているように思われても，人生の流れの中に留まり，活動に参加し続けることです。

　大抵，最も厄介なケースというのは，「目が覚めた途端」というように唐突にうつが現れるときです。ここでもまた私たちの最初の対応は，呼吸空間を取ることから始めるというものになるでしょう。いくつか，具体的な質問をしてみることも大事です。

　　「どうすれば，たった今，自分自身に最も優しくなれるだろうか？」

「今この瞬間に，私が自分自身に与えられる一番よい贈り物は何だろうか？」

「どのくらい続くのかわからないが，この気分が去って行くまで，どうしたら自分自身のベストなケアができるだろうか？」

「私が大切に思っている人で，こんなふうに感じている人がいたら，私はどうするだろうか？　どうしたら，同じように自分自身の面倒をみられるだろうか？」

　もちろんベストな意図があっても，ときには自分を見失ってしまう場合もあります。一線を越えてしまい，より執拗で強烈なネガティブな気分の状態に入ってしまったと感じるかもしれません。こういった場合，どれほど弱く儚くとも，マインドフルネスの実践は自分自身をケアする健康的な方法だと覚えておくことが大切です。このようなときに私たちが必要とするのは，それほど強烈でないネガティブな気分にマインドフルな対応をする際に役立つと感じるものと同じものなのです。もちろんこういった瞬間には，ネガティブ思考に対して異なるアプローチをするのがより難しいことでしょう。こうした状況下では，気分を向上させる活動を行うことのインパクトも容赦なく弱められるでしょう。それにもかかわらず，反芻的に考え込む状態にさらに沈んでいくよりは，この瞬間にできる限りのマインドフルネスをもたらして，自分自身のケアをするのに適切な行動を取るほうがよいのです。

　すなわち，事態が厳しい場合の課題は，本当に瞬間瞬間に焦点を合わせることなのです。瞬間瞬間への対応にベストをつくすことなのです。困難な瞬間へのかかわり方のアプローチが，たとえ１％でも変化すれば，それは次の瞬間にも，さらにその次の瞬間にもずっと影響を与え，結果的に大きな変化を起こす可能性をもちます。ですから，ひとつの見たところ小さな変化が，先に行って，驚くほど大きな影響を与える可能性があるのです。

選ぶ自由

　マインドフルネスプログラムへの参加で学んだことを振り返って，ルイスは，呼吸空間法が重要な盟友だと感じた点を指摘しました。
　「たくさんのことがわかりましたが，そのうちの1つをお話ししたいと思います。私は，どれほど自分自身を急き立てているかわかったのです。自分を急き立てることに本当に精通しているのです。そこで，どうしたら自分を急き立てていることに気づけるか考えて，多くの時間を費やしました。3分間呼吸空間法は大いに役に立ちます。そこで，1日に何回もやっています。ときには3回，ときには5回，ときにはひどく躊躇したりわからなかったりするたびに……あるいは，まだ6つもすべきことが残っているのに，30分か1時間しか時間がない場合には，本当に素晴らしい効果があります。本当に助かります……ただ座って……今，ここにあることを認めるのです……そしてこの『わからない』ということを，抱きとめるのです……なぜなら，私はときどき，このプレッシャーのフィーリングがどこから来るのか，本当にわからないのです。本当に自分を急き立てて，次の30分でプロジェクトを終えると言わねばならないのだろうか。ときにはただわからないということと共に留まります……そして，わからなくても構わないし，すべてを終わらせるように行動を取らなくてもいいのです。私にとっては行動することは簡単ですが，しかしそこにこそ私の人生のストレスの多くが由来しているからです。行動し過ぎることに由来するのです。あまりに多くのことをやろうとして，すべてをやろうとして……これをやって，あれをやって，全部が終わらないと眠れない，と感じるからなのです。完了したことがわからないと駄目なのです。しかしそれは，ときには不必要なことです。いくつかのことをしないでいるというのは……私にとっては非常に新しいことです……そして大丈夫なのだと感じます。また，私は時間に

対する態度も変えています。私が持っている時間とは，私が何かをするために自分自身に与えることができる時間なのです，おわかりでしょう。そのおかげで，前ほどピリピリしていないと思います」。

　ルイスはとても重要なポイントを指摘していました。私たち一人ひとりが何を必要とするかについて，単一な答えはありません。多忙すぎる人々は，際限のない活動から外に踏み出すことを含めバランスを発見する必要があるでしょう。やるべきことを十分にやっていないと感じる人々もいるかもしれません。その場合の問題は，あるときにはもっと積極的になって活気が出せるように生活のバランスを取る方法を見つけることです。ひとつの方法は，自分の存在する場所と，今まさに自分に起こっていることのフィーリングに気づきを運ぶことです。これはより多くの感受性を与えてくれるので，理性的にばかりではなく，マインドフルな気づきを通じて，私たちの内的・外的状況や状態を正確に評価できます。次に，この気づきが私たちの手に入る選択肢の範囲を広げて，私たちが習慣的に行っていることの勢いに流されずに，健全で賢明で優れた選択をする可能性を増やします。

　選択肢の拡大はある瞬間に期せずして起こるかもしれません。数日間留守にした後で，15歳の息子を学校に迎えに行ったとき，ケイトはそのことを発見しました。

　「15歳の子どもというものがどんなに気難しいか，私は忘れていたのです」と彼女は言いました。「息子に，その日学校はどうだったかと尋ねました。息子は怒ったように『いつも同じことを言う』と言い返してきました。

　私は一時停止して，胸を締めつけるフィーリングに気づきました。それはとてもはっきりしていました。私は湧き上がる緊張と苛立ちを認めました。いつもだったらそのまま習慣的に反応していたでしょう」。

　どういうわけか，ケイトはその一時停止で，瞬間的な身体への承認，集中，気づきを行い，その瞬間を十分やり過ごすことができたのです。

「いつもなら息子に腹を立てるか，冷たい沈黙のまま帰宅していました」とケイトは続けました。「代わりに私は息子のほうを向いて，気がつくと『会えなくて寂しかったわ』と言っていました。それでどうなったと思います？　息子は私のほうを向いて微笑んだのです。あの笑顔を長い間見ていませんでした。奇跡でした」。

　3分間呼吸空間法は，私たちが古い習慣的パターンに直面するときに，このような類の感受性や潜在的可能性を持てるように意図されています。習慣的な古いパターンとは，特定の方法で自分自身について考えたり，不健康な方法で自分の気分に対処したり，外的状況のせいにしながら異常なほど自分自身を多忙にすることと関係しているでしょう。こういった習慣的傾向はまだここに存在します。マインドフルネスの実践は即座にそういったすべてを変えるわけではありません。しかし一瞬の停止を私たちに与え，以前は見えなかった選択肢を呈示してくれるのです。スタート地点は呼吸を中心に，今まさにこの瞬間，自分がどこに存在しているのかを認めることです。そうでなければ，いつもそうであったように自動的に反応してただ流されてしまうでしょう。これはルイスが認識していたことです。

　「私は実際，この，（答えが）わからないという状態をありがたく思います」と彼は説明しました。「本当です。本当に一時停止する方法を与えてくれて，『今，現在』へと心を開いてくれるからです。それでどういうわけか，ある考えが浮かぶ瞬間があって，それからイエスかノーを言うことがあります。また，私にはただ何かを自動的にしてしまう傾向がありますが，そうせずに，それを気づきの中に留めるのもなぜか大切なことなのです」。

　規則的に呼吸空間法の使用を実践すると，自分自身との関係や世界との関係を変える方法があると徐々にわかってきます。以前は折り合いをつけるのが難しいと感じていた自分自身の一面とも，回避してきた状況とも，新しい関係を持てるとわかります。内的・外的にかかわらず，こ

ういった状況は私たちの中に同じ反応——回避,逃避,抑制——を喚起しがちです。このような賢明でない罠にはまらないように,何であれ,このような反応を喚起したもののほうへ心を向けましょう。私たちが困難に感じるものへの習慣的な嫌悪の反応は,私たちを不幸感に閉じ込めるものの基盤となります。困難に向かって方向転換するという意識的反応が(360度のうちの)たった一度分の変化であったとしても,私たちの人生の生き方に根源的な変化をもたらしうるのです。

第Ⅳ部

人生を取り戻す

第10章 存分に生きる：
自分自身を慢性的不幸感から解放する

> 人々は言う．私たち皆が探し求めているのは人生の意味である，と．私はこれが本当に私たちの探し求めるものであるとは考えない．私たちが探し求めているのは，生きているという経験なのだと思う[注53]．
>
> ——ジョゼフ・キャンベル，『神話の力』

『ふたりはいっしょ』は，子どもにも大人にも語りかけてくる童話ですが，そこで著者のアーノルド・ローベルはガマくんのある1日を物語ります[注54]．

1日のはじめにガマくんはベッドに座って，紙に〈今日することのリスト〉と書きました．そして，彼は「起きる」と書きました．すでにこれはやっていたので，すぐに線で消すことができました．それから紙の上に今日1日にやることの計画を書きました．「朝食を食べる」，「着替えをする」，「カエルくんの家に行く」，「カエルくんと散歩する」，「昼食を食べる」，「昼寝をする」，「カエルくんとゲームをする」，「夕食を食べる」，「寝る」．彼はベッドから出ると，完了したものは線を引いて消しながら，リストをこなしていきました．友達のカエルくんの家に着くと，彼は告げました．「予定表によると散歩に行くことになっています」．そこで2人は散歩をし，ガマくんは「カエルくんと散歩する」の項目を線で消しました．そのとき，悲劇が襲いました．強い風がガマくんの手からリストを吹き飛ばしたのです．カエルくんは必死でリストを

追って走りました。けれども可哀想なガマくんは，そうはできませんでした——彼が今日することのリストに，「風に飛ばされてしまったリストを追いかける」という項目がなかったからです！　そこで，ガマくんが動けずにそこに座っている間，カエルくんは何マイルも何マイルもリストを追いかけましたが，無駄でした。結局はリストを捕まえられず，カエルくんはすっかり悲しんでいるガマくんのところに，何も持たずに戻って来ました。ガマくんは，リストに残っていた他の項目を思い出せませんでした。ですから，ただそこに座って何もしませんでした。カエルくんも一緒に座っていました。とうとう，カエルくんが暗くなってきたから，寝るべきだと言いました。「寝る！」とガマくんは勝ち誇ったように叫びました。「それはリストにあった最後のことだ！」。ガマくんは地面に枝で「寝る」と書きました。それから，それを線で消しました。やっと丸1日を消せたので喜びながら。そしてカエルくんとガマくんは，それぞれの家へ帰って眠りました。

　可哀想な単一モードのガマくん！　……とはいえ，私たちの多くはしばしば，まるで作業モードだけが唯一の心のモードであるかのように，ちょうどガマくんのように振る舞います。私たちの生活は，あまりにもしばしば，1枚の長い「すること」リストに見えてしまうのです。

　「すること」リストを作ることが問題ではないのです。問題は，そのリストを完了しないと悪いことが起こるという感覚です。それ自体が問題ですし，結果として実際の生活が近視眼的に狭窄するのも問題です。『マインドフルネス・ストレス低減法』という本のある箇所[注55]で，著者は18カ月前に患った心臓発作の再発を予防するために，MBSRプログラムを行っていたピーターという男性の話を語っています。彼は夜の10時に玄関前のスペースを照明で明るくし，洗車をしようと準備していました。なぜでしょう？　なぜなら，彼はその日のある時点で車を洗う必要がある，というアイデアを持っていたからなのです。それが彼の「すること」リストに載っていたので，そして，彼はリストに載ってい

ることはやらねばならないのだという確信をもって常に行動していたので，やらねばならないことに疑いの余地はありませんでした。当然というべきか，彼の生活に対するこの習慣的態度は追い立てられて感じるという感覚につながり，ピーターは恒常的に緊張し焦っていました。こうした人生への志向性は，大抵の場合は彼が気づきさえしないうちに健康を脅かしていました。マインドフルネスの訓練の結果，ピーターは自分の心のパターンにもっと気づくようになりました。彼は，思考はただの思考であると理解しました。そこである瞬間に，彼は洗車をしなければならないわけではないことがわかりました。このまま続けるか，洗車を止めて眠る前に少しリラックスするか，選ぶ立場に立ったのです。彼は洗車を止めることにしました。

「すること」リストに支配されて生活することは，ピーターの健康を害し，生命を脅かしました。無慈悲な不幸感と格闘している人が「すること」リストに自分の内面世界を支配するのを許してしまうと，感情的健康が害されます。これは私たちの生命そのものを危険にさらすのです。作業モードはうつを追いやるのに効果的でないばかりか，生活を束縛して拘束するので，私たちは自分の手に入る世界の小さな片隅で生きるはめになってしまいます。

十分には認識していないでしょうが，人間として，私たちは誰しもが，実際にそうしているよりもはるかにずっと存在モードの広々としたスペースの中に生きることが可能なのです。たとえわずかであってもその可能性を現実にすれば，もっと自分の生活を豊かにし，精神の健康を向上させることができます。それならば，作業モードを，それが巧みで効果的な対応となる生活領域のために取っておいて，存在モードの開拓により多くのエネルギーを注ぐほうが賢明ではないでしょうか。この，よりマインドフルな存在方法は，もちろん時間がかかりますし勇気が必要です。けれども，フォーマルなプログラムはわずか8週間のものですし，このプログラムが繰り返しうつになっていた人々の再発リスクを半

減したことを心に留めれば，MBCTへの参加を通じてこの種の内的な作業に従事した人々から，大いに勇気とインスピレーションをもらえることでしょう。以下に，そうした人々の感想をいくつか紹介しましょう。

「感じ方が同じではなくなりました。以前なら私を唖然とさせたり，とても苛立たせたりする状況になると，動揺したり，興奮してしまったのですが——そういうことはあまり起こらないのです。この短い期間に起こったことは驚くべきです——制御不能な螺旋の下降に陥ることなく，冷静さを保てるのです」

「ここに来る前は，プレッシャーなしに生きるとはどういうことなのか知りませんでした。5歳頃にはいくらかわかっていたのかもしれませんが，あまり思い出せません。別の方法を教えられて，しかもそれはとても単純です。なるほど，これが他の皆がいつもやっていることなのか，と思えます。これまで誰も私にそれを教えてくれる手間を取ってくれませんでした」

「私たちはこれによって何かを学び，学んだことは今や私たちの内側にあります。再び去って行ってしまうことは決してないと知っています。学んだことがここにあるというのは事実で，別の誰かの助けに依存するのではなく，自分自身を相手にしなくてはいけないというのも事実です。他人に頼ると，自分で対処できないという理由で自分が失敗者のように感じるでしょう。しかし，自分自身と起こってくる物事への対処方法を与えてくれるものが私の中にある，と今ではわかっているのです」

私たちの理論，調査研究，他の人々のマインドフルネスプログラムで

の経験談は，すべて意図的に気づきを開拓する重要性を指し示すものです。しかし結局のところ，こういった全ての情報は自分の経験の代わりにはなりません。私たち一人ひとりが自分自身で，作業モードと存在モードの双方が生活の瞬間ごとの性質に与える影響を確認する必要があります。このような経験を引き出すには，日常生活の中でマインドフルネスを開拓することが要求されます。なぜなら日常生活こそが，私たちの苦悩の大半が発生し展開する舞台だからです。毎日の生活や人との触れ合いの中においてこそ，逃走するような作業モードの結末にもっと気づくチャンスと，存在モードにスイッチを切り替えることで変われるのだと直接感じるチャンスとを得られるのです。

　究極のところ，マインドフルな気づきを持って生きること，心の存在モードに基盤を置くことは，十分に目覚め，存分に生き，全面的に自分自身を実現する方法です。それがどういうものになろうと，どんなふうになろうと。物事をこなすことや自分の生活や世の中に重要な変化を起こすことを邪魔するものではありません。賢明な作業であり，存在の領域から出現して流れ出る作業なのです——言ってみれば「マインドフルな作業」です。まず自分の経験をあるがままの存在として認めます。次に，もしそれを選ぶのであれば，自分自身のケアのために適切な行動を意図的に実行したり，特定の状況に共感的に対応したりするかもしれません。以下に，自分なりのやり方でそうした2人の話を紹介しましょう。

ペギーの話

　ペギーはハードな仕事をしていました。非常に難しいケースへのベストな対処方法を，異なる数カ所の環境でそれぞれのケア担当者に助言するという仕事です。毎朝，彼女は恐れのフィーリングと共に目覚めて，その日に直面しなくてはならない問題にどうやって対処したらいいのか

を心配し始めるのでした。細かい点は日によって変わるのですが，基盤にある主題はいつも同じでした。問題とされる状況に対処できないだろう，自分に相談される難しいケースへの対処方法を思いつくことができないだろう，収拾がつかなくなってしまうだろう，期待に添えないだろう，何もかもがひどく悪い状態に陥るだろう，などという恐怖です。最悪の日々には特定の心配が，反復的でもっと一般化された恐怖のフィーリングを誘発しました。彼女は，自分の前にある虚しい見通しに心が沈むのを感じました。ああ，何てこと，いつもこういうふうなのだわ。決してうまくやることはできないのよ。ずっと続くのだわ。「解放された」とか，「リラックスした」と感じられることは決してないのだわ。

マインドフルネス訓練に出会うまで，ペギーは毎朝ベッドに横になったまま心の中で一番前に出ている問題に対して，何らかのコントロール感を得ることで，こういった心配に対処しようとしていました。心配を見極め，どんな悪いことが起こりうるのか予期し，その防護策を考え，必要なことはすべてやったと自分を安心させるのです。または，問題を解決したりとても不安に思って恐れている状況を回避するための，新たな方法を計画するのでした。このアプローチはペギーの恐怖を弱めることもありました。しかし長期的効果はなく，翌朝はまた，同じように怯えて目覚め，新たな問題群について心配するのでした。

ペギーはマインドフルネス訓練の結果として，どのように対処するようになったのでしょう。まず彼女はベッドから出る前に，身体に注意を向けることに集中しました。腹部の緊張に気づき，まるで彼女がすでに緊張に抵抗しているかのような，腹部周り全体の硬直にも気づきました。次に彼女は，自分が感じていることに注意の焦点を合わせました。怯え，恐れ，不安です。それと共にこういったフィーリングがいかに不愉快か，自分がそれらをどれほど嫌い，取り除きたいかという気づきも現れました。そしてため息と共に，こういったフィーリングが彼女をひどく消耗して疲弊させるものだということもわかりました。同時に，何

第10章　存分に生きる

であれ長続きする方法でこういったフィーリングの問題解決をしたり，修正したりするのは不可能だという洞察も現れました。努力すれば毎日の最も差し迫った問題に関して，ある程度のコントロールを達成することはできるかもしれないけれども，夜には，その日に達成した希薄なコントロール感覚は喪失してしまうことがわかりました。彼女の心のある部分が完全に解き明かされたかのように感じました。彼女はそのときその場で，自分の「夜の心」が「早朝の心」と共謀して……新たな心配の一群を武器にして，朝起きた瞬間に自分自身を強打しているとわかったのでした。彼女の心の中には，そうした心配の中身に絶え間なく執着するように狭まって，常に彼女に不利益をもたらす部分があるかのように感じられました。

　マインドフルネスの開拓を通じて，彼女は自分の注意を広げて，その瞬間の経験の全範囲を含めれば，経験の４つの異なる側面を確認して区別できることを発見しました。(1) 身体の不愉快な感覚刺激，(2) 怯えや恐れのような不愉快なフィーリング，(3) 以前は暗黙のうちに行われていたフィーリングに関するネガティブ思考，(4) その日の特定の問題に関する心配，です。

　この，より幅広い視野にインスピレーションを得て，ペギーは自分の困難へのかかわり方に決定的変化を起こしました。心配のあまりに浮かんでくる恐れている将来像と格闘する代わりに，ペギーは現在の現実とその瞬間の経験の実態に直面するように，改めて自分を方向づけしたのです。彼女はどうにも自分の心配の内容——それは眠っている間にすでに形成されているのです——を制御することはできないし，何とかしようとしてじたばたすればするほど，緊張が高まることに気づきました。また特定の心配の中身に焦点を合わせても，決して長期的な解決は提供されないのです。彼女が言うように，「いつだって何かしら存在する」のですから。１つの心配事が去ってほっとしても，別の心配がすぐに飛び出して来てそれにとって代わってしまいます。心配する心によっ

て際限なく生み出される思考の産物に焦点を合わせている限り,「そもそもそれらを生み出しているもの」に長期的変化はありえないとペギーは悟りました。彼女はこれまで,基盤にある原因に手を打とうとせず,ずっと症状に対処し続けていたのです。

　こうした事実に気づいたので,ペギーは自分自身のために編み出した実践に腰を据えました。毎朝起きるときに,何であれ彼女を待ち受けている経験に直面すべく向き合いました。腹部や喉のひどく不快な塊に,いかに嫌な感じがするか十分に認めつつ挨拶するのです。「いたのね。わかるわよ」。それから逃げ出したり背を向けたりしないで,そのひどく不快なフィーリングを1つのフィーリングとして探求しました。それはどのようなものだろうか。それと一緒にここにある他のフィーリングはどのようなものだろうか。彼女はそのフィーリングが存在するのは,彼女が脅威と知覚する何かがどこかにあるという意味だと認めました。しかし,ここに大きな変化があるのですが,彼女は脅威の具体的内容で悩まなくなったのです。困難なあるいは脅威を与える将来の想像上の状況を修正しようと試みなくなったのです。その代わりに,今では,彼女の主たる関心事は,脅かされて感じているという直接的な現状に対してより大きな気づきと受容をもって対応することになりました。この変化と共に,分析的な問題解決よりも思いやりと優しさこそが本当に要求されていたものだという認識が出てきました。──この朝に詳細を知る必要はないのです──詳細は大事ではありません。大事なのは自分自身への親切と思いやりなのです。

　時間があれば,彼女はひどく不快なフィーリングそのものを思いやりで取り巻いて,そのフィーリングへと穏やかな気づきを吹き込むのでした。これを,フィーリングを取り除くためのずる賢い方法としてではなく,経験の全側面に好意を広げる奉仕として行ったのです。しばしば,彼女が気づきをそのフィーリングの中に吹き込むとき,あるイメージが浮かびました。そのイメージでは,ひどく不快なフィーリングは浜辺の

岩であり，海が穏やかにそれを取り巻き，波が彼女の呼吸の動きをたどり，一波ごとに思いやりと関心をもって，面倒をみるようにその岩に軽くタッチして，暖かさと共感で岩を柔らかに包むのでした。その効果として，岩とひどく不快なフィーリ

> 自分自身へのちょっとした思いやりと優しさは，脅かされているというフィーリングへの対応として，どれほど分析的に問題解決をするよりも賢明で巧みなものなのです。

ングに伴う身体感覚の両方は鋭さを失い，両方ともサイズが小さくなりました。フィーリングは必ずしも去って行きませんでしたが，それほど中心的なものではなくなり，すべてを消耗する格闘と対立の中心ではなくなるのでした。

ペギーは時間がない場合には，この先に控えているあらゆる困難に対して好意と自分自身への親愛の感覚を持ち込むため，その日の準備としてやっているあらゆることに，思いやりと優しさ（「これこそ私の必要としているものだとフィーリングが伝えている」）をもって，意図的に焦点を合わせました。

ペギーは，怯えはまだ襲ってくるけれどもそれほど頻繁ではなくなり，もし襲って来た際にもそれに関して自分が現実的でいられるとわかりました。恐れと怯えの経験を「悪い」と称したり，自分が不完全である印だとか，自分の人生には何かとんでもなく悪いところがある印だと解釈したりするのではなく，今ではそのフィーリングをメッセージとして受け取るようになったのです。それはストレスの多いときに優しくなる必要，思いやり深くなる必要，自分自身をよくケアする必要を思い出させてくれるメッセージです。

第4章の新米僧のように，ペギーは不愉快な思考やフィーリングを追放しよう，修正したり締め出したりしようともがいても役に立たず，無力感を増すばかりだと理解したのです。心配は常に彼女を引き込んでそこに戻しました。彼女が，心配は解決できるはずだと考えていたからで

す。彼女の心は作業モードを活性化し続けました。修正する，分析する，判断する，比較する，というように。最終的に彼女は，このような心のパターン全体を，存在モードに変換していくチャンスと見るようになったのです。優しい忍耐をもてば，今現在の瞬間ごとに，内的・外的に経験している何に対しても意図的に注意を払えることを知ったのでした。何であれ発生していることを価値判断的でない気づきの中に抱くことができれば，それが要求されているすべてなのだとわかったのです。大抵は，気づきの範囲を広げて身体全体を含めるようにすると有効でした。こうするとペギーは，瞬間ごとに起こっていることを理解し，直接的で概念的でない方法で経験にかかわっていけました。彼女は別の立ち位置を見つけたのです。滝のように流れ落ちる思考とフィーリングの急流の後ろ側です。これは本物の滝の後ろ側に立つのに少し似ていました。近づいてその威力を見ることはできるのですが，引きずり込まれて深みにはまりこみはしないのです。

ディヴィッドの話

　最初のクラスでレーズンを見た瞬間から，ディヴィッドはマインドフルネスの探求に本当に熱狂しました。レーズンは皺があり，輝く明るい部分があり，深く豊かな色彩を持っていたのです。この経験は，彼が人生の中で最高と価値づけしていた時期の記憶を呼び覚ましました。まだ青年だった彼が人気のない浜辺の砂丘に座って，水平線まで輝く海を見渡していた遠い昔，あるいは日曜の朝にリフレッシュして目覚め，カーテンを開けると降りたての雪が広がっているのが見えたときのことなどです。それは彼が世界と一体に感じ，全面的に存在して，生きていることへの感謝で満たされていた時期でした。

　ディヴィッドにとって，瞬間ごとに注意を払う方法を変えることで経験を変えられるという実感は，大いに力を与えてくれるものでした。彼

は自分の１日のさまざまな側面にマインドフルネスをもたらすことに没頭しました。時間経過と共に，彼は経験と直接つながり続けるひとつの方法として，身体感覚への注意を優先することを学びました。目覚めるや否や，彼は意図的でマインドフルな呼吸を３回し，１回ごとに腹部が膨らんだりへこんだりするのを感じ，その日の予想や計画で絡み合い注意が分散してしまう前に，注意を集中させる焦点として身体の感覚を使ったのです。シャワーを浴びるときは，最初に水が触れるのを合図として利用しました。現在の瞬間に全面的に入り込み，身体の感覚——水が跳ね返った部分での肌のひやっとする感じや，身体に石鹸をこすりつけるときの手足の動きなど——に周波数を合わせるようにと思い出させてくれる合図です。服を着るときには，シャツを着たり靴紐を結んだりする際の，腕や脚を伸ばしたり曲げたりする動きをわざと誇張しました。マインドフル・ヨガを実践するときと同様に，筋肉の感覚に注意を傾けることを自分自身に思い出させるためです。

　ディヴィッドは朝食の食べ方も変えました。まずラジオのニュースをかけることを止めました。以前は，家族の皆が１日の準備をする間，外の世界や地元の交通状況を伝えるニュースにぼんやり注意を払っていただけでした。彼はもはや朝刊をパラパラめくりもしませんでした。それがトーストなのかコーンフレークなのか，コーヒーなのか紅茶なのか，ほとんど気づきもせずに自動的に食べ物を口に運んだりはせず，通学鞄が見つからないと叫びまくっているのが子どもたちのうちの誰なのか，ほとんど気づかずにいることもなくなりました。今ではこの時間をより大きな気づきと共に抱きとめ，マインドフルな存在へと捧げていました。ディヴィッドの意図は，朝のこういった瞬間に，自分自身と家族のためにここに存在しようというものでした。とどのつまり，これが彼の人生ではなかったでしょうか。

　ディヴィッドの職場までの道には，鉄道線路が横断している場所がありました。しばしば踏み切りが降りていて車の通行を遮断し，電車が

通っていました。以前は，彼はため息で対応し——「ああ，またか！」——そこに座ってハンドルの上にもたれかかっていました。今では，彼の対応は「よし，呼吸空間法をやるチャンスができたぞ」というものになっています。時間の許す限り，彼は何回でも3ステップをこなしました——遮断機が上がるタイミングを見落とさないように，もちろん目は開けて。「今，ここ」と再連結して，彼はマインドフルに運転するように意識的努力をし，指がハンドルに触れる場所での感覚に注意し，シートと背中やお尻の接触点に注意し，フロントガラスを通して運転と関連する光景——路上の他の車の詳細，色，動きのパターンなど——に注意するのでした。職場の駐車場に着く頃までには，それからの1日の見通しに疲れきっているということは，もうありませんでした。

　自分の瞬間のより多くに全面的に存在しようという意識的な努力を通じて，ディヴィッドは朝だけではなく，夜や週末の性質も変えて豊かにしたのです。家庭生活が重荷ではなく，再び喜びになりました。しかし生活の他の部分，つまり平日の起きている時間の大部分を占めている職場で過ごす時間はどうでしょう？

　ここでは，物事はそれほど単純な様相を見せてはくれません。ディヴィッドの仕事の多くは頭脳労働でした——考え，計画し，報告書を書く，というわけで，すべてが厳しい緊迫したスケジュールの下にありました。一日一日に取り組む準備は以前に比べてずっと整いましたが，職場での活動にマインドフルネスをもたらそうというディヴィッドの試みは，どうにも「うまくいかないように思えた」のです——朝食を食べることや音楽を聴くこと，家族と一緒にいることにアプローチするのと同じようにマインドフルなやり方でアプローチできるとは思えませんでした。マインドフルで居続けようという明確な意図をもって仕事を始めたとしても，Eメールを読んで返信し，報告書を書き，クライアントのために計画や会議のアジェンダを作成するべく自分のデスクにつくと，あっと言う間に「見失ってしまう」のです。彼は流されてしまい，

仕事の義務に駆り立てられ，明解な結論を出す必要や，外見をきちんとして失敗しないようにする必要に引きずり込まれてしまいます。いかに自分が瞬間との接触を失ってしまっているかに気づくこともありましたが，これは事態を悪化させるばかりでした――人生の他の分野で経験し始めた幸福と明晰さの可能性を，彼の仕事が奪い取っていると憤慨し，失望を感じ始めるのです。

　ときどき，ディヴィッドは呼吸空間を取ろうと思いつきます。集中して，整理し直して，何が起こっているかをもっと明晰に見ることが可能になるので，ときとしてこれは本当に役に立ちます。もっとありがちなのは，まだ広がりのあるスペースと明晰さがここにあると感じられないのに，ステップ 3 を終えるというケースです。人生の他の領域では経験できているというのに。この場合，彼の主たるフィーリングは「すべき仕事に戻る」というプレッシャーのフィーリングです。――現在の任務をできるだけ早く片づけ，それから，どうしたら職場でもっとマインドフルになれるのか探求できるというわけです。けれども，もちろん，1 つの任務を終えるや否や次の任務が待ち構えていて，彼の注目を要求するのです。そこで，それもできるだけ早く片づけてしまおうと，その任務に没頭します――そうすれば，マインドフルになるための余暇ができるでしょう。けれどもその目標は，彼の到達しようという努力にもかかわらず，常に遠ざかっていくように思われました。

　しばらくの間，ディヴィッドは「仕事というのはただ忍耐せねばならないものなのだ」という事実にいやいや甘んじていました。彼の職場はマインドフルネスの禁止区域のように思われました。そこで彼は，仕事の前後にマインドフルになることにして，職場にいる間はマインドフルネスを「閉鎖」し，業務だけをこなしてせっせと進むことに決めたのです。しかし，何かが変だという感覚は消えませんでした。彼は辞職して，家族と共に田舎に引っ越し，質素な生活をして，自分たちが食べる分だけの食物を育て，少数の動物を飼い，多分，陶芸家にでもなるとい

う夢想を始めました。十分に貯蓄してきっぱり辞められるように，数年間はもっとハードに長時間働くのはどうだろうか，と考えました。

　幸運にもディヴィッドはマインドフルネスを実践し続け，また瞑想についての本を読んだり，テープに収録された話を聞いたり，瞑想指導者の生のトークを聴きに出かけたりして，いっそうの探求を続けました。彼自身が実践を続け，こうした経験に浸されることでディヴィッドのアプローチは時と共に変化していきました。第一に非常に有効だったのは，読んでいた本の1冊の中から，マインドフルネスは開拓しやすいゆとりのある状況でだけではなく，人生のすべてに対するものだという明確な主張に出会ったことでした。生活をマインドフルになるゾーンとそうでないゾーンに分けるという試みは成功しない，という明確なメッセージを受け取ったのです。次に彼は，自分が直面している種類の問題において，ひとりぼっちでないことに気づきました。高名な瞑想の指導者たちでも，たくさんの「頭脳」労働を含む仕事にマインドフルネスを持ち込むのは容易ではなかったのです！　大いに崇敬されているベトナムの有名な瞑想指導者ティク・ナット・ハンは，多数の本や研修会を通じて，西洋の何千人もの人々にマインドフルネスを紹介してきましたが，手作業で本を綴じているときにマインドフルであることは可能に思うが[注56]，本を書いているときには難しい，とあるときに述べています。もう1人の瞑想指導者で作家でもある人物は，言葉が流れ出し始めるくらいに執筆に入り込むためには，毎朝，ほとんど自分自身とコンピュータを鎖でつながないといけないほどだと話しています。ディヴィッドはこれらの告白でとても楽になりました。彼がマインドフルネスを「頭脳」労働と組み合わせるのが難しいという事実は，彼に悪いところがあるという意味ではなかったのです。気づきを維持しにくいというのは，こういった言語的・概念的課題に固有の側面だったのです。別の有名な指導者は，書き仕事や他の「頭脳」労働の間，少なくとも30分に1回は，1，2分ほど感覚の気づきに耳を傾けて心のモードを移行するのだと書いていま

した。マインドフルに家の外を歩いて，身体の動きや顔に当たる新鮮な空気の涼しさを感じ，鳥の声を聞くのでした。このようにして，どんなに短時間であっても存在モードにチェックインして，いつの間にかそこから遠く離れてしまわないように再びそれとつながったのです。

> 「頭脳」労働を周期的に分割して，自分の周りの世界に気づきを拡げれば，私たちがいつの間にか存在モードから離れすぎてしまうことを防げます。

　このようにインスピレーションを得て，ディヴィッドは，できるだけ職場環境にマインドフルネスを持ち込むという意志を新たにしました。自分がやろうと試みていることは難しい，とはっきりと認めると，できる「べき」だと感じたり，そうできない自分が失敗者であるかのように感じたりするよりも，ずっと安堵感が得られました。彼はまた「モード休憩」にもメリットを見出しました。彼は多くの場合，背を伸ばして立ち上がり，ゆっくりとストレッチをして呼吸に焦点を合わせてしっかりと地面に立ち，地球とつながっていると感じられる足の裏の感覚に焦点を合わせ，静かに上へ伸びるストレッチをしながら，身体中の感覚に焦点を合わせるという形を取りました。それでもなお彼は，仕事外で維持できる存在や明晰のレベルと仕事中でのレベルとをネガティブに比較している自分自身を感じました——その種のマインドフルネスからは，まだ遠く離れて感じたのです。作業モードは，今彼が手にしているものと彼が達成を望んでいるものの間に，まだギャップがあることを忘れさせてはくれませんでした。

　そしてその後，あるとき，彼は瞑想指導者のラリー・ローゼンバーグのマインドフルな生活へのガイドラインをたまたま再読しました。

> ### 1日を通してマインドフルネスを実践するための5ステップ[注57]
>
> 1. 可能なときは，一度に1つだけのことをすること
> 2. やっていることに全面的な注意を払うこと
> 3. やっていることから心がさまよい離れる場合には，連れ戻すこと
> 4. ステップ3を何十億回でも繰り返すこと
> 5. 気が逸れた先を詳しく調べること

　ディヴィッドは，ステップ1〜4が生活の広範囲において，もっとマインドフルになるためのガイド役として非常に価値あるものだと思いました。彼はステップ4の智慧とユーモアを特にありがたいものと評価していました。しかし，彼はステップ5に踏み込んだことはなく，実際，その意味が本当はよくわかりませんでした。そこで彼は，呼吸空間法を行うのがいいだろうと決めました——呼吸空間法のステップ1は，経験の中で起こっていること——思考，フィーリング，身体感覚——に気づくようにと彼を招いていました。これまで，彼はこのステップをいい加減に扱っていました。経験に承認の短い頷きを与えただけで，彼の理解の中では本題となっていたステップ2やステップ3へと通過していたのです。そこで彼は，ステップ1にもっと長く留まるようにしました。職場で「モード休憩」を取るたびに，どのような思考，フィーリング，身体感覚を経験しているのか，もっと綿密に意図的に見つめたのです。そして彼は自分が発見したこと——フィーリングの中の不幸感，不満足，渇望の程度や，思考が「これは望んでいない——あれを望んでいるんだ」という思いの周囲を回転している回数，そして身体に発見した緊張，抵抗，嫌悪のレベル——にショックを受けました。ディヴィッドは背筋が寒くなってしまいました。けれども彼は，今になって

やっと認識できた苦痛に対して，共感を感じ始めたことにも気づきました。

毎日のマインドフルネス[注58]

ここに挙げるのは，ペギー，ディヴィッド，そして私たちのマインドフルネスクラスの他の多くの参加者が助けになると感じたヒントです。

❖ 朝，目覚めたらまず，ベッドから出る前に，息を「自然に任せて」，少なくともしっかり5息分は呼吸に注意を向けましょう。

❖ 身体の姿勢に注意しましょう。横になっている状態から座った状態，立った状態，そして歩いている状態へと動くときに，身体と心がどのように感じるのか気づくようにしましょう。1つの姿勢から別の姿勢に移行するたびに，注目しましょう。

❖ 電話が鳴ったり，鳥がさえずったり，電車が通過したり，笑い声や車の警笛や風，ドアの閉まる音など，どんな音でも聞いたら，それを「今，ここ」に全面的に入り込むことを思い出すために使いましょう。存在し，気づきをもって，本当に聞きましょう。

❖ 1日中，少なくとも5息分，呼吸に注意を向けるように，ごく短い時間を取りましょう。

❖ 何かを食べたり飲んだりするときには，少し時間を取って呼吸しましょう。気づきをもって食べ物を見て，匂いをかいで，味わって，噛んで，飲み込みましょう。

❖ 歩いている間や立っている間，身体に注意を向けましょう。姿勢に気づくように少し時間を取りましょう。足の下の地面との接触面に注意を払いましょう。歩きながら，顔，腕，脚に触れる空気を感じましょう。次の瞬間に向かって急いでいますか。急いでいるときでさえも，急ぐことと共に存在しましょう。うまくいかないかもしれないすべてのことを自分に語るという，「余計なことをしている」かどうかを確認するために，自分自身をチェックしましょう。

❖ 聞くことと話すことに気づきをもたらしましょう。同意または反対を強要することなく，好きか嫌いかに陥らず，自分の番になったときに何を言うか計画せずに，聞くことができますか。誇張したり，控えめにしたりせずに，言う必要のあることだけを言うことができますか。心と身体がどう感じるか，気づくことはできますか。自分の声の調子で何が伝達されるか，気づくことができますか。あなたの語りは沈黙よりもよいものですか。

❖ 列で待っているとき，その時間を立っていることと呼吸していることに注意を向けるために使いましょう。床と足の接触面や身体がどのように感じているかを感じましょう。腹部の膨らみやへこみに注意を払いましょう。忍耐が続かないと感じていますか。

❖ 1日を通じて，身体がこわばっている箇所に気づきましょう。そこへ呼吸を吸い込めるか試し，息を吐くときには余分な緊張を捨てましょう。身体に蓄えられたあらゆる緊張に気づきましょう。首，肩，腹部，顎，あるいは背中の下部に緊張はありますか。あなたの嫌悪のパターンを知るようにしましょう（第7章参照）。可能なら，ストレッチかヨガを1日に一度行いましょう。

❖ 日常の活動——歯を磨く，髪をとかす，皿を洗う，靴を履く——に注意の焦点を合わせましょう。それぞれの活動にマインドフルネスをもたらしましょう。

❖ 夜寝る前に数分の時間を取って，少なくともしっかり5息分，呼吸に注意を向けましょう。

　探求的な呼吸空間法を根気強く続けるうち，ディヴィッドは自分の作業モードの心がとても多忙であることに，どんどん気づいてきました。それは，「いつもやっていること」で忙しかったのです。彼の作業モードの心は，目標と現在の状況の間のマッチやミスマッチ——ギャップの大きさ——を計算していたのです。ディヴィッドにとって作業モードで動くことは，職場での自分の置かれている状態と熱望しているマインドフルでの明晰で安らいだ状態とを比較して，その過程でさらなる不幸感を生み出すことでした。彼は自分が経験しているのは「渇望」——物事に実際の姿とは違っていてほしいと願うこと——であるとわかりました。繰り返し繰り返し，彼はこれが自分を不幸にしていることに気づきました。最終的には，頭の中だけではなく骨の髄から，この苦悩は自分が作り出しているのだと理解しました。そして，この洞察と共に共感的な対応が出てきました。自分自身に思いやりをもって，放棄してしまったらどうだろう？　そこで「私は幸せになる必要はない」という言葉が浮かびました。この言葉を自分自身に言うと，ディヴィッドは素晴らしい軽さの感覚が訪れるのを経験しました。とても長い間抱えていた重荷が，突如として取り除かれたかのようでした。そして彼は幸せに感じたのです！

> 目標としての幸福を放棄すると，幸福がひとりでに姿を現す道筋が整うかもしれません。

ディヴィッドは今でも同じ仕事を続けています。未だに，もっと広がりのある生活なら手に入るような明晰さや安らぎを仕事中に経験することはありませんが，より軽やかに仕事の状況と共に座っていることができるようになりました。ペギーのように，この難しい環境でも，彼はもっと思いやりと共感を持って対応でき自分自身をより大切にできるのです。彼は今や自分の奥深いところで知っているのです。マインドフルネスとは，木々の色や鳥のさえずり（これらは喜ばしいものに違いありませんが）に綿密な注意を払うだけの話ではない，と。彼はマインドフルネスが，私たちに役立つ心のパターンと，苦しみを生み出して永続化させてしまう心のパターンを見分ける方法も提供してくれることを知っています。そして彼は，私たちには自分自身の心や身体の中に，深遠な智慧の源があるということも発見しました。これは私たち一人ひとりが，独自の方法で発見することです。

　マインドフルネスの実践をすると，困難な状況，心配，記憶，人々などが不思議と気にならなくなるとか，こういったものに無関心になるというわけではありません。むしろ，現在の瞬間にもっと気づき，さまざまな困難のためにより大きなスペースを作り出すようになるのです。そのスペースは，困難が経験のごく一部に過ぎないものになってしまうほどに大きなものです。私たちは，現在の瞬間にもっとゆとりあるスペースを持ち始めているかもしれません。これは自分がどこにあろうとも，すでにそうなっている自分の姿のすべてを認め統合するためのゆとりです。新しく異なったやり方で自分自身を信頼するようになるでしょう。ありのままの自分でいいのだ，ありのままの自分を受け容れられるのだ，と発見するかもしれません。空想して憧れている人生をつかもうとするよりも，すでに手に入れている人生に対し感謝の感覚が大きくなっていくのを感じ始めるかもしれません。自分の人生が瞬間ごとに展開する中で，自分の手に入る人生が持つ素晴らしい不思議を見て味わうチャンスを受け容れる，と決意できるかもしれません。これはマインドフル

ネスの大冒険であり，生きていることの大冒険です。

旅の終わりに私たちを待っているであろう報酬や危険のことで絶え間なく心が一杯になっていると，人生そのものの豊かさからも，旅の途中で瞬間ごとの手触りの中にこの豊かさを認める力からも切断されてしまいます。どの瞬間であれ，別に大した損失には思えないかもしれません——けれども，失った瞬間でできた全ての人生は，失われた全ての人生なのです。

多くの人間にとっての悲劇は人生が短すぎることではなく，まさに人生を「生き始める」までに非常に長い時間がかかってしまうことです。マインドフルネスの実践によって私たちが発見する智慧の源は，最後には，気づきの欠如に起因する計りしれないほど大きくて痛ましい苦しみを教えてくれるでしょう。この智慧の源は，もし私たちに「今，ここ」で気づきを開拓する勇気があれば，瞬間ごとにその中心にある深い安らぎを目にして，その中に留まり，大切にすることを可能にしてくれるのです。全面的に生きているという経験を可能にしてくれるのです——今，ここで。そのチャンスがあるうちに。

愛に次ぐ愛[注59]

そのときが来るだろう
君は意気揚々として
君の鏡の中で
ドアに到着する自分自身に挨拶する
そしてそれぞれが相手の歓迎に微笑む

そして言うのだ。ここに座って。食べよう。

その他人を君は再び愛するだろう。
かつては君の自己であった，その他人を。
ワインを与えよ。パンを与えよ。君のハートを返せ。
全人生，君を愛してきたその他人に。

別人をよしとして，君が無視してきた他人。
君のことを諳(そら)んじている他人。
本棚から愛の手紙をとり，

写真を，自暴自棄のメモをとり，
鏡から君自身の虚像をはがせ。
座って。君の人生に祝宴を。

——デレク・ウォルコット

第11章 すべてをつなぎ合わせる：マインドフルネスプログラムを生活に織り込む

　本書を読み進めながら実践を試してきたかどうかにかかわらず，おそらく今や，自分自身でプログラム全体を体系的に行い，経験してみたいと心惹かれていることでしょう。本章で私たちは，8つのセッションから成るうつのためのマインドフルネス認知療法プログラムを一歩一歩紹介します。このプログラムにアプローチするベストな方法は，ここで概略を示している多様な瞑想実践やエクササイズを毎日1時間，確実に行えるような8週間を用意することです。

> ❖注意❖
> この本のはじめに記したように，あなたが現在うつ病エピソードを経験している（第1章参照）のであれば，このプログラムのすべてに，今はとりかからないように助言します。最悪の時期が終わって，気分が改善するまで待ちましょう。

　どのような新しい技能を習得する場合とも同じく，ここに描写されているマインドフルネス実践に取り組むためには，私たちの学習へのアプローチ方法にある種の変化が必要です。水泳を例にとりましょう。先生はいずれ泳ぎ方の講義を止めて，私たちを水の中へと招かねばならなくなるときがやってきます。どれほど言い表すのが上手でも，どうやって水の上に浮かび続けるかを描写するには十分ではありません。自分自身

で直接それを経験することが必要です。マインドフルネス訓練でも同じことが言えます。水泳同様，それについて語ることから実際に直接それを経験することへの移行は，（特に人生の他の分野でかなり作業モードをよく使っていて，それが習慣づいている人々にとっては）少々臆病になってしまうことかもしれません。ある程度，実践では粘り強さが要求されるでしょう。水にちょっと浸かってみるだけでは，泳ぎ方を学ぶに十分ではないでしょう。同じように，1～2セッションで瞑想をちょっと試してみてすぐ止めてしまうのでは，長い目で見るとあまりメリットはありません。マインドフルネス瞑想は，ときにはエキサイティングで問題を解明してくれると感じられますが，特に始めたばかりの頃，つまり「退屈」のような心の状態やフィーリングへの取り組み方を学んでいない時期には，とてつもなく退屈に感じられるかもしれません。落ち着きの欠如，フラストレーション，忍耐不足，その他の多数の心の状態や身体の状態に遭遇することも必ずあるでしょう。どのような瞬間でも，そういったもののすべてを，気づきの中に軽く抱え込むことができると覚えてさえいれば，これは全く問題ではないのです。

　私たちは週ごとに毎日の実践に新しい要素を導入しますので，8週間の間に，すでに学んだことを継続的に深めると同時に，その上に新しい要素を積み重ねていくことになります。瞑想実践のための時間を取ることは重要です。ときに難しい，退屈，あるいは繰り返しだと感じても，できる限り指示と付属CDのガイダンスに従って進みましょう。何かが難しいと感じたなら，結果志向的で作業モードにとりつかれてしまっている心は，何かもっと安らげるものの発見を期待して，次の実践へと急ぎたくなるかもしれません。その場合は，意図しているのは何かの目標に向かって努力することではなく，リラックスすることでさえなく，心の平和を発見することでもないと覚えているかどうか，確認しましょう。もし心地よいフィーリングがときに発じるなら，それらは実践における歓迎すべき副産物と言えますが，決して実践のゴール「そのもの」

ではありません。もし「ゴール」があるとすれば，ゆったりとして心を開き，経験の中で発生するあらゆることと共に存分に存在するということであり，目覚め，十分に生きており，「核の部分ですでにそうある自分」として全面的に存在するということです。

瞑想実践で努力が要求されることには疑問の余地がありませんが，この努力とは，あなたが「目的地」と考えるものに向かってどのくらい「進歩」したのかを継続的に確認するという努力ではなく，忍耐，献身，信頼の賢明な努力なのです。肩に蝶が止まるように希望するようなものです。蝶をとまらせようと試みて，とまらないからと焦れば焦るほど，実現化の可能性はすり減るばかりです。最終的には努力をやめて，蝶が自らとまってくれるかどうかを確かめねばなりません。

本書の中に描写された多様な実践を用いて，よりフォーマルなマインドフルネスの開拓ができるように，毎日時間を取るのが賢明です。この時間をあなた自身のための特別な時間と見て，それにふさわしいように敬意を払いましょう。自分自身のためにこのような時間を取ることは，利己的ではありません。それどころか，現在の瞬間に立ち寄るためにこのような時間を取るのは，ここで何を発見しようとも，智慧と自己共感の行為なのです。実践するために特別の場所と特定の時間を捧げるには，あなたの生活を少々アレンジすることになるでしょう。毎日，家族や仕事への義務，あるいは睡眠に占領されていない余暇時間を１時間でも持てている人は稀です。ですから８週間，こういったやらねばならぬことのいくつかを加減したり，配置替えをしたりしないといけないかもしれないのです。８週間つまり２カ月とはいっても，そうするのはある意味厄介なことかもしれません。しかしマインドフルネスに本質的に内在する精神修養の一環として，このような誓いを立て，何がどうなっても貫き通すことが必須なのです。さもないと，実践するという価値ある意図は，他の見かけ上はより優先順位が高いことによって搾り出されてしまうでしょう。作業モードの心は常に説得力のある訴えをしてきま

す。「今日」は実践をしない，あるいは献身に手抜きを加える，と主張するのが嬉しくてたまらないかのようです。朝，いつもより早起きをして，その時間をフォーマルな実践に捧げるのが一番効果的だと思うかもしれません。それなら実践の時間を寝過ごしてしまわないよう，就寝時間を早める必要があるでしょう。時間と場所を決定したら，それを快適にできるように準備をして，邪魔や中断を受けないように，知らせておくべき人には自分がこれから何をしようとしているのかを伝えておくといいでしょう。実践のために確保した時間に電話が鳴り，自分の他に誰もいないなら，誰であれかけてきた人に対しては「留守」になり，自分自身に対しては「いる」状態になって，電話に出ず呼び出し音が鳴りやむまで任せておけるか試してみましょう。これだけでも，大半の人々が携帯電話を持ちいつでも連絡が取れる現代にあっては，特に強力で栄養となる実践です。この時間を自分自身と繋がるための時間として見ることができます。私たちにとって，これはどんどん稀になっている出来事です。

　このように外からの実践の妨害に対処する一方で，最も厄介なのは内からの「妨害」です。実際私たちは，絶えず自分自身を妨害しているのです。ある特定の注意の焦点を維持しようと試みながら，私たち自身の心の活動を観察し始めるときに，これは非常にはっきりします。こういった妨害は，さまよう心，求める心，判断する心，計画する心，心配する心，とりつかれたように反芻する心など，多くの異なる形態を取る可能性があります。「する必要がある」とたった今思い出した物事についての考えと，それに伴って生じる「今すぐ行動せねば」というフィーリングが常に浮かびます。こうなったら，それが何であれ今すぐそれをやりに行かなくてはならないというような反応をせずに，そうした考えや計画，判断，独白のすべてを，空に浮かぶ雲のように行ったり来たりさせておくことができるか，確認しましょう。そして瞑想実践を，私たちが今やらねばならない「作業」のひとつに変えてしまわないようにし

第11章　すべてをつなぎ合わせる

ましょう。これは作業ではなく，ただ存在すること，自分自身であるということなのですから。

　私たちが患者さんたちのグループに8週間のマインドフルネスプログラムのガイドをするとき，各セッションの前に，私たち自身の意図とそのセッションのより大きな「進行表(アジェンダ)」を思い出すことが非常に大切であることがわかりました。私たちと同様に，あなたも週ごとに関連の章を復習して，それぞれの週を始めるようにお薦めします。この点であなたの役に立つように，8週間プログラムの概略を示す最初のところで，関連章がどれかを表示します。もしまだ各章に記述されている付加的エクササイズを実践していないのであれば，それらをやってみるのによいタイミングです。

　最後に，実践を楽しいと感じなければならないわけではないと覚えておきましょう。実際，好きにならなくても全く構わないのです。難しいのは，可能な限り真心をこめて，価値判断をせず，ただ指示に従って8週間やり通すということです。すべての行動計画を行うにあたって，「よくなろう」という目標さえも捨てることにベストを尽くし，瞬間ごとに，日ごとに，週ごとに，何が起こるか試しましょう。この精神修養，つまり自分自身のために時間を取り自分自身と共に存在するという革新的な行為を，自分の生活と密接にかかわるものにしよう，決してしなくてはならないお決まりの義務作業ではなく，日課の一部にしようという心積もりで，一日一日，実践を継続しましょう。瞬間瞬間は新しく，ユニークで，私たちが手元にあるものなのですから，常に新しいものにオープンであるようにお薦めします。

　これは自分自身に立ち寄って，どのくらい充実して生きているか，あるいは生きられるかを知るという冒険ですが，ここでは何を実践に持ち込むか，つまりインプットにのみ責任があるのです。その結果出てくるものは，予想できるものもあれば全く予想できないものもあります。どのような結果も私たち一人ひとりに独特なもので，いずれにしても継続

的に変化するものです。未来におけるある瞬間に何が発見されるかは，誰にも事前にわかりません。私たちが働きかけられるのは「今」だけなのです。今のこの瞬間に，すでにそうなっている姿の物事と共にここに存在できれば，それが実践です。あとはなるようになるものです。

覚えておくべき二番目に大切なことは，日によっては5分間しかできなくても毎日実践するということです。一番大切なのは，本当の実践はあなたの人生に他ならないと覚えておくことです。

第1週（第3章，第5章）

フォーマルな実践の第1週には，付録CD（トラック1）の指示を使って，ボディスキャンを行います。気が乗ろうと乗るまいと毎日やりましょう。実践するにあたって最適な時間はいつかを試してみないといけないでしょうが，肝心なのは眠りに落ちるのではなくて「目覚めに落ちる」ことだと覚えていることです。眠気にひどく悩まされるのならば，目を開けたままで実践するようにしましょう。

日常生活でマインドフルネスを開拓するため——私たちが「インフォーマルな実践」と呼んできたものですが——歯を磨く，シャワーを浴びる，身体を拭く，服を着る，食べる，運転する，ゴミを集積場に出すといったお決まりの活動に瞬間ごとの気づきをもたらしてみてもよいでしょう。気づきをもたらすことができる物事には際限がありませんが，ただ自分の行っている活動を実際に行いながら知ることに集中し，瞬間ごとに考えていることや感じていることにも集中するのが重要です。週ごとに，歯磨きのような日常生活の活動を1つ選んで，それを行う際には，毎回，できる限り，忘れずにその活動と全面的に共に存在しているか，確認するといいかもしれません。もちろん，これはそれほど簡単なことではありませんから，忘れてはまた思い出すことも，この実践の重要な部分になります。加えて，この週の間には，少なくとも1日

の食事のうち 1 食はマインドフルに食べるようにするといいでしょう。

第 2 週（第 4 章）

　引き続き，付属 CD のガイドで毎日ボディスキャンの実践を続けましょう。ボディスキャンは土台となる実践であり，その効果はしばらくの間ははっきりしないと覚えておくとよいでしょう。ボディスキャンに加えて，1 日の別の時間に 10 分間座りながら，*呼吸のマインドフルネス*（トラック 3）を実践しましょう。

　第 2 週のインフォーマルな実践としては，毎日実行する日常生活の活動から新たに 1 つを選んで，毎日の活動のマインドフルネスを拡大し，第 1 週に選んだものと並行して，この活動のために，今，ここに存在して注意を向けることを特に重視してみましょう。一日当たり 1 つの心地よい出来事に，それが起こっている最中に気づくようにしてみるのもいいアイデアでしょう。その経験が何であったのか，それが発生している時に実際に気づいていたのか（課題はこうなっていますが，必ずしもそのようにはいきません），そのとき身体はどのように感じたのか，どのような思考やフィーリングが存在していたのか，経験を書き留めているときにどういった思考が心を通過したのか，などを書き留めて，1 週間の記録（日誌）を作りましょう。次ページ以降に日誌の見本と実際の記入欄を示します。

一目でわかる8週間マインドフルネス・プログラム

週	毎日の実践
1	・ボディスキャン（トラック1） ・日々の生活でのマインドフルネス
2	・ボディスキャン（トラック1） ・心地よい出来事日誌 ・呼吸の気づきと共に10分間の座位瞑想（トラック3）
3	・立位のマインドフル・ヨガ，呼吸，身体（トラック2, 3, 4） ・ヨガ（本文158ページ，159〜162ページ） ・不愉快な出来事日誌 ・3分間呼吸空間法（トラック6）
4	・立位のマインドフル・ヨガ，呼吸，身体（トラック2, 3, 4） ・心地よい/不愉快なフィーリングの気づき ・3分間呼吸空間法（トラック6）
5	・呼吸と身体のマインドフルネス（トラック3, 4），その後，困難の探求 ・3分間呼吸空間法（トラック6），身体の扉を開く
6	・呼吸，身体，音，思考のマインドフルネス（トラック3, 4, 5） ・3分間呼吸空間法（トラック6），思考の扉を開く
7	・(1) 選択した瞑想（CDなしで，1日あたり45分間）と (2) 呼吸，身体，音，思考のマインドフルネス（CDありで，トラック3, 4, 5）を1日ごとに交互に行う ・3分間呼吸空間法（トラック6），行動の扉を開く
8	・残りの人生：持続できるフォーマルなマインドフルネスの実践と，インフォーマルなマインドフルネスの実践の組み合わせを選ぶ

心地よい出来事日誌（記入例）

| 心地よい出来事に，それが起こっているときに気づくようにしましょう。心地よい経験が起きているときに，気づきの焦点をその経験の詳細に合わせるため，以下の質問を使ってください。その経験をした後，できるだけ早く書き留めるようにしましょう。 |

どんな経験でしたか？	この経験の間，身体は詳しく言うとどのように感じましたか？	この出来事には，どのような思考あるいはイメージが付随しましたか？（思考を言葉で書き，イメージを描写してください）	この出来事には，どのような気分，フィーリング，感情が付随しましたか？	今，書きながら，どういった思考が心の中にありますか？
例：シフトが終わって家に向かっていた―止まって，鳥のさえずりを聞いた。	例：顔中に感じる軽さ，肩が落ちるのに気づく，口角の上昇。	例：「いいなあ」「なんて可愛らしい」（鳥）「屋外にいるのはとてもいい」	例：安堵，喜び。	例：とても小さなことだったけれど，気がついて嬉しい。

The Mindful Way through Depression by Mark Williams, John Teasdale, Zindel Segal, and Jon Kabat-Zinn. ©2007 by the Guilford Press.

心地よい出来事日誌[注60]

心地よい出来事に，それが起こっているときに気づくようにしましょう。心地よい経験が起きているときに，気づきの焦点をその経験の詳細に合わせるため，以下の質問を使ってください。その経験をした後，できるだけ早く書き留めるようにしましょう。

どんな経験でしたか？	この経験の間，身体は詳しく言うとどのように感じましたか？	この出来事には，どのような思考あるいはイメージが付随しましたか？（思考を言葉で書き，イメージを描写してください）	この出来事には，どのような気分，フィーリング，感情が付随しましたか？	今，書きながら，どういった思考が心の中にありますか？
月曜日				
火曜日				
水曜日				

第11章 すべてをつなぎ合わせる

木曜日				
金曜日				
土曜日				
日曜日				

The Mindful Way through Depression by Mark Williams, John Teasdale, Zindel Segal, and Jon Kabat-Zinn. ©2007 by the Guilford Press.

＊前ページの記入例を参考にして，この日誌に書き込みましょう。必要ならコピーを取って記入しても構いません。その場合は記入した用紙をバインダーに綴じておくなどの工夫をしましょう。

第3週（第6章，第9章）

　第3週にはボディスキャンをするのをしばらく止めて，その代わりに10分間の穏やかなマインドフル・ヨガに続き，より長時間の毎日の座位瞑想をするようにお勧めします。

　これを実行する一番簡単な方法は，最初に座る場所を準備しておいて，付属CDのトラック2（マインドフルな立位のヨガ），トラック3（呼吸のマインドフルネス），トラック4（呼吸と身体のマインドフルネス）の指示を続けてこなしていくというものです。実践の一部としてマインドフル・ヨガをもっと深く探求したければ，『シリーズ1　ジョン・カバットジンのガイド付きマインドフルネス瞑想実践プログラム』の一部として，私たちのMBSRプログラムとMBCTプログラムで使う45分間のガイドつきマインドフル・ヨガが収録されているものが，www.mindfulnesscds.com で入手できます。オックスフォード認知療法センターでMBCTクラスの一部として用いられているマインドフル・ヨガは，マーク・ウィリアムズのマインドフルネス実践の5枚セットCDの一部として，オックスフォード認知療法センター（www.octc.co.uk）で入手できます。マインドフル・ヨガでは，実践しながら身体からのメッセージを注意深く聞き，自分の身体でできるものだけをするようにして無理をしないでください。もし慢性的な痛み，筋肉や骨の問題，あるいは肺や心臓の病があるのでしたら，医師や理学療法士に相談しながら行うようにしてください。

　第3週は*3分間呼吸空間法*（第9章）を実践し始めるのに適しています。あらかじめ決めた時間に1日3回行うことから始めるように提案します。コツがつかめるまでは，付属CD（トラック6）の指導をガイダンスとして使い，それから同じように自分自身に指示を与えて実践してください。

第3週のインフォーマルな実践としては，毎日1つの不愉快あるいはストレスになる出来事の経験に，詳細に気づくように試みてください。第2週で心地よい出来事について行ったのと同様に，それらの不愉快な出来事を観察して記録してください。以下に例を紹介します。

不愉快な出来事日誌（記入例）

不愉快な出来事に，それが起こっているときに気づくようにしましょう。不愉快な経験が起きているときに，気づきの焦点をその経験の詳細に合わせるため，以下の質問を使ってください。その経験をした後，できるだけ早く書き留めるようにしましょう。					
どんな経験でしたか？	この経験の間，身体は詳しく言うとどのように感じましたか？	この出来事には，どのような思考あるいはイメージが付随しましたか？（思考を言葉で書き，イメージを描写してください）	この出来事には，どのような気分，フィーリング，感情が付随しましたか？	今，書きながら，どういった思考が心の中にありますか？
例：銀行で列に並んで待っていると，誰かが私の前に割り込んだ。	例：目の周りがこわばり，顎はしっかり咬み締められ，肩はややすぼんでいた。	例：「しっかりすべきだ」「自分のことしか考えない奴がいる」「もっと存在感があれば，人にいいようにされたりしないだろうに」	例：私は怒りを感じ，つけこまれたと感じた。それから，自己主張しなかったので罪悪感を感じた。	例：何かが不当に思えると，私はいつも自分自身を責める。

The Mindful Way through Depression by Mark Williams, John Teasdale, Zindel Segal, and Jon Kabat-Zinn. ©2007 by the Guilford Press.

不愉快な出来事日誌[注61]

不愉快な出来事に，それが起こっているときに気づくようにしましょう。不愉快な経験が起きているときに，気づきの焦点をその経験の詳細に合わせるため，以下の質問を使ってください。その経験をした後，できるだけ早く書き留めるようにしましょう。

どんな経験でしたか？	この経験の間，身体は詳しく言うとどのように感じましたか？	この出来事には，どのような思考あるいはイメージが付随しましたか？（思考を言葉で書き，イメージを描写してください）	この出来事には，どのような気分，フィーリング，感情が付随しましたか？	今，書きながら，どういった思考が心の中にありますか？
月曜日				
火曜日				
水曜日				

木曜日				
金曜日				
土曜日				
日曜日				

The Mindful Way through Depression by Mark Williams, John Teasdale, Zindel Segal, and Jon Kabat-Zinn. ©2007 by the Guilford Press.

＊前ページの記入例を参考にして，この日誌に書き込みましょう。必要ならコピーを取って記入しても構いません。その場合は記入した用紙をバインダーに綴じておくなどの工夫をしましょう。

第4週（第6章，第7章）

　第4週は毎日のフォーマルな実践として，マインドフル・ヨガ（付属CDのトラック2），*呼吸のマインドフルネス*（トラック3），*呼吸と身体のマインドフルネス*（トラック4）を続けて実践するようにしましょう。この週は，特に瞬間ごとの心地よさと不愉快なフィーリングに受信機のダイアルを合わせる（第6章）時間として，この実践を使えるかどうか試してください。実践の途中で，特に強烈または不愉快な経験，あるいは嫌悪や反感などの強いフィーリングに気づいたら，実験をしてみるチャンスとして使うようにしましょう。難しくて望んでいないものとしてそれらに反応するのではなく，もっと巧みに穏やかに対応してみるという実験です。

　毎日3回，事前にスケジュールを組んでおいた時間に，呼吸空間法の実践を続けましょう。加えて，日々の生活の不愉快でストレスになる出来事に，意図的に対応する実験を開始してもいいでしょう。これは，現在に留まることに苦労していると気づいたときや，不幸だ，ストレスだ，あるいは気が動転していると感じていることに気づいたときにはいつも，3分間呼吸空間法を行うことで実験しましょう。

第5週（第7章）

　第5週にはマインドフル・ヨガを中断します。やりたいのでしたら行ってもよいのですが，この週のフォーマルな実践の主たる焦点は，嫌悪にもっと気づくことと，より多くの許容性と受容性をもって不愉快なフィーリングに対応する穏やかな方法を開拓することです。毎日，付属CDのトラック3とトラック4を使って，*呼吸のマインドフルネスと呼吸と身体のマインドフルネス*を実践し，それからCDを止めて，意図

的に困難や心配事を思い浮かべて続けてみましょう。第7章で与えられた提案を用いて，不愉快なフィーリングや身体感覚に，もっと優しく思いやりをもって対応する方法を探究し実験してみてください。この探求は，第7章のガイドラインを使って，必ず自分自身を大切にケアしながら行いましょう。そうして困難や心配事と5分ほど共にいた後で，毎日の座位瞑想を*3分間呼吸空間法*（トラック6）で締めくくるのがよいかもしれません。

第4週と同様に，事前にスケジュールを組んでおいた1日3回の時間および不愉快なフィーリングに気づいたときはいつでも，*3分間呼吸空間法*の実習を続けてください。今週は「身体の扉を開く」（第9章）という選択肢を試してもよいでしょう。

第6週（第8章）

第6週は，思考に焦点を合わせます。毎日のフォーマルな訓練として，付属CDのトラック3（*呼吸のマインドフルネス*），トラック4（*呼吸と身体のマインドフルネス*），トラック5（*音と思考のマインドフルネス*）を順に通して進んでいきましょう。トラック5の終盤で，無選択の気づき（気づきの対象を任意に選択しない）を開拓するための指示に出会うでしょう。このトラックの後でCDを止めて，そのトラックの最後の指導と第9章で概略を示した指導を使い，しばらくの間，音なしで，一人で続けてみましょう。それから，*3分間呼吸空間法*（トラック6）で仕上げにすると効果的です。

呼吸空間法を事前にスケジュールを組んでおいた1日3回の時間と，不愉快なフィーリングを経験するたびに使い続けましょう。今週は，不愉快なフィーリングを経験した瞬間に存在する思考に，特に焦点を合わせてみましょう。これを実行する方法のひとつは，私たちが「思考の扉を開く」（第9章）と呼ぶエクササイズを行うことです。

この時期までにはおそらく，いつ，何を，どのくらいの長さで実践するのか，ご自身で決定したくなっていることでしょう。プログラムを始めて4〜5週間経つと，多くの人々は，私たちのガイドラインを単なる提案として使い，自分自身の瞑想実践をどんどん創意工夫して，オリジナルなものにし始める準備ができたと感じます。私たちの目標は，第8週の終わりまでに，「どのようなフォーマルな技法とインフォーマルな技法の組み合わせが一番効果的に思われるか」という観点から，あなたが，自分のスケジュール，ニーズ，気質に合わせて，オリジナルな実践を組み立てることです。

第7週（第3章，第9章）

自己決定による実践を促進するため，できれば，今週は1日おきに付属CDなしでの実践に専念します。CDなしで実践を行う日は，組み合わせを自分で決めて，座位瞑想，マインドフル・ヨガ，ボディスキャンに1日あたり40分を当てるようにお勧めします。同じ日に2つさらには3つの実践を用いるなどして，実験するようにしてみましょう。例えばある日に，マインドフル・ヨガを10分間やって，その直後に20分間の座位瞑想を行い，その日のうちの別の時間に10分間のボディスキャンをするとしましょう。別の日には，呼吸のマインドフルネス実践に10分間を費やし，続けて残りの30分は，無選択の気づきと共に座って過ごしてもいいでしょう。

CDを使う日には，第6週のフォーマルな実践への提案（トラック3，4，5）を使い，その後に無選択の気づきを続けてもいいですし，ただ呼吸の気づきに戻ってもいいのです。

この時点で第9章を再読して，自分の3分間呼吸空間法の実践について振り返ることが役立つかもしれません。事前にスケジュールを組んでおいた1日3回の呼吸空間法を継続しましょう。不愉快な出来事に呼吸

空間法で対応するときには，今週は「巧みな行動の扉を開ける」という選択肢（第9章）に焦点を合わせましょう。

第8週（第10章）

　マインドフルネスの実践を，自分で工夫しながら続けるだけの価値があると判断した場合には，あなたのための，今後定着させていく毎日のマインドフルネス実践のパターンをどのようなものにするのかを決定する必要があります。プログラムの第8週はこの時期です。順序と組み合わせを自分で選んで，付属CDのトラック1から6までを一通り行い，ボディスキャンも含めた，フォーマルな実践のすべてを改めて行うのにいいタイミングです。もちろん，あなたが最終的に選ぶ実践のパターンは，こうしたガイダンスを全く用いずに，これらの実践の1つまたは複数を自分自身で行っていくことに基盤が置かれる可能性もあります。私たちの経験では，ほぼ例外なく，毎日の実践の一部として呼吸空間法を含めることには，計りしれない価値があると感じられます。第10章（「毎日のマインドフルネス」の囲い込み）には，マインドフルネス実践の力を維持し，年月をかけて深めていく方法がたくさん提案されています。

　第8週はフォーマルな実践としては最後の週になりますが，あなた自身がすべてを自分の意思と力で実践する最初の週でもあります。私たちは患者さんに，第8週は残りの人生を本当に象徴するものだと伝えています。注目すべき完了であると同時に新たなる始まりであって，実際には何かの終わりではないのです。人生は展開し続けますし，呼吸も継続し，私たちの瞬間も展開し続けるのです。私たちが一緒にたどってきたこの旅で，この地点に到着したからといって実践が終わるわけではありません。今では，言ってみれば自分自身がしっかりと自分という車の運転席についているでしょうし，同時に多分，まだ機が熟さないうちに自

分の意に任せられてしまった全くの新米のようにも感じているでしょう。これは極めて自然なフィーリングです。マインドフルネスの実践は，私たち一人ひとりが「自分自身」へと成長していく可能性と同様に終わりのないものであるので，この感じ方はまた，現実的なものでもあります。しかしこの時点まで，私たちが勧めた通りにあなたが規則的で規律ある方法で実践してこられたのならば，今，この瞬間の豊かさを十分に味わうことができ，存在に敬意を表し，内的・外的にどのような作業に従事するにしても，存在から流れ出るようなあり方で自分の人生に存在したい，と望んでいる可能性が高いでしょう。この時点までには，あなたの中の考えたり判断したりする心がそれを信じようと信じまいと，この8週間のあなた自身の努力を通じて力を得たはずみを維持するのに十分な技能と経験を発達させたことでしょう。そしてこのはずみは，あなた自身に本来備わっている智慧と相まって，あなた自身のマインドフルネス実践の深化を導き，形作り続け，「人生」というこの継続してゆく冒険を，浮き沈みにかかわらず全面的に抱擁するのを助けてくれるでしょう。

　私たち自身も含めてすべての現代の瞑想指導者は，毎日，何らかのフォーマルな瞑想実践を行うために，多忙な生活であってもその中からいくらか時間を取るように勧めています。例えば，自然な呼吸に気づきながら静かに座ることなどです。実践をどのくらいの長さで行うかは問題ではありません。毎日，どれほど短い時間だとしても，活動と前進の最中にありながら，立ち止まって実践する努力をすることが大切なのです。究極のところ，マインドフルネスは時間が主役ではありません。「今」が主役なのです。ですから，ほんの短い瞬間であっても，私たちが気づきを持って存在モードで真に存在すれば，心から新たな方向に向かい，回復していくものなのです。しかしながら，私たちの心と身体の風景を本当に知るためには，いつまでも旅行者でいるのではなく定期的に実践することが，言ってみれば，存在モードの中に永住することが大

事なのです。遅かれ早かれ，その言語を学ぶことも重要となるでしょう。外国語の習得と同じで，その中で生活し，何度も何度も使ってみることが極めて大切になります。流暢さは定期的実践によって生命を保たれるのです。

　もし定期的にマインドフルネスを開拓すれば，心にはあなたがその存在をほとんど知らずにいた，深い内なる資源が存在することを発見することでしょう。あるいは，ある程度その存在を想像していたとしても，それに対してあなた自身の心や身体の奥底から秩序立ててアクセスできることや，それをあなた自身の利益と他人の幸福のために賢明に使うことができるということまでは知らなかったのではないでしょうか。ある人生の状況で，物事に対する新鮮でより明晰な視野が自分から求めなくても自然に発生するのがわかって，思いがけず驚くことになるかもしれません。それが心の中のゆとりある広がりという姿を取り，自由——何であれ展開しているものに対して，より賢明な関係をとる自由，適切な場合には放棄してしまって先に進む自由，また，以前には不可能または考えられないと思われたやり方をとる自由——という感覚を伴うときには，とても驚くかもしれません。あなたは自分自身の中にある内なる智慧を発見しているのであり，この智慧はあなたの感情や人生を変容しうる智慧なのです。ひとたびこれを味見して，この井戸からもっとたくさん飲むことができるという可能性を見出したなら，何もかもが以前とは違ってくるでしょう。

マインドフルネスの理解と実習をより深めたい方へ
―参考文献，ウェブサイト，施設―

　この本に従って皆さんはワークを始めたわけですが，このセクションではそれを深め続ける方法についてのガイダンスを与えます。今後の読書についての提案から始めます。

　ジョン・カバットジンの本，"Full Catastrophe Living"（『マインドフルネス・ストレス低減法』）はマサチューセッツ大学医学部でのマインドフルネス・ストレス低減法プログラムを詳細に説明しており，マインドフルネス訓練の優れた入門書です。ジョンは "Wherever You Go, There You Are" の著者でもあり，この本はマインドフルネスを毎日の生活にもたらす方法を探究しています。広範囲のフォーマルな実践とインフォーマルな実践への提案が含まれています。彼の最新刊，"Coming to Our Senses" は実践に対する詳細な提案を，感覚（感覚としての気づきそのものも含めて）に焦点を合わせた，より大きな織物へと織り込んでいます。感覚は私たちの思考と感情を強力に補完し，よりバランスのとれたものにしてくれるものとして，深遠で非概念的な智の方法として扱われています。同書は，いかにして私たちの視野だけでなく自己の感覚を拡大し，自己感覚に共感，智慧，癒しの能力を育成させるかだけでなく，生活にマインドフルネスをもたらす広範囲な実践的方法を探究しています。子育てという素晴らしいチャレンジと，他の全責任や使命をやりくりしながら，集中的なマインドフルネス実践の一形態として子育てそのものにアプローチする可能性に興味があれば，"Everyday Blessings" を参照されるといいでしょう。これはジョンと彼の妻であるマイラ・カバットジンによって書かれたマインドフル育児の本です。

　最後に，セラピストやカウンセラーの方へ。マインドフルネスがあなたのうつ対処のアプローチに，どのように情報を提供してくれるか

確認したいのでしたら,"Mindfulness-Based Cognitive Therapy for Depression: A New Approach to Preventing Relapse"（Zindel Segal, Mark Williams, and John Teasdale; Guilford Press, 2002：『マインドフルネス認知療法──うつを予防する新しいアプローチ』）を読むと役に立つでしょう。

　MBSR が生まれた，マサチューセッツ大学医学部の医療・ヘルスケア・社会のマインドフルネスセンターのサイト（www.umassmed.edu/cfm）や，英国のバンゴーにあるウェールズ大学のマインドフルネス研究実践センターのサイト（www.bangor.ac.uk/mindfulness）を見たり，www.mbct.co.uk や www.mbct.com で新しい展開をチェックしたりするのも価値があることでしょう。

　さらにマインドフルネスの実践を深めようと決めたなら，通常，経験ある瞑想指導者から直接学び，じかに対面する時間を持つことが非常に重要です（スタートとなる場所は後で詳細を示します）。しかし，まずは独力で自分の実践を進めていくための選択肢の実行から始めるのが有益だと思われるかもしれません。その場合はほかでもない，自宅実践という目的のために開発されたオーディオテープや CD を使えばよいのです。前に触れたように，私たちのマインドフルネスプログラムで使用するリソースはこの目的にも合っていますし，あなた自身の瞑想実践に広い視野を提供するものです。これはジョン・カバットジンが録音したガイド付きマインドフルネス瞑想実践の 3 シリーズ（各シリーズ CD 4 枚）で，www.mindfulnesscds.com に詳細に記されています。第 3 シリーズには，「無選択の気づき」と「愛情ある優しさ」の拡大版ガイド付き瞑想が入っています。

　加えて，マーク・ウィリアムズによるオックスフォード MBCT プログラムで使われている実践を試してみたければ（www.mbct.co.uk 参照），5 枚セットの CD が入手可能ですし，英国オックスフォードにあるウォーンフォード病院内のオックスフォード認知療法センター

（www.octc.co.uk）にアクセスしてマインドフルネスへとリンクをたどることもできます。つい先ほど述べたように，経験ある瞑想指導者に直接触れることを通じて瞑想実践を深めることは，非常に役立つ可能性があります。多くの異なる形態の瞑想があることに注意してください。この本で私たちが探求しているアプローチをさらに追及したいのでしたら，精神と形態において，ここで示されたものと両立可能な伝統や指導者を選びたいことでしょう。そうであれば，事実上，西洋における洞察瞑想（ヴィパッサナー瞑想）の伝統に関連したセンターが提供している教えを探求することになる可能性が高くなります。このようなセンターについての情報は次のところから得られます。

北米：Insight Meditation Society, 1230 Pleasant Street, Barre, MA 01005（www.dharma.org/ims），または Spirit Rock, P.O. Box 909, Woodacre, CA 94973（www.spiritrock.org）。

ヨーロッパ：Gaia House, West Ogwell, Newton Abbot, Devon, TQ12 6EN, England（www.gaiahouse.co.uk）。

これらのセンターについての追加情報は直接またはリンク経由で，www.dharma.org から入手できます。

■引用および参考文献

Baer, Ruth. *Mindfulness-Based Treatment Approaches: Clinician's Guide to Evidence Base and Applications.* Academic Press, 2005.
Bennett-Goleman, Tara. *Emotional Alchemy: How the Mind Can Heal the Heart.* Harmony Books, 2001.
Brach, Tara. *Radical Acceptance.* Bantam, 2004.
Feldman, Christina. *The Buddhist Path to Simplicity: Spiritual Practice for Everyday Life.* Element, 2004.
Germer, Christopher, et al. (Eds.). *Mindfulness and Psychotherapy.* Guilford Press, 2005.

Goldstein, Joseph, and Kornfield, Jack. *Seeking the heart of wisdom.* Shambhala, 2001.
Greenberger, Dennis, and Padesky, Christine. *Mind Over Mood.* Guilford Press, 1995.
Hanh, Thich Nhat. *The Miracle of Mindfulness: A Manual on Meditation.* Beacon Press, 1999.
Hayes, Steven, et al. (Eds.). *Mindfulness and Acceptance: Expanding the Cognitive-Behavioral Tradition.* Guilford Press, 2004.
Hayes, Steven. *Get Out of Your Head and into Your Life: The New Acceptance and Commitment Therapy.* New Harbinger, 2005.
Kabat-Zinn, Jon. *Coming to Our Senses: Healing Ourselves and the World through Mindfulness.* Hyperion, 2005.
Kabat-Zinn, Jon. *Full Catastrophe Living: Using the Wisdom of Your Body and Mind to Face Stress, Pain, and Illness.* Delta, 1990.
Kabat-Zinn, Jon. *Wherever You Go, There You Are: Mindfulness Meditation in Everyday Life.* Hyperion, 1994.
Kabat-Zinn, Myla and Jon. *Everyday Blessings: The Inner Work of Mindful Parenting.* Hyperion, 1997.
Kornfield, Jack. *A Path with Heart.* Bantam, 1993.
Linehan, Marsha. *Skills Training Manual for Treating Borderline Personality Disorder.* Guilford Press, 1993.
Nolen-Hoeksema, *Overthinking: Women Who Think Too Much.* Henry Holt, 2002.
Rosenberg, Larry (with David Guy). *Breath by Breath: The Liberating Practice of Insight Meditation.* Shambhala, 1998.
Salzberg, Sharon. *Loving Kindness: The Revolutionary Art of Happiness.* Shambhala, 1995.
Santorelli, Saki. *Heal Thy Self: Lessons on Mindfulness in Medicine.* Bell Tower, 1999.
Schwartz, Jeffrey, and Begley, Sharon. *Mind and Brain: Neuroplasticity and the Power of Mental Force.* Regan, 2003.
Segal, Zindel; Williams, Mark; and Teasdale, John. *Mindfulness-Based Cognitive Therapy for Depression.* Guilford Press, 2002.
Siegel, Dan. *The Mindful Brain: Reflections and Attunement in the Cultivation of Well-Being.* Norton, 2007 (expected date).

注

以下に，本文中に挙げられた注について解説あるいは文献を記します。なお，**太字で示す英語**は原著における注の位置を示したものです。

序 章

注1)

Depression hurts: 多くの著者が，自分自身の経験からうつを探求してきた。うつや他の気分障害の描写は以下の文献に由来する： Kay Redfield Jamison's (1995) *An Unquiet Mind* (New York: Knopf), Andrew Solomon's (2001) *The Noonday Demon* (New York: Scribner), and William Styron's (1994) *Darkness Visible* (New York: Random House).

注2)

who have had three or more episodes of depression: Teasdale, J. D., Segal, Z. V., Williams, J. M. G., Ridgeway, V., Soulsby, J., & Lau, M. (2000). Prevention of relapse/recurrence in major depression by mindfulness-based cognitive therapy. *Journal of Consulting and Clinical Psychology, 68*, 615–623. Ma, S. H., & Teasdale, J. D. (2004). Mindfulness-based cognitive therapy for depression: Replication and exploration of differential relapse prevention effects. *Journal of Consulting and Clinical Psychology, 72*, 31–40.

注3)

as well as for psychological problems such as anxiety and panic: Kabat-Zinn, J. (1990). *Full Catastrophe Living: Using the Wisdom of Your Body and Mind to Face Stress, Pain, and Illness.* New York: Delta. Kabat-Zinn, J. (1994). *Wherever You Go, There You Are: Mindfulness Meditation in Everyday Life.* New York: Hyperion. Kabat-Zinn, J., Lipworth, L., Burney, R., & Sellers, W. (1986). Four-year follow up of a meditation-based program for the self-regulation of chronic pain: Treatment outcomes and compliance. *Clinical Journal of Pain, 2*, 159–173. Kabat-Zinn, J., Massion, A. O., Kristeller, J., Peterson, L. G., Fletcher, K. E., Pbert, L., et al. (1992). Effectiveness of a meditation-based stress reduction program in the treatment of anxiety disorders. *American Jour-*

nal of Psychiatry, 149, 936–943.

注4)

changes in the patterns of brain activity that we know underlie negative emotions: Davidson, R. J., Kabat-Zinn, J., Schumacher, J., Rosenkranz, M., Muller, D., Santorelli, S., et al. (2003). Alterations in brain and immune function produced by mindfulness meditation. Psychosomatic Medicine, 65, 564–557.

第1章

注5)

data showing that depression tends to return: Keller, M. B., Lavori, P. W., Lewis, C. E., & Klerman, G. L. (1983). Predictors of relapse in major depressive disorder: Journal of American Medical Association, 250, 3299–3304. Paykel, E. S., Ramana, R., Cooper, Z., Hayhurst, H., Kerr, J., & Barocka, A. (1995). Residual symptoms after partial remission: An important outcome in depression. Psychological Medicine, 25, 1171–1180. Consensus Development Panel. (1985). NIMH/NIH Consensus Development Conference statement: Mood disorders—Pharmacologic prevention of recurrence. American Journal of Psychiatry, 142, 469–476.

注6)

12% of men and 20% of women will suffer major depression at some time in their lives: Weissman, M., & Olfson, M. (1995). Depression in women: Implications for health care research. Science, 269, 799–801.

注7)

people experience a first full episode in late childhood or adolescence: Kessler, R., Berglund, P., Demler, O., Jin, R., Koretz, D., Merikangas, K., et al. (2003). The epidemiology of major depressive disorder: Results from the National Comorbidity Survey Replication (NCS-R). Journal of the American Medical Association, 289, 3095–3105.

注8)

15–39% of cases may still be clinically depressed one year after symptom onset: Berti Ceroni, G., Neri, C., & Pezzoli, A. (1984). Chronicity in major depression: A naturalistic prospective study. *Journal of Affective Disorders, 7,* 123–132.

注 9)
22% of cases remain depressed two years later: Keller, M., Klerman, G., Lavori, P., Coryell, W., Endicott, J., & Taylor, J. (1984). Long-term outcome of episodes of major depression: Clinical and public health significance. *Journal of the American Medical Association, 252,* 788–792.

注 10)
the person will experience another episode by 16%: Solomon, D., Keller, M., Mueller, T., Lavori, P., Shea, T., Coryell,W., et al. (2000). Multiple recurrences of major depressive disorder. *American Journal of Psychiatry, 157,* 229–233.

注 11)
ten million people in the United States are taking prescription antidepressants: Olfson, M., Marcus, S., Druss, B., Elinson, L., Tanielian, T., & Pincus, H. (2002). National trends in the outpatient treatment of depression. *Journal of the American Medical Association, 287,* 203–209.

注 12)
pioneering scientists like Aaron Beck: Beck, A. T. (1976). *Cognitive Therapy and the Emotional Disorders.* New York: International Universities Press.

注 13)
Major Depression: The diagnostic criteria for major depressive disorder are from: American Psychiatric Association. (2000). *Diagnostic and Statistical Manual of Mental Disorders* (4th ed., text revision). Washington, DC: Author.

注 14)
sad mood will also bring with it feelings of low self-esteem and self-blame: Teasdale, J. D., & Cox, S. G. (2001). Dysphoria: Self-devaluative and affective components in recovered depressed patients and never depressed controls. *Psychological Medicine, 31,* 1311–1316.

注15)
Automatic Thoughts Questionnaire: Hollon, S. D., & Kendall, P. (1980). Cognitive self-statements in depression: Development of an Automatic Thoughts Questionnaire. *Cognitive Therapy and Research*, 4, 383–395.

注16)
aches and pains in the body that they cannot explain: Vastag, B. (2003). Scientists find connection in the brain between physical and emotional pain. *Journal of the American Medical Association*, 290, 2389–2390.

注17)
psychologists asked people to watch cartoons: Strack, F., et al. (1988). Inhibiting and facilitating conditions of the human smile: A nonobtrusive test of the facial feedback hypothesis. *Journal of Personality and Social Psychology*, 54, 768–777.

注18)
The inadvertent frowners rated cartoons much less funny: Laird, J. D. (1974). Self-attribution of emotion: The effects of expressive behaviour on the quality of emotional experience. *Journal of Personality and Social Psychology*, 29, 475–486.

注19)
a third study, asking people to shake their heads: Wells, G. L., & Petty, R. E. (1980). The effects of head movements on persuasion. *Basic and Applied Social Psychology*, 1, 219–230.

注20)
Professor Marie Åsberg: アスベルグ教授は，(特に，気づかずにいたり，行動を起こさなかった場合に症状が出始めて) 消耗あるいは「バーンアウト (燃え尽き症状群)」がどう進行するか具体的に説明するため，講演でこの図を用いた。

第2章
注21)
The most prominent are happiness, sadness, fear, disgust, and anger:

Ekman, P., & Davidson, R. J. (1995). *The Nature of Emotion: Fundamental Questions*. New York: Oxford University Press.

注 22)
Memory researchers Duncan Godden and Alan Baddeley: Godden, D., & Baddeley, A. D. (1980). When does context influence recognition memory? *British Journal of Psychology, 71*, 99–104.

注 23)
When we return to that mood . . . whether we want it to happen or not: Eich, E. (1995). Searching for mood-dependent memory. *Psychological Science, 6*, 67–75.

注 24)
likely to be reactivated in the present by even a passing feeling of depression: Bennett-Goleman, T. (2001). *Emotional Alchemy: How the Mind Can Heal the Heart*. New York: Harmony Books.

注 25)
when the doing mind started its attempts to help: Strauman, T. J., & Higgins, E. T. (1987). Automatic activation of self-discrepancies and emotional syndromes: When cognitive structures influence affect. *Journal of Personality and Social Psychology, 53*, 1004–1014.

注 26)
So we hammer ourselves with more questions. . . . What am I doing to deserve this?: これらの質問は Susan Nolen-Hoesksema の反芻尺度からの引用。以下文献を参照のこと： Nolen-Hoeksema, S. (2002). *Overthinking: Women Who Think Too Much*. New York: Holt.

注 27)
we believe it will reveal a way to solve our problems: Papageorgiou, C., & Wells, A., (2001). Positive beliefs about depressive rumination: Development and preliminary validation of a self-report scale. *Behavior Therapy, 32*, 13–26. Watkins, E., & Baracaia, S. B. (2001). Why do people in dysphoric moods ruminate? *Personality and Individual Differences, 30*, 723–734.

注28)
rumination does exactly the opposite: our ability to solve problems actually deteriorates: Lyubomirsky, S., & Nolen-Hoeksema, S. (1995). Effects of self-focused rumination on negative thinking and interpersonal problem solving. *Journal of Personality and Social Psychology, 69,* 176–190.

第3章

注29)
as they were walking through the campus at Cornell University: Simons, D. S., & Levin, D. T. (1998). Failure to detect changes to people during a real-world interaction. *Psychonomic Bulletin and Review, 5,* 644–649.

注30)
so we don't give washing the dishes our full attention: Thich Nhat Hanh. (1975). *The Miracle of Mindfulness: A Manual on Meditation.* Boston: Beacon Press (from which this example is adapted).

注31)
Peace can exist only in the present moment.... Otherwise, there is only the hope of peace some day: Thich Nhat Hanh. (1988). *The Sun My Heart.* Berkeley: Parallax Press (p. 125).

注32)
where there is interest, a natural, unforced attention follows: Feldman, C. (2001). *The Buddhist Path to Simplicity: Spiritual Practice for Everyday Life.* London: HarperCollins (p. 173).

注33)
bringing mindful awareness to things reduces effort and makes the chosen activity easier: See Rosenberg, L., with Guy, D. (1998). *Breath by Breath: The Liberating Practice of Insight Meditation.* Boston: Shambhala (p. 165).

第4章

注34)
You cannot force the mind. And, if you try to, you won't like what comes of

it: This story is told by Ngakpa Chögyam (1988), in *Journey into Vastness: A Handbook of Tibetan Meditation Techniques*. Longmead, Shaftesbury, Dorset, UK: Element Books (pp. 28–32).

注35)
try not to think of a white bear: See Wegner, D. M. (1989). *White Bears and Other Unwanted Thoughts: Suppression, Obsession, and the Psychology of Mental Control*. New York: Guilford Press.

注36)
when we try to suppress thoughts like this, *what we resist persists*: Wegner, D. M. (2002). *The Illusion of Conscious Will*. Cambridge, MA: MIT Press.

注37)
we are likely to put a lot of mental effort into keeping negative thinking at bay: Wenzlaff, R. M., & Bates, D. E. (1998). Unmasking a cognitive vulnerability to depression: How lapses in mental control reveal depressive thinking. *Journal of Personality and Social Psychology*, 75, 1559–1571.

注38)
keeping negatives out of mind end up being more depressed than those who do not: Rude, S. S., Wenzlaff, R. M., Gibbs, B., Vane, J., & Whitney, T. (2002). Negative processing biases predict subsequent depressive symptoms. *Cognition and Emotion*, 16, 423–440.

注39)
inhibiting the brain networks corresponding to competing demands for attention, without any need for force: Laberge, D. (1995). Computational and anatomical models of selective attention in object identification. In M. S. Gazzaniga (Ed.), *The Cognitive Neurosciences*. Cambridge, MA: MIT Press (pp. 649–663). Duncan, J. (2004). Selective attention in distributed brain systems. In M. I. Posner (Ed.), *Cognitive Neuroscience of Attention*. New York: Guilford Press. (pp. 105–113). Posner, M. I., & Rothbart, M. K. (1991). Attentional mechanisms and conscious experience. In A. D. Milner & M. D. Rugg (Eds.), *The Neuropsychology of Consciousness*. London: Academic Press (p. 96).

第6章

注40)
Psychologist Steve Hayes and his colleagues: Hayes, S. C., Wilson, K. G., Gifford, E. V., Follette, V. M., & Strosahl, K. (1996). Experiential avoidance and behavioural disorders: A functional dimensional approach to diagnosis and treatment. *Journal of Consulting and Clinical Psychology, 64,* 1152–1168.

注41)
we need an effective way to tune in to body sensations: See Gendlin, E. (1981). *Focusing.* New York: Bantam Books. Damasio, A. R. (1995). *Descartes' Error: Emotion, Reason, and the Human Brain.* New York: Avon Books.

注42)
maze puzzle in an intriguing experiment with college students: Friedman, R. S., & Forster, J. (2001). The effects of promotion and prevention cues on creativity. *Journal of Personality and Social Psychology, 81,* 1001–1013.

注43)
There's nothing extra we have to do: See Goldstein, J. (1994). *Insight Meditation.* Boston: Shambhala.

注44)
The Bright Field: R. S. Thomas (1995). *Collected Poems 1945–1990* (London: Phoenix)

第7章

注45)
you do not know what work these conditions are doing inside you: Rilke, R. M. (1984). *Letters to a Young Poet.* Translated by Stephen Mitchell. New York: Modern Library.

注46)
Amanda's Story: Segal, Z. V., Williams, J. M. G., & Teasdale, J. D. (2002). *Mindfulness-Based Cognitive Therapy for Depression: A New Approach to Preventing Relapse.* New York: Guilford Press (p. 231).

注47)

The Guest House: Barks, C., & Moyne, J. (trans.). (1997). *The Essential Rumi*. San Francisco: Harper.

第8章

注48)

is accessible to all of us if we dare to look: See Beck, A. T. (1976). *Cognitive Therapy and the Emotional Disorders*. New York: International Universities Press.

注49)

it may be in a very different mental environment from where we jumped aboard: Goldstein, J. (1993). *Insight Meditation*. Boston: Shambhala (pp. 59–60).

注50)

the key to awakening from the bonds of fear: Brach, T. (2003). *Radical Acceptance*. New York: Bantam Books (p. 188).

第9章

注51)

Remembering to be mindful is the great challenge: Feldman, C. (2001). *The Buddhist Path to Simplicity: Spiritual Practice for Everyday Life*. London: HarperCollins (p. 167).

注52)

engaging or reengaging in such activity can have unsuspected power: 活動をすることだけに基盤を置く，非常に効果的なうつ病に対する方略も存在する。以下の文献を参照のこと： Martell, C. R., Addis, M. E., & Jacobson, N. S. (2001). *Depression in Context: Strategies for Guided Action*. New York: Norton.

第10章

注53)

what we're seeking is an experience of being alive: Campbell, J., with

Moyers, B. (1988). *The Power of Myth*. New York: Bantam Doubleday (p. 5).

注54）

Arnold Lobel recounts a day in the life of Toad: Lobel, A. (1972). A List. In *Frog and Toad Together*. London: HarperCollins (pp. 4–17).

注55）

At one place in *Full Catastrophe Living*: Kabat-Zinn, J. (1990). *Full Catastrophe Living*. New York: Dell (pp. 69–70).

注56）

Thich Nhat Hanh ... binding books by hand: Thich Nhat Hanh. (1991). *The Sun My Heart*. London: Rider (pp. 18, 23).

注57）

Five steps for practicing mindfulness throughout the day. ... Investigate your distractions: Rosenberg, L. (1998). *Breath by Breath*. Boston: Shambhala (pp. 168–170).

注58）

Everyday Mindfulness: Adapted from Madeline Klyne, Instructor, Stress Reduction Clinic, University of Massachusetts Medical Center.

注59）

Love after Love: Walcott, D. (1986). In *Collected Poems 1948–1984*. New York: Farrar, Straus & Giroux.

第 11 章

注60）

Pleasant Events Calendar: Modified from Kabat-Zinn, J. (1990). *Full Catastrophe Living*. New York: Hyperion.

注61）

Unpleasant Events Calendar: Modified from Kabat-Zinn, J. (1990). *Full Catastrophe Living*. New York: Hyperion.

付　録
ガイド CD 収録内容

イントロダクション　（この部分は CD に収録されていません）

このプログラムで，あなたと共に実践できることをとても嬉しく思います。

マークとジョンとジンデルと私が本書に書いているように，私たちは一緒にマインドフルネスを育て，作業モードのしつこさに直面したり，人生の難題に立ち向かったりしながら，瞬間瞬間に私たち自身を優しく作業モードの拘束から解放することを学びます。

ここに録音されたさまざまな内容を実践することは，守られた状態の中で，マインドフルネスを，学び，深めるためにとても役に立ちます。

また，このプログラムの締めくくりとなっている短い3つのステップの呼吸空間法の実践は，修得したマインドフルネスを，最も効果的な方法で，日常生活の中で活用することに役立つでしょう。

このガイドつき瞑想法をただ聴くだけで終わりにせず，ぜひ本気で取り組んで下さい。私たちのクラスの参加者がそうしているように，本書の第11章に示したプログラムに従って，毎日，自分で決めた時間，例えば，朝起きて洗面を済ませた後や夜寝る前の時間などに実習することを提案します。

最初は，守られていて快適な，中断されることのない時間と場所を選んでください。

そのためには，その間だけ，電話の呼び出し音などを切ってしまうことも必要でしょう。あなただけのための時間になるようにします。

心の存在モードを迎え入れて，それと共にあることを学び，できるだけ作業モードの引力から離れるための時間になるようにします。

このプログラムを定期的に実習し，その指示に従って，たとえ短くても静

寂の一時を持つことで，あなた自身の健康と幸福を深めるための時間を，自分で創り出すことができます。

　これらの実践で最も重要な要素はあなたの気づきです。
　そして，それは，すぐにおわかりになるように，どの瞬間に，何を感じていようとも，人間であることですでに備わっている深く強力な能力なのです。
　ここで私たちが実践しているのは，何よりも，この気づきの能力をただ研ぎ澄まし，もっと信頼し，私たちの人生や心の中で何が起こっても，自信と穏やかさをもって，この気づきの中にとどまっていくことです。
　究極のところ，本当のマインドフルネスの実践は，私たちが自分の人生をどう生きるか……に他ならず，そして，存分に生きる自分の能力を発見するための最終的な実験室は，生活そのものと，そこで経験するあらゆることなのだということが，おわかりになることでしょう。
　私たち4人は共に，人生というこの冒険におけるあなたの幸運を祈っています。

☆トラック1　ボディスキャン　（32分）

　ボディスキャンの実践では，床，マット，ベッドの上など，心地よく感じる場所に仰向けに寝ます。不快感が最も小さくなるように膝や頭を，枕やクッションなどで支えてもいいでしょう……腕は身体に触れないように，身体に沿って置きます。不快でなければ，手の平は開いて天井や空に向けましょう。両足をそろえる必要はありません。もし仰向けになるのが難しければ，最も心地よい姿勢で横たわればよいですし，必要に応じて姿勢を変えてもかまいません。各瞬間に起こっていることへの気づきが，持続できればよいのです。でも，どれほどリラックスしようとも，ボディスキャンは眠りへの招待ではなく，気づきの目覚めの中へ入るようにという招待であることを覚えておきましょう。ですから，眠気が生じたときは，目を開けて実践する

とよいかもしれません。これは時計の時間から完全に離れて，まさにこの瞬間に入り込むことへの招待なのです。指示にできるだけ従いながら，オープンな心で，この「存在」の中で安らぐことへと誘います。けれども，一番大切なことは，私の話していることではなく，ありとあらゆる瞬間にあなたが経験していることへの気づきであることを覚えていてください。実践を邪魔するもの，あるいは不愉快な感覚や思考，感情がある場合も同じです。実際，こうした瞬間にこそ，そのような不快な経験に歓迎の意を表し，それに対して自動的に反応せず，できる限りオープンで思いやりに満ちた注意を向けて，安らぐことが特に重要なのです。これは少し難しいかもしれませんが，これこそが私たちがここで開拓している being モード（存在モード）の核心なのです。物事に今現在の姿と違っていてほしいと望んでしまう，私たち誰もが持っているこの傾向をできる限り捨て去り，物事に正にあるがままの存在を許し，自分自身にもあるがままの存在を認めましょう……これはすべてあなた自身のために用意された時間であり，一人になって自分自身と共に十分に存在する機会なのです……いろいろな意味で豊かな時間にできるかどうかを確かめましょう。自分自身にポジティブなエネルギーと注目を与えるための時間なのです。CD の指示はガイダンスとして使いましょう。それに沿って進みながら，身体と心の様子を見つめてみます。特に批判的な思考は捨て，ただガイダンス通りに動き，できる限り，自分の感じ方に気づくようにするのです。正しい感じ方，などというものはないことを覚えておきましょう。あなたの感じ方は，たった今，あなたが感じている感じ方なのです……それを受け入れて，何であれ，すでに感じていることを感じる許可を自分自身に与え，そのようにしても大丈夫なのだということを理解してください。私の指示に従いながら，瞬間瞬間にあなたの身体と心で展開していく経験の中にとどまっていけるかどうか確認してみます。けれども，どの時点においてであれ，私の話していることの背後に隠れている，もっと深い沈黙を見出すため，私の声に耳を貸すのをやめる必要があれば，是非，そのようにしてください……そして，戻るのが適切だと感じたときに，ガイダンスに

戻ってきてください。

　では，ここに横たわっている全身の感覚に注意を向けることから始めます。この瞬間に，どのようなものになっているとしても……今の身体の状態やこれまでの身体がどのようなものであろうと，この瞬間にあなたが何に直面していようと，マインドフルネスの観点からは，呼吸し続ける限り，あなたが間違っているということはなく，むしろ正しいのであると覚えていてください。

　横たわって，身体を支えているすべての場所で感じる接触の感覚を感じることに，ただ自分自身を委ねます……空気が身体を取り巻いて，動きながら，かすかに，肌を優しくなでるのを感じます。空気は部屋の中を動き，身体を通過するときに呼吸になります……ゆっくりと注意を呼吸に向けます。出入りする息の，リズムのような波を感じるのです……息が出たり入ったりする時に膨らんでは凹むお腹辺りの感覚で波乗りをするかのようにやってみます。または，鼻を通過する息を感じてもいいでしょう。息が動いているというフィーリングが最もはっきりと感じられる部分なら，どこでもよいのです……横たわりながら，呼吸している身体全体の気づきにオープンになり，その中に安らげるか，試してみます……一瞬ごとに，一息ごとに……身体全体の筋肉がゆるむと，息を吐く度に，身体が横たわっている床やマットの表面に溶け込む，または深く沈み込むように感じます……。

　心がさまよったり，思考の流れにさらわれたりすることがあるか，注意してみます。そのような場合には，何を思っていたのかに注目して，それから優しく，つまり心がさらわれていたことを批判したりせずに，先ほどまで注意を向けていた息や身体へと注意を戻します……この実践の間中，そして，他のすべての実践においても，さまよってしまうのも考えてしまうのも心の本性であると覚えておきましょう……しばしば，そうなるでしょうが，それはあなたが間違っているというわけではないのです……。

　では，今度は全身の力を抜いて，注意の焦点を左足の爪先に移動し，爪先

を気づきの舞台の主役にします……少し時間をとって，真剣に注意を向けてみます。一本一本の指を他の指から区別してみてもよいでしょう……そこで発見する多様な感覚に，穏やかに，興味を持ち，愛情をこめた注意を向けるのです……指と指が触れているところでは接触の感覚があるかもしれません。冷たさ，温かさ，湿気，くすぐったさ，麻痺といった感覚があるかもしれません。感じる感覚が何であるかは重要ではありません。ただ，あるがままに爪先を感じます……この瞬間にこの部分に注目して，感覚を感じないというのが，あなたの経験であるならば，それでもよいのです……感覚があってもなくてもよいのです。心地よい，不愉快，そのどちらでもない，ということにも注意を向けてみます……嫌悪であれ，いらだちであれ，退屈であれ，悲しみであれ，自分を厳しく批判するものであれ，そこに生まれている感情的反応に気づくようにします……こういったすべてを，横になりながら，瞬間ごとにただ気づきの中に抱えてみます。何もする必要はなく，今ここに展開していることと，ただ共に存在すればよいのです。そして爪先そのものの感覚へと戻ります……。

　左足の爪先に注意を向けながら，息を1回吸うと，それが肺に入り，身体をずっと通過して，左脚を通って爪先まで降りて行くのを感じるか，あるいは想像できるか試してみます……そして息を吐くときには，左足の爪先から，かかと，すね，ももを通過して，胴体を通り，鼻から出て行くのを感じるか，あるいは想像することができるか，試してみます。

　では，爪先の先の先まで，ゆっくりと深く意図的に息を吸い込みます。少しの間，息をそっとそのまま抱いて，それから息を吐き，息が出て行くのと同時に爪先を脱力し，心の瞳でそれが溶けてゆくのを見てみます。

　注意の焦点を足の裏，足の甲，マットなどと触れている，かかとへと優しく移動します。爪先でやったように，ありとあらゆる感覚，あるいは感覚がないということに注意を向けてみます……横になったまま，瞬間瞬間，この部分に向けて息を吸い込み，この部分から吐き出します……思考の流れに心がさらわれたことに気づく度に，この部分へと心を引き戻します……。

では，次に，左足の爪先まで息を吸い込み，息を吐くときにはそこを離れて，注意を足の甲側，かかとへと移動させ，皮膚の表面から足の骨や関節の奥まで移動します……足について考えるというよりも，この部分で一瞬ごとに一息ごとに経験していることを感じて受け入れるのです……。

　では，次に，息を吐きつつ，足の全体から力を抜きます。より深い静寂と気づきの中に落ちていくのです……それから，注意を左脚の下の方へと移動します。膝下からくるぶしまでの，すねの部分です。表面も，深いところも，このあたりにあるすべての感覚にオープンになり，身体のこの部分にしばしとどまってみましょうと，気づきを招待する感じでやってみます。その部分がどのようになっているとしても，すでにそうなっているままにして，存分に気づきつつ，そこで安らぐのです。感じているフィーリングを受け入れて，フィーリングと共に呼吸します。瞬間ごとに，瞬間ごとに，瞬間ごとに……。

　では，息を吐きながら，そこから離れて，今度は左の膝に注意の焦点を移します。ありとあらゆる感覚にオープンになります……ありのままの膝と共に呼吸し，膝のお皿を感じ，膝の両側を感じ，裏側を感じます……。

　では，息を吐きながら，今度は膝を離れて，左脚の上の方，ももの部分へと移動します。内側は脚の付け根，外側は腰骨まで，身体のこの部分全体を感じるのです。どのような感覚が感じられても，瞬間ごとに……。

　準備が整ったら，ももの所までより深く息を吸い込み，それから吐きながら，ここからも離れます……。

　今度は右足の爪先へと気づきを移動します。反対の足（脚）に簡単に注意が移動することにも注意を向けてみます。爪先を動かしたい感じがしても，今しばらくそのままにして，すでに存在しているものを反射的に変えようとするのではなく，ただオープンにそこにあるものを受け取ってみます……。これは，ストレスとの異なる関わり方を手に入れるために，とても役に立つトレーニングです。

　では，息を吐くと共に，また脱力し，右足の下の部分へと移動します……

今度は，足の上側とかかとも含めます。右足のくるぶしから下全体を感じながら呼吸します。そこがどのようになっていても。感じられるべくして存在しているものには，それが何であれ注目して，呼吸しながら，身体のこの部分に対する気づきをできる限り維持します……。

　では，息を吐きながら右くるぶしの下全体から離れて，膝からくるぶしまでの，すねに気づきを運びます。身体のこの部分を気づきで満たし，気づきに浸すのです……横になりながら，感じられるべく存在している感覚には，何であっても注意を向けるのです……。

　では，息を吐きながら，ここからも離れます。息が出て行くときに，心の瞳で右足の膝や膝下が溶けていくのを見つめるのです……今度は膝より上の部分に移動します。右膝から外側では右の腰骨のところまで，内側では脚の付け根までの部分全体で，感じられ，存在しているものには何にでも波長を合わせます。あらゆる感覚を，できるだけ正確に見極めていくのです。どのようなものであっても，重さの感覚でも，軽さの感覚でも，温かさの感覚でも……。

　では，右もも全体に息を吸い込み，次に吐きながら，ここも解放しましょう。今度は骨盤の部分に移動します……腰骨の部分，脚の付け根，性器，マットやベッドに触れているお尻の部分を意識し，この部分全体を気づきの中であやすように扱います。何であれ，経験している感覚や感覚がない状態と触れ合います。

　では，息を吐きつつ，骨盤部分全体を解き放ちます。ただ，やわらいで解放されていくのを見つめるのです……その間に，より深い静寂と気づきの中へと沈んでいきます……各瞬間に完全に存在して……たった今，あるがままの姿で，ただ存在することに，ただこの場に存在することに満足するのです。

　次に，注意を腰に向けます。骨盤の後ろ側の壁を作っている二等辺三角形の骨，仙骨から伸びている脊柱の腰椎へと注意を向けます。腰というのは，特に緊張や疲労やストレスがかかりやすい部分です……そして腰に注意を向

けて気づいたあらゆる感覚と，ただ共に呼吸します……息にその部分全体を通過させ，何であれ経験している感覚をそのままにして，気づきの中にそっと置くのです……緊張も硬さも張っている感じも，どのような強さの感覚も，そのまま含めます……そして，可能な限り，息を吐くときにそれが流れ出して行くようにと誘います……。

　息を吐きながら，腰からも離れて……お腹の部分とわき腹へと移動します。肋骨の一番下あたりまでを含めます……息を吸う度にお腹が膨らんで，吐く度に背骨の方に向かって凹むのを感じます。この部分のありとあらゆる感覚に触れ合い，気づきの中で安らぎ，湧き起こっては過ぎ去っていく思考や感情がどんなものであるかに注意を向けます。瞬間ごと，瞬間ごと，瞬間ごとに。そして一息ごと，一息ごと，一息ごとに……。

　では，次に，ゆっくりと深く意図的に息を吸い込んで，その息がお腹とわき腹全体を満たすのを感じます。少しの間，息をあやすように扱って……それから吐き出します……息が空気の中に溶け込む際に，身体のこの部分全体も心の瞳の中で溶かします……。
　次に胴体の上の方，肋骨や胸の部分に気づきを移動します。心臓や肺や血液の大きな流れを納めている部分です。胸板に乳頭の部分，背中の上部，肩甲骨，鎖骨，肩へ……ここにあるありとあらゆる感覚と共にただ呼吸します……胸で心臓の鼓動を感じ続けられるか，息を吸って肺に空気が満ちたり，息を吐いてそれを放出したりする際に，肋骨の囲みが膨らんだり縮んだりするのを感じられるか，確かめてみます……。

　この部分に強張りや緊張の感覚があれば，それを認めながら，ここにとどまっている間に浮かんでは消えていく，あらゆる思考や感情に気づきます……。

次に，長く，ゆっくりと意図的に息を吸い込み，肺の中でしばらく抱くようにして，肋骨が360度の全方向に膨らむのを感じます。背中側，前側，そして両側も……今度は息を吐き……息が出て行くときに，この部分を解き放ち，その際に何が起こるのかに注意を向けます……。

　次に，手に注意を向けます……両手を同時に行います……5本の指，手の平，手の甲の感覚を感じます……次に手首と肘から下を含めます……続いて肘に……肘から上……わきの下……そして肩……腕と手の全体を感じます。爪の先から肩まで。横になったまま，瞬間ごと，瞬間ごと，瞬間ごとに……。

　では，息を吐きながら手から離れ，息が出て行くと共に腕からも肩からも離れましょう……気づきそのものの中へとより深く，深く沈み込みながら……時間を超越し，あらゆる瞬間にただ存在し……どんな考えや，動きたいという衝動が浮かんでも，それらをすべて解き放ち，気づきの中に安らいで，この瞬間に横になっている自分自身をただ経験します……。

　次に首と，のどの部分に移動します。感じられるものは何であれ，それにオープンになります……この部分は，腰や肩と並んで緊張やストレスがたまりやすい部分です……ですから，多分，緊張や疲労に気づくことでしょう……のどの中や声帯の感覚も含めます……そして，あるがままに，この部分全体を気づきの中に入れて安らぐのです……瞬間ごと，一息ごとに……。

　準備ができたら，ここでもまた，息を吐きながら，首とのどを解放し，心の瞳の中で溶かします。それから，頭と顔の部分に移動します。ここも緊張がたまる部分です……この瞬間にそれがあるがままを経験します。頭の後ろが，マットやベッドと触れ合っている場所を感じてみます。そして顔の全体を緩ませながらあるがままに感じます。鼻の中を出入りする息や，あご周りにある感覚を感じます……唇，口，歯，舌……鼻全体……頬に耳。

　耳に届くあらゆる音，目の部分や目を開けているのなら，目に入ってくるもの……まぶた，眉と眉間，額。額にある緊張に意識を向け，額，こめか

み，頭皮と頭蓋骨全体の部分に息が自由に入り込み，通過するようにします……この瞬間にあるがままの姿で，顔と頭の全体を，気づきによってフレンドリーに受け入れ，共に呼吸し，横になったまま，気づきの中で抱くようにするのです。瞬間ごと，瞬間ごとに……。

　これまでにもやってきたように，心を通過していく思考や感情を，空の雲や移り変わる天気のように眺めます……。

　では，ゆっくり，深く，より意識的に息を吸い込みます……顔と頭の全体に。そして息を吐きながら，身体のこの部分からも離れます。息が出て行くと共に，ニュートラルな状態に，静寂に，自然な安らぎの中に溶けていくのを見つめます……心そのものも解放します……そして気づきそのものの中で安らぐのです……今一度，気づきに全身を抱かせるのです。爪先から足，胴体を通って，手や腕を通過し，肩，首，顔，そして頭の天辺まで全面的に……。自分の全身を，自分で見つけたままの姿で，この瞬間にどのような姿であっても抱擁します……そして，気づきと静寂の中で安らぎます。ここに横になったまま，深い内面的な静けさと目覚めの中に安らぐのです。私たちはあるがままの姿で完全であり，あるがままの姿で欠けているものなどないのです……。私たちの本質的な完全性に触れます……素晴らしい領域に入ります。私たちの限界によって制限されない領域です……あるがままの物事にオープンになります……この経験に対するオープン性，この静寂，この気づきはそれ自体が深い癒しの効果を持っているのです……。

　さて，この実践が自然な終わりを迎え，私たちが時計上の時間で動く世界に再び入っていくときには，こんな風に自分を慈しむ時間を取れたのですから，ちょっとの間，自分自身を祝福してみます……何日も，何週間も，何カ月もの間，規則的に実践するという強い意志と決心を固めます……このように繰り返し，繰り返し，自分自身と親しむのです。そして，深い内なる源が生活に栄養を与えると，習慣的で追い立てるような doing モード（作業モード）の傾向は，存在の領域で，見つめられ，維持され，導かれ，癒されるこ

とになります……この気づきは持ち運べることを覚えておきましょう。いつでも，今，行っている呼吸と同じくらいに近くにあるのです。そして，おそらく時間と共に，この瞬間にあなたが開拓しているマインドフルネスは，今やっているような規則的な実践の時間から，あなたの日々とあなたの人生のあらゆる側面にまで，こぼれ広がっていくのに気づくことでしょう……。

　ベルが鳴るまで，静けさと静寂の中で好きなだけ安らぎます……身体の領域と心の領域で起きることは，何であれ，気づきによって直接的に抱きとめて，経験的に理解するようにします。

　何度も何度も，繰り返し，物事をすでにそうなっている姿で認めるのです。

　瞬間ごと，瞬間ごとに。ここに横になって，完全に目覚めて，存分に生きつつ空気に浸り，息に浸り，静寂に浸り，気づきそれ自体に浸ります……。

☆トラック２　立位のマインドフル・ヨガ　（10分58秒）

　穏やかな立位のマインドフル・ヨガの短い実践を始めます。

　まず，素足か靴下をはいた状態で，足が平行になるように，腰の幅くらいに開いて立ちます。脚が軽く曲がるように，膝の力は抜きます。

　この実践もまた，マインドフルネスを開拓し，深める実験であることを思い出しましょう。今回は，一連の穏やかなストレッチを行って，身体の限界に敬意を払いながら，私たちの瞬間ごとの経験の様々な側面を探っていきます。どのようなときも，無理をせず，自分自身と戦うような態度はできるだけ放棄します……目は開けていても，閉じていてもよいです。目を閉じた方が，内面的な経験に触れ合うことを助けてくれるかもしれません。大丈夫であれば，眼を閉じます……。

　では，息を吸いながら，両腕を横に，床と平行になるまで，ゆっくりとマインドフルに上げます……そして，一度止まり，1，2度呼吸をしてから，次の息を吸うと共に，腕をゆっくりとマインドフルに上げ続け，頭の上で両手

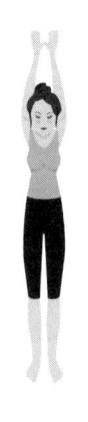

の平を合わせます……そして呼吸を続けます。その間ずっと，あらゆる感覚に気づきを向けます。腕と手を頭の上へと伸ばし続けることで，腕や肩の筋肉では疲労感や不快感が増すかもしれません。こうした感覚にも気づくようにします。

　ゆっくりと伸ばし続けながら，息が自然なペースで，自由に出入りするのを感じます……指先までずっと……天井や空に向かって……足は床や地面にしっかりとつけて。ストレッチによって生じる筋肉と関節の感覚の，すみずみにまでオープンになりましょう。足の一番下から膝を通って脚全体，腰，お腹，胴体，肩，腕，手，指，頭まで，身体のすべての感覚にオープンになります。

　呼吸し，身体を引きあげ，伸びている身体全体を感じます……そして，立ったまま，瞬間，瞬間，一息ごとに，身体全体を気づきの中に抱くのです……ストレッチを維持しながら，息と共に身体に起こる感覚とフィーリングの変化に注意を向けます……もちろん，これには緊張や不快感が増していくという感覚も含まれます。そうした感覚があれば，このような感覚にもオープンになります……。私が指示しなくても，身体がそうするときだと伝えてきたら，いつでも腕を下ろしてかまいません……。

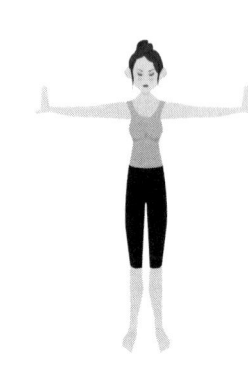

　では，息を吐きながら……指が上を指すように手首を直角に曲げ，手のひらを外側に向け押し出すようにしながら，ゆっくり，ゆっくりと下ろしていきます。力を抜いて，腕は肩からぶら下がっているようになります……。

　その余韻の中に立ったまま，大丈夫であれば目は優しく閉じて，身体に入って来る息と身体中のさまざまな感覚やフィーリングに注意を向けます

……今，身体がどんな風になっているのかを，知るのです……ニュートラルな立ち位置で休んでいる間，筋肉における解放感や心の中の安堵感に注意を向けてみます。

では次に，できるだけ遠くまで左腕と左手を上にマインドフルに伸ばしていきます。右手は床の方に伸ばします。木の枝から，左手で取れそうで取れないりんごをもごうとしているかのようにです……息が自由に，深く出入りするのを感じます……身体にどのような感覚があっても，それらを感じるようにします……，もう少しやってみたいと思ったら，次の実験をしてみましょう……右のかかとを持ち上げて，もう少し身体を浮かせ，もう少し伸ばしていくのです。身体の左側全体の伸びを感じます……そして，準備ができたら，ゆっくりとマインドフルに身体を下ろして，腕を下げ……それから，左手が下がったら，反対側も同じようにします。ご自分のペースで，瞬間ごとに全面的な気づきを持って，右腕を上げ，手の届かないりんごをつかみ取ろうとするようにし，用意ができたら左のかかとを上げてみます……。

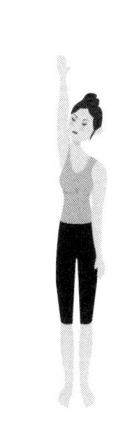

では，腕やかかとを下ろして，少し休んだら，息を吸いながら，両腕を頭の上まで平行に上げて，それから腰を右側に押し出しながら，ゆっくり，ゆっくり，ゆっくりと身体を左に曲げます。そして大きな三日月を形作ります。この状態で動きを止めて，足から胴体を通って，右の腰，両腕と両手，指先まで……感じられるものは何でも感じます。息を吐いたり吸ったりして……そして，準備ができたら，息を吸いながら頭の

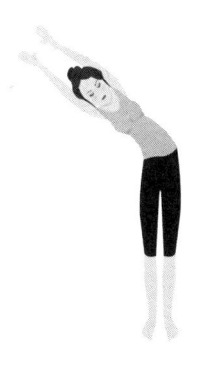

上にまっすぐ両腕を伸ばし，最初の状態まで身体を戻します。それから息を吐きつつ，腰を左に押し出しながら，ゆっくりと全身を右側に曲げ，反対向きの三日月を作ります。できる限り，伸ばしている部分から身体の中へと息を吸い，そこから息を吐きます。腕は平行にします……それから，息を吸いながら再び最初の姿勢に戻り，もう一度上にゆっくりと伸ばします。身体を引き上げ，呼吸し，上に伸ばして……それから，息を吐くと同時に，両腕をゆっくり，ゆっくり，ゆっくりと横に移動し，それから身体の横におろします。下ろしている間，ありとあらゆる感覚を感じます……。

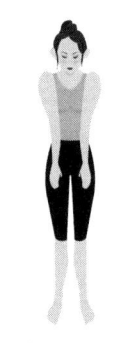

肩同士をつけるように

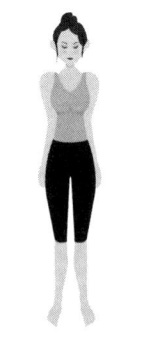

肩甲骨を合わせるように

今度は大きな円を描いて，肩を回します。腕はだらんとぶら下げておきます……最初は肩を耳に向かってできるだけ持ち上げます。それから，肩甲骨をくっつけるように，後ろへ持っていきます。次には肩を完全に落とし，それから肩をくっつけるかのように，できるだけ身体の前で絞り合わせます。……できるだけスムーズにマインドフルに，これらのさまざまな位置を通って肩を回します。腕はずっとぶら下がったままにし，最初は同じ方向に数回……それから，反対周りで数回。……この間ずっと，気づきで身体を満たし，瞬間ごと，瞬間ごと，瞬間ごとに経験しているものにオープンになります……そして再び，最初の姿勢に戻ります。立ったままの状態で，呼吸をします……。

では，穏やかに次のことを試してみます。ゆっくりとマインドフルに頭を回すのです。快適に感じる程度まで，とてもゆっくりと。初めは左耳を左肩に，行けるところまで近づけます……続いて，あご先を胸の上の方へと回します……それから右耳

を右肩へ。続いて頭を無理せずにとてもゆっくりと後ろへ……このようにして優しく頭を回します。最初は一方向へ。それから逆周りで……その間ずっと，継ぎ目のない連続的な気づきを維持します……最後にニュートラルな立ち姿勢へと頭を戻します……。

　まもなく，一緒に行ってきた，このとても短いマインドフルネス・ヨガの実践の終わりを告げるベルが鳴ります。この後，座った姿勢でのマインドフルネスの実践も行うのでしたら，ベルが鳴っても，瞬間ごとの継ぎ目のない気づきを維持します。そうでなければ，この実践の時間をマインドフルにおしまいにするために，ベルの音を使ってください。その場合，お望みであれば，プレーヤーのスイッチを切り，少しの間，立ったまま，十分な気づきの中でただ安らぎながら，気づきに身体を満たすようにします。そして，この瞬間のあなたの心が，どのようであるかを，感じてみます……。

☆トラック３　呼吸のマインドフルネス　（11分24秒）

　では，目覚めと威厳を身体で表すように座ります。床の上に置いた座布団やマットの上で脚を組んでもいいですし，真っ直ぐな背もたれがついた椅子に座ってもいいです……肩の上で頭と首のバランスを取り，胴体全体はまっすぐに立てながらも緊張しないようにして，両手は快適なように膝頭の上に置くか，ももの上にそろえます。肩はリラックスして力を抜きます……骨盤を，上半身を支えるための安定した土台とし，クッションや椅子との接触面の感覚を意識します……つまり，できるだけ，山のようにどっしりと座ります……身体の内にしっかりと存在し，安定し，大地に根をおろします。姿勢そのものに身体の引きあげの要素を入れるのです……。

　では，自分が呼吸しているという事実に気づきます……息を吸うと膨らんで，息を吐くと凹むお腹に注意を向けます。あるいは，鼻の中を出入りする空気の通過に注意を向けます。息の感覚が，あなたにとって感じやすく鮮明

であるところなら，どこでもよいのです。息をより感じられるところに注意を向けます。息が身体に入り，身体から出て行くのをただ感じます……。

　できる限り十分に注意を払いながら，息の感覚の波に乗ります。座ったまま，瞬間ごと，瞬間ごとに，そして一息ごと，一息ごとに……身体に入ってくる一つひとつの息と，最善を尽くして触れ合います……。一つひとつの息が身体を去って行く間もずっと，それと触れ合います。瞬間ごと，瞬間ごとに，流れて変化する息の感覚を感じ続けます……。

　実践の間ずっと，身体の特定の部分で，息を感じ続けることが一番よいのです。ですから，もしお腹から始めたのであればお腹，鼻から始めたのであれば鼻にとどまります。あちこちに飛び回るよりも，その場所での呼吸の感覚を感じ続けるようにします……そのようにすれば，息との間に親しみが増し，より安定した気づきを育てることができるのです……。
　息の一つひとつを自然に行き来させ，瞬間ごと，瞬間ごとに，中へ，外へと動く息の感覚を感じます……。

　息への注意を維持することは，そう簡単ではないことを，すぐに発見することでしょう……ボディスキャンの時と同様に，心にはそれ自身の生命があるのだと気づくのに，長くはかからないのです。心は必ず，過去や未来へと旅立ち，計画や心配，好き，嫌い，空想，いらだちや退屈，さらには眠気などへとさまよいこみます……これは通常よくあることで，何の問題もありません……心が息の上にないと気づいたら，その瞬間にどこに逸れたかに注目して，何であれ，それを開放します。押しやるという意味ではなくて，認めて，存在を許しながら，注意をお腹や鼻へ，息へと連れ帰るのです。……そして，再び，呼吸を気づきの舞台中央に戻します……もし心が息から百回さまよい出たなら，どこか別の場所にあると気づいた時に，毎回，……その瞬間に心の中にあることに，それが何であっても，優しく忍耐強く注目して，

「考えている，考えている」「計画している，計画している」または「心配している，心配している」などと軽く心に書き留めて……自分自身に残酷になったり，批判的になったり，評価を下したりせずに，起こっていることをありのままに，ただ認めるのです……そして，そのままにさせておきましょう……この瞬間のこの息を感じるところに戻るのです……毎回，各瞬間は唯一の瞬間として……私たちの人生は，今，ここで，この瞬間に展開しているのですから。ここでのみ，今のみ……私たちの思考が何を語ってこようとも……この瞬間のこの息を感じるのです。

さまよってしまうのは，心の本性ですから，心が息の上にとどまっていなくても，瞑想に失敗しているわけではありません……心そのものの性質に関して，極めて重要なことを発見しているのです。つまり，心には波があるということです……大海の波のようにです……。ですから，それを止めようというわけではありません。思考を閉鎖したり，心を空白にしようとしているのではないのです……むしろ，あなた自身の心の性質やあり方と親しくなっているのです……気づきに基づいた穏やかな観察を通じて，より深い，心との親密性を開拓しているのです……気づきは思考よりも大きく……思考よりも賢明で……通常は思考よりも親切です。何度も何度も何度も，心を息のところに優しく，けれどもしっかりと連れ戻すことで気づきの力が育まれます……吸う息一つひとつを新たな始まりとし，吐く息一つひとつを完全な解放とします……。

ここに座って，山のごとくに，全面的に目覚めて，軽いタッチの気づきの中で安らぎます。何も強制せずに，しかし，空気が身体に入って来て，体を出て行く間，できるだけその息と瞬間ごとに触れ合います……息との接触を失ってしまった時には，何度も何度も繰り返し，息に戻っていきます……。

まもなく，この座位の実践の終わりを知らせるベルの音を聞くことでしょ

う……。さらに延長して，次のトラックも含めて実践するのでしたら，ベルが鳴っても，瞬間瞬間の気づきを，継ぎ目なく連続させて，そのまま続けてください……そうでなければ，ベルの音を，この実践をマインドフルにおしまいにするために使ってください……。

☆トラック４　息と身体のマインドフルネス（10分）

　座って，お腹や鼻の中，またはどこであれ息の感覚が感じられる場所の周辺に，穏やかに気づきを広げていくことができるか，やってみます……ここに座って呼吸している身体全体の感覚もまた，気づきの中に含めるのです……いわば，山そのものになるのです……あなたの身体全体の感覚と高く壮麗な山のイメージが，座布団，椅子に根ざすようにしてここに座っている安定した存在とひとつになるように……身体とその感覚領域のすべてを，皮膚に至るまで，感じます。肌そのものが呼吸していることや，身体の周りの空気さえも，感じられるかのように……身体全体と，内からも外からも触れ合います……思考を通じてではなく，直接的に感覚を通じて触れ合います……座って呼吸している全身の感覚と共にここに座って，瞬間ごとに，気づきの中にそれらを抱くようにするのです……。

　この座って呼吸をしている全身の感覚を，今度は気づきの舞台中央に主役として据え，できる限り維持します。そして，心が逸れて，さまよい離れてしまったら，考えの中で迷子になったことに気づいた時点で，何が心の中にあったのかを確認し……それから，ここに座って呼吸している体全体の感覚に，何度も，何度も，自分をせめたりせずに，優しく注意を連れ戻します……存在するという以外に何の目的もなく……気づきで……生きて目覚めている身体全体を満たし，潤すのです……。

　この座って呼吸している身体全体のより広い感覚に，特定の身体の感覚を

含めてもよいのです……例えば，床や椅子，あるいは坐布団と触れている部分の感覚などです……両手が膝頭や，ももと触れているところに感じる感覚でもいいでしょう。できるだけ，幅広く広々とした気づきの中で，息や身体全体の感覚と共に，これらのすべての感覚を抱きましょう……行ったり来たりして，流れて変化するのを見つめるのです……座って，瞬間ごと，瞬間ごとに……。

ときどき，どこかで特に強烈な感覚を経験するかもしれません……そして，ときには，じっとしていられないような感覚を経験するかもしれません。それが特にひどく不愉快なものであれば，強烈な感覚に直面しながら持ちこたえるだけで精いっぱいになってしまうこともあるでしょう。もしこのようなことが起こり，身体全体に注目することから心が逸れて行くことがわかるのなら，まさに最も強い感覚の部分に，意識的に注意を運び込む実験をしてみてもいいでしょう。そして，感覚のパターンの詳細をできるだけ探求するのです……正確な位置，正確な性質，瞬間ごとにどう変わるか，変わらないのか，身体の中で移動していくかどうか，ということまで……ここでも，どう感じているかについて考えずに，何であれ，感じられるべくして，すでにここにあるものを，実際に感じていることを知るのです……気づきそのものを通して……ちょうどボディスキャンでするように，最も強く感じる部分に息を吸い込んで，そこから吐き出すのです。歓迎する気持ちで，瞬間瞬間に，一息ごとに，何が展開するのか経験してみます……そして，その激しさが和らいだり，気づきが安定してきたら，気づきの範囲を今一度拡大して，ここに座って呼吸している身体全体の感覚も含めましょう……その身体は，山のように，威厳をもち，完全に目覚め，この時間を超越した瞬間に，全面的にくつろいでいます……。

☆トラック5　音と思考のマインドフルネス　（11分29秒）

　座り続けながら，注意の対象としている身体全体の感覚から離れるという実験をしましょう。そして，現在の瞬間の別の側面……つまり聞くことに自分を委ねましょう……私たちが音の風景の中にひたっていることを認めるのです。音の風景は空気によって，途切れることなく耳に届いています……ですから，今まさに，この瞬間に，息と身体の感覚を気づきの背景に移動させて……代わりに聞くことを気づきの舞台の中央に置き……聞くべくしてここに存在するものは何であっても，それを聞くことに注意を向けます……音にも，音と音の間のスペースにも……沈黙にまでも……息の感覚，あるいは，身体の他の感覚，そして呼吸する身体全体を主役にしてきたのと同じように……。

　そして，瞬間ごとに，聞くことと触れ合います……。

　近くの音と遠くの音……。

　音たちに，ただあるがままの姿で存在することを許します……そして，瞬間ごと，瞬間ごとに，ただ注意を向けるのです……。

　もちろん，聞いている音を批判したり，評価したりせずに，それが喜ばしいものでも，そうでなくても，もっと大きい音ならいいと願っているにしても，全くない方がいいと思っているにしても……どのような音が実際にあっても，ただあるがままに存在させます……ここにあって聞こえるものは何でも聞き……音も……音の間のスペースも……瞬間ごとに……。心が流されてしまったときには，何度も何度も聞くことへと心を連れ戻すのです……。

　では，音はなおも耳に届き続けるでしょうが，聞くことから離れます……。今度は，気づきの舞台の中央に，思考そのものを主役として意図的に乗せてみます……これは，できるだけ多くのことを考えるということではありません……思考を探し求めるのとも違います……そうではなくて，気づきの領域で思考が生まれたら，ただ単に思考として認識することなのです……

息や身体全体，そして音に向けていたのと同じ性質の注意を向けるのです……実際，私たちは音に対する関係と全く同じような関係を，思考に対しても持つことができるのです……気づきの中で発生してはほんの少しの間とどまって，それから消え去って行く出来事として扱うのです。ちょうど音のように，あるいは海の波のように……思考のさまざまな性質に注目します……内容，感情的な重さ，心地よいか，不愉快か，あるいはニュートラルか……内容に引き込まれたり，思考の流れそのものに入り込んだりはしません。思考の流れは次から次へとつながり，永遠に途切れません。ただ思考の流れの川岸に座って，流れが発するざわめきや泡立ちを聞いています……流れそのものに引き込まれたら……そういうことはときどき，避けがたいでしょうから……そういうことが起こったということに注目しましょう……気づいたときはいつでも……そして今一度自分自身を流れから引っ張り出して，川岸に腰を据え直すのです。そこで，個々の思考に，真実ではなく，事実でもなく，誘惑でもなく，ただの思考，考えとして注目するのです。私たちの人生の内なる風景の……もうひとつの側面として，とても強力な側面として，見るのです……。

　この瞬間，瞬間ごとに思考の流れの気づきの中で安らぎましょう……多分，何が展開しているのか，通常よりずっとはっきりと見ながら……私たち自身の心の中のほぼひっきりなしのおしゃべりとコメントを……浮かんで……とどまって……溶け去って行く思考の一つひとつを鮮明に見て……それから，また別の思考が現れて……思考と思考の間のスペースにさえも気づくのです……何の思考も発生していない瞬間……それらも認識するのです……ただ座って，出来事としての思考に注目しましょう。心の流れの中の泡として，渦として，小さな渦巻きとして見るのです。それほど個人的にとらえなくてもよいものとして，とらわれずに，ただ気づきの中で見て知るものとして……思考の中で迷子になっていると気づいたときには，何度も何度もこの注目へと戻ります……そうすれば，すでに思考の流れの外にいるのです……

その時にはすでに，そこから出て，思考に注目しているのですから……。

　そして……今度は思考の流れに注目するのはおしまいにして……何かしらの対象に注意するという努力をせずに，ただ気づきの中で安らぎましょう……ときとして無選択の気づき，あるいは純粋な気づきと呼ばれている気づきです。空のように，どのようなものも，あらゆるものを抱き込むことのできる気づきです……私たちの最も暗く，最も執拗で，最も嫌悪を感じる思考や，最も深い恐怖も含め，展開している経験のどのような側面も抱き込むのです。抱き込んでも，そのせいでけがれたり，乱されたり，害されることはないのです……あらゆるものをあるがままに見て，知る，気づきです。そして見ながら，知りながら，ネガティブな性質や習慣に引っぱられてしまうことはなく，新たな居住の場を提供してくれるものです。これは新しい存在の方法であり……生きる方法です……信頼できて，純粋なものです……そして私たちを，私たちに本来備わっている完全性，知恵，幸福と再び結びつけてくれるのです……すべてが具体的な形として現れて……くつろぎながら……まさにここで，まさにこの瞬間に，私たちの肌の中で。まさにあるがままの物事と共に……。

☆トラック６　呼吸空間法　（3分48秒）

　呼吸空間法のステップ１では，座っていても立っていても，背筋を伸ばした威厳ある姿勢を意図的に採用することで，現在の瞬間にとりこぼしなく気づくようになります……大丈夫であれば，目を閉じます。そうでなければ，開けたままにします……そして，どちらの場合でも，あなたの内なる経験の気づきに安らいで，それにオープンになって，質問してみます。**たった今，私の経験はどのようになっているだろう**と……。どのような**思考**が心を通過しているだろうか。できるだけ，精神的出来事として思考に注目し，言葉にしてその内容に気づくようにします……どのような**フィーリング**があるだろ

うか。不快な感情や不愉快なフィーリングにも目を向けて，オープンになります……。たった今，どのような**身体感覚**があるだろうか。すばやく身体をスキャンして，どのような硬さやこわばりの感覚があるか，感覚はないか，それらに気づいてみます……。

　ステップ2では，注意の向きを変え，自然に呼吸している息の身体感覚に注意の焦点を集中してみます……。お腹あたりの息の感覚に近づいて……息を吸う度に膨らみ……そして吐く度にしぼむ，皮膚の感覚を感じます……。
　入ってから出て行くまで，ずっと息を追跡し，息に気づき続けます。呼吸そのものを，現在の瞬間に錨，アンカーを下ろすために使います……。

　ステップ3では，呼吸周辺の気づきの範囲を拡張し，息の感覚に加えて，身体全体への意識を含めます……姿勢も……顔の表情も……内側から，どのように感じられるでしょうか……。不快，緊張，抵抗などの感覚に気づいたら，穏やかに実験をしてみましょう。息を吸う際に「そこへと吸い込み」，息を吐く際には「そこから吐き出す」のです。息を吐く度に柔らかくなり，解放されるように感じるかも知れません。もしよければ，息を吐くときには次のように自分自身に言ってもいいでしょう。
　「すでにここに存在しているのだ……何であるにしても，すでにここにあるのだ。ただ感じてみよう」。

　では，この拡張された，より余裕のある空間を持ち，受け入れる姿勢に満ちた気づきを，あなたの1日の次の瞬間に，できるだけもたらしてみます。どのような状況にあろうとも。1日が展開し続ける間ずっと。

（日本語吹き替え：越川房子）

訳者あとがき

瞑想の開始を伝える鐘の音が，部屋の静かな空気をわずかにふるわせながら皮膚と鼓膜に到着する。息を吸い込む。部屋のかすかな匂いとともに，少し冷たい空気が鼻腔から喉に抜け，肺に満ちていく。そっとお腹に注意を移す。お腹の皮膚が引っ張られながら膨らんでいく。ゆっくりと息を吐く。お腹がしぼんでいく。それとともに肺からあたたかい空気が喉を上って鼻腔から出ていく……。

毎週火曜日のお昼休みに，本書の第一著者であるオックスフォード大学精神医学部のマーク・ウィリアムズ教授の研究グループと共に行う，マインドフルネス呼吸法はいつもこんなふうにして始まりました。

……ほどなくして私の心は呼吸から離れ，先ほどまで書いていたメールの返信へとふらつき始める。いろいろな考えが，そうと気づかないうちに頭の中を行ったり来たりする。「もう少し詳しい説明を書き足した方がよい？……その必要はない……あれで十分に伝わると思う」。ふと気づく。「ああ，またあのメールのことを考えていた」。改めて，呼吸に注意を戻す。メールのことを思い出して少し緊張したのか首周りの筋肉がさっきより固いことに気づく。その感覚を味わったら，その部位から息を吸い込み，そこから吐き出してみる。筋肉が緩むのを感じる。またお腹に注意を向ける。息を吸う。腹部の筋肉の変化や鼻腔を通る冷たい空気を感じる。息を吐く。腹部の筋肉と鼻腔を通る温かい空気を感じる。廊下で人の話し声がする。その瞬間に注意は，身体の感覚から離れ話し声に飛ぶ。「話し声に注意が向いた」ことを意識して，また呼吸に注意を戻す。先ほどとは少し異なる感覚が，心臓のあたりに生じていることに気づく……。

マインドフルネス瞑想をしていると，私たちの頭の中がいつもどんなに忙しいのか，そして頭の中の考えに応じて，私たちの身体や心がどんなふうに反応しているのかに気づくようになっていきます。このことは些細なことに思われるかもしれませんが，実はとても重要なことなのです。

　なぜ気づくことが重要なのかというと，この「気づき」こそが，私たちが知らず知らずのうちにうつへの螺旋階段を下りていくのを止めてくれるからです。でも通常の私たちは，この気づきをほとんど役立てていません。役立てていないばかりか，ときにはうつへの階段を滑り落ちるために用いていたりもします。この気づきには，ちょっとした，でも決定的に重要なコツがあるのです。このコツを知らないでいると，あるいは知っていてもそのコツを身につけるための練習をしないと，残念ながら「気づき」の力をご自分の人生に役立てていくことは難しいのです。
　そのコツとは，「とてもユニークな注意の向け方」にあります。どんなときでも価値判断をせずに，そこにあるものに思いやりと好奇心に満ちた観察の眼を向けるのです。私たちが通常何かに注意を向けるときは，ほぼ自動的にある種の価値判断を行っています。価値判断をとりあえず保留してそこにあるものを眺め続けるということは，普段はまずしていません。だからユニークなのです。不快なことが起こったときに，「不快だ，嫌だ，早く変えなければ」という気づき方ではなく，「一体，今，何が起こっているのだろうか，探ってみよう」という態度で気づくことが，とても重要なポイントなのです。前者が，うつの螺旋階段を滑り降りていくタイプの気づきであるのに対して，後者はこのパターンから離れ，うつと関係しない新しいパターンを創り上げる気づきだからです。でも日常で「気づく」という言葉を使うときは，前者のタイプの気づきを指して「気づく」と言っていたりします。だからこそ，マインドフルネスではどのように気づいているのかが重要で，それがマイン

ドフルネスのコツであると申し上げるのです。

　ところで，このような注意の向け方をすると，どのような違いが現れてくるのでしょうか。このプログラムに参加した患者さんや学生さんがよく報告してくれるのは，「うまくいかずストレスになっている問題に対して，全く別の対応がとれるようになる」ということです。私たちは，何かがうまくいかなくなると，うまくいっていないと気づいた瞬間に，自動的に不快な気分に覆われます。そしてほぼ同時に「これはまずい。早くどうにかしてこの状態を変えなければ大変なことになる」と考える傾向にあります。そのことが自分にとって重要であればあるほど，私たちの注意は嫌な気分や「まずい，大変なことになる」に集中し，「いったい，今，何が起こっているのか」とか，「本当にまずい事態なのか」とか，「とりうる選択肢として何があるか」などに注意を移すことが難しくなるのです。

　このことに関係する心の理論について，心理学を専門としない方にも理解していただけるようにと心がけて，少し説明しておきたいと思います。何かを実践しようとするときには，それがなぜ必要なのかを理解しているほうが，より実践に前向きになれ，長続きするからです。

　バウアーという研究者は，気分・記憶・注意・思考の関係について体系的な実験を行い，例えばうつ状態にあるときには，うつに関係したことを思い出しやすくなること，うつに関係したことに注意が向きやすくなること，物事をうつに関係するように解釈しやすくなることを実証しました。これを〈気分一致効果〉と呼んでいます。うつという気分状態が私たちの記憶・注意・思考に影響を与えるのです。

　それだけではありません。さらに厄介なのは，次のような連鎖が起こることです。「この状態は嫌だ。どうにかしてこの状態を変えなければ……」と思った瞬間に，焦りの感情や，すぐに状態が変わらないことに

対する嫌悪を感じます。こうした感情が，思い出すことや注意を向けるものや思考の内容を，さらに否定的な色合いの強いものにしていきます。そして，それらがさらに否定的感情を強めていきます。そして否定的感情がさらに否定的……という悪循環が起こるのです。うつの螺旋階段を下りていくともいえます。つまりうつ気分の時には，そうでない気分の時とは異なる情報処理のプロセスが進行していくのです。このプロセスは，本書の第二著者であるティーズデールによって指摘され，〈抑うつ的処理活性化説〉と呼ばれています。

　ティーズデールはこのモデルをさらに発展させて〈ICS モデル（認知的下位システムの相互作用モデル）〉を提出し，うつ病はなぜ再発しやすいのか，マインドフルネス瞑想はなぜその再発を抑止可能なのか，について説明しています。このモデルはかなり複雑なので，ここでのお話に特に関係する点についてのみ説明します。

　先ほど，うつ気分のときは，うつに関係することを思い出しやすく，うつに関係することに注意が向きやすく，うつを強めるように物事を解釈しやすくなる，という三重苦について述べました。実はそれだけではないのです。うつ気分のときには，身体もいつもとは異なる状態を示すことが多いのです。不眠・過眠・だるさ・めまい・肩こりなどがその例です。こうした状態が続いたり繰り返されたりすると，うつ気分・記憶・注意・物事の解釈・身体症状などが相互に強く結び付き，やがては，うつとは関係ない肩こりや疲労からのだるさでも，うつ気分を生じたりうつ的な解釈をしやすくなります。これがうつ病を繰り返すことによって，思いあたる出来事がないのにうつ状態が再発してしまう理由のひとつとされています。したがって，うつ気分に入る前，うつ気分のとき，うつ気分から出るときに，記憶・注意・解釈・身体状態がどのようなパターンを示すのかに気づくことや，うつ気分に入りつつあるときのパターンに早めに気づき，それらがまだ弱いうちに対処することが，うつとつき合ううえでとても役に立つというわけです。さらに対処の仕方

も重要です。これらの諸理論は，うつの螺旋階段を下りていくことを抑制すると共に，新しくうつに入り込まないパターンを創っていくような対処法が，より望ましいということを示しています。本書で紹介されているマインドフルネス瞑想は，まさにそのような対処法として現在注目を集めているのです。

　マインドフルネスの中核になるユニークな気づき方が身につくと，まず，うつへの螺旋階段につながる，考え，記憶，解釈，身体の状態に早く気づけるようになります。それから，それらをうつ気分とは反対の好奇心や思いやりを含む心の状態で観察することによって，これまではうつと強く結び付いていた考えや身体状態などが，今度はうつとは関係しない考えや身体状態へと結びつくようになります。そしてそれらが新たなパターンを創り出していきます。これまでのうつのパターンが，うつとは関係ないパターンへと次第に置き換わっていくのです。

　私たちは何か自分にとって不都合なことや嫌な気分が生じると，自動的にすぐにそれを変えようと，いつもの反応を試みます。それがうまくいくのであれば，とても効率的でよいことかもしれません。でもうまくいかないときには，うつの螺旋階段を滑り落ちていくことにつながるのです。その場合は，いつもの自動的な反応ではうまくいかないことに気づいて，それを繰り返すことから離れる必要があります。それを繰り返していると，うつのパターンが自分の心身に深く刻み込まれてしまうからです。まるで，うつのテーマソングを鳴らすレコードの溝を刻み込むように……。溝が深く刻まれてしまうと，そのそばを通過しただけでその溝に滑り込んで，うつのテーマソングを鳴らし始めます。ですから，うまくいかないときには，今ここで，いつも行っている自動的な反応から離れる必要があるのです。

　マインドフルネス呼吸法では，意識的に呼吸にユニークな注意を向けることで，自動的な反応から離れることを促進します。さらに呼吸して

いるときの身体の状態に優しい注意を向けて，そのパターンを観察します。これによって以下の3つのことが可能となります。まず，身体の状態をやさしく観察することに注意が配分されるので，うつに関連することに向けられていた注意の容量が減少します。また，それによって落ち着いていく心身の状態が，これまでのうつに入るときのパターンの書き換えを促進します。さらに，嫌なことを体験してもそれをそのままにして，身体の反応や今ここに起こっていることに優しい観察の目を向けるという心の態度が身についていくと，ストレス耐性が増していきます。「人間は生きていたら愉快なことも不愉快なこともある，不愉快な気分になったら，今，何が起こっているのかを，優しく観察することに集中しよう」と思っている人は，「不愉快な気分になってはいけない，不愉快な気分になったらすぐにそれを変えなければならない」と思っている人よりもストレス耐性が高いのです。厳しい環境で育った作物は恵まれた環境で育った作物よりも環境の変化に耐える力があるのと同様です。

　本書で示されているマインドフルネスの諸技法は，そのやり方はいずれもとても単純なものです。でも実際にやってみると，思いのほか難しいことに気づくかもしれません。それほどに，私たちの「不快であってはいけない，いつも快適な状態でなければならない」と思う心は強力で，「不快であっても大丈夫，今，何が起こっているか観察してみよう」という新しい心を育てていくのは，多くの人にとって，特に最初の頃は，骨が折れることなのです。でも続けていたら，必ずそのコツを会得するときがやってきます。人によってその時期に違いはありますが，続けていればこうした観察的態度で物事に処することができるようになるのです。

　私はよくマインドフルネスの実習を，柔軟体操に譬(たと)えてお話しします。毎日，少しずつ，不快なものに対する自分の限界が伸びていきま

す。それに応じてストレス耐性が増し，不快なものに関するより正確で有益な情報を収集できます。そして物事に柔軟に対処できるようになります。柔軟体操と同じで，日によって調子も異なります。毎日やっているのに，昨日よりも身体が硬くなったと感じる日があるように，昨日よりも心がいろんなところにさまよい続ける日もあるのです。日によって身体の硬さが異なるのが身体にとってあたりまえのことであるのと同様に，日によって心のさまよい方が異なるのも心にとってあたりまえのことです。ですから，このようなことにとらわれずにやり続けてみてください。確実に心の柔軟性が身についてきます。マインドフルネスの実習は心の柔軟体操です。是非，1日わずかの時間でもよいので実習を続けてみてください。遠からずこの技法の効果を感じる瞬間がやってくることと思います。

　付属のCDについて，少し説明させていただきます。このCDのガイドは原著の付属CDでカバットジンが語っている言葉を翻訳したものです。おそらく瞑想するには言葉が多いと感じられたことでしょう。録音にあたって言葉を削ることも考えましたが，あえて，できるだけカバットジンの説明そのままをお伝えすることにしました。なぜならば，マインドフルネス瞑想の目的はゆったりとリラックスすることではないからです。実習を始めてしばらくは，無音の静かな時間が長いと心が飛びやすくなると共に，「今，ここ」に戻ってくることやこの瞑想の目的がリラックスにないことを忘れてしまいがちです。CDの（無音の時間が少なく，言葉の多い）ガイドに沿うことでこれらが防げると共に，何度も繰り返しマインドフルネスな態度そのものに注意を向け直すことができます。慣れてきたら，是非，CDを手放し，ご自分のペースで実習を進めてください。そして時間のあるときにまた，CDを用いてカバットジンの説明を復習し，マインドフルネスの本質を再確認して，マインドフルな態度の育成を続けてください。

本書を手にしてくださったすべての方のこれからの人生に，この本がお役に立ちますようにと強く願っております。

　最後に，本書の出版まで辛抱強くお付き合いくださいました星和書店の近藤達哉氏に，訳を担当してくださいました黒澤麻美氏に，訳と編集を担当してくださいましたすずき編集室の鈴木加奈子氏に，また CD 作成に力を貸してくださいました MONNACOMPANY の山口伊久子氏，アングル・エム・エスの島崎早月氏に，そして出版のきっかけをくださいました早稲田大学人間科学学術院の熊野宏昭教授に，心よりお礼申し上げます。

2012 年 9 月

越 川 房 子

索 引

[人 名]

ジョゼフ・ゴールドスタイン　203
ジョン・カバットジン　6, 19, 302
ジョン・ティーズデール　6, 19
ジンデル・シーガル　6, 19
ティク・ナット・ハン　80
マーク・ウィリアムズ　6, 19

[英 語]

awareness　57
change blindness　78
mindfulness-based cognitive therapy（MBCT）　3, 232, 272, 302
　→ cf. マインドフルネス認知療法プログラム
mindfulness-based stress reduction（MBSR）　6, 232, 302
　→ cf. マインドフルネス・ストレス低減プログラム

[日本語]

あ行

あるがまま　112, 120, 196
怒り　24
意識　73
──の流れ　208
痛み　187
意図　95
──的　60
苛立ち　108
インフォーマルな実践　296, 303
内なるバロメーター　152, 153, 154, 156, 164, 183
うつ　1, 19, 21, 22, 24
──状態にある人たちの自動思考　28, 218
──と身体　31
──と行動　34
──の解剖学　21
──の螺旋　39
──病　10, 20
易怒性　24
自動操縦（オートマチック）　67, 74, 75, 77, 235, 244
落ち込んだ気分　259
音と思考のマインドフルネス　227, 307

か行

解釈　26, 206
回避　190
──システム　44, 150, 158
──モード　190, 191, 225, 226
解放　226
開放性の感覚　204

価値判断　106, 108, 109, 124, 216
痒み　190
身体　33, 123, 128, 155
　　――から心へのフィードバック
　　　回路　33
　　――の扉　253
考えることのマインドフルネス
　　212
感覚刺激　99, 123, 126, 183
感情　26, 33, 40, 41, 45, 123, 151,
　　202
　　――状態　46
　　――的苦痛　167
　　――的反応　41
　　――の A-B-C モデル　26
　　――の役割　40
　　――反応　25, 40, 41
記憶　46, 47
聞くことのマインドフルネス
　　211, 212
奇跡　198
気づき　57, 58, 59, 60, 66, 67, 73,
　　76, 77, 86, 87, 91, 106, 120, 127,
　　145, 184, 226, 237
　　――の質　66
　　――の焦点　101
気づく　233
気分　46
希望の欠如　24
共感的な瞑想の気づき　7
強制力　95
恐怖　24
許容　247
経験　173

　　――的　60
　　――の回避　151, 173, 174
嫌悪　44, 45, 155, 156, 183, 203
　　――スイッチ　203
現在うつ状態にある人たちの
　　自動思考　28, 218
行動　21, 22, 26, 34, 37, 124
呼吸　97, 99, 100, 112, 113, 184
　　――空間　249
　　――空間法　235, 236, 241, 242,
　　264, 307
　　　→ cf. 3 分間呼吸空間法
　　――空間を取った後　250
　　――と身体のマインドフルネス
　　　165, 302, 306, 307
　　――のマインドフルネス　97,
　　　98, 297, 302, 306, 307
心地よい出来事　297, 299
　　――日誌　173, 299, 300
心がさすらう　105
心がさまよう　104, 140, 141
心のモード　39, 51, 61, 131
コントロールの放棄　112
困難な感情　202
困難の回避　204
困難を招きいれる　192

さ行
再突入　251
再発リスク　19
座位瞑想　165, 302, 307, 308
作業モード　50, 51, 53, 54, 58, 76,
　　78, 80, 81, 105, 108, 109, 127,
　　137, 140, 146, 182, 235, 273

3分間呼吸空間法　232, 244, 245, 302, 306, 307
　　→ cf. 呼吸空間法
思考　21, 22, 25, 37, 44, 73, 74, 105, 124, 151, 209, 211, 214, 223, 224, 226
　　──の扉　257, 307
自己共感　61
自己非難　28
自己批判　216
　　──的思考　24
　　──的な実況解説　216
承認　237, 240
消耗の漏斗　36
身体感覚　21, 22, 26, 37, 124, 151, 165, 181
身体的苦痛　167
身体的変化　31
身体バロメーター　176
「すること」リスト　270
接近　190
　　──システム　158
　　──モード　225, 226
絶望　24
存在モード　58, 73, 76, 80, 81, 105, 127, 139, 145, 146, 235, 273

た行

大うつ病　23
　　──エピソード　20
　　──の症状チェックリスト　23
巧みな行動の扉　258, 309
多忙　248

直接経験　126
直接的　60, 130
直感　58
停止　226
出来事についての考え方　20
徹底的受容　202
共に呼吸する　169, 183, 188
共に存在する　124
努力　96
トンネル視　66

な行

内的な落ち着き　103, 104
中へと呼吸する　168
日課活動　84, 86
認知療法　5
ネガティブ思考　20, 22, 26, 27, 30, 33, 218, 219
ネガティブな思考パターン　217

は行

ハタ・ヨガ　159
8週間マインドフルネス・プログラム　298
反芻　54, 55, 57, 123, 194, 208
非価値判断的な態度　61
広げる　234
不安　24
フィーリング　21, 22, 23, 37, 42, 44, 45, 47, 107, 124, 139, 151, 165, 223, 224, 226
　　──の直接経験　209
フォーマルな実践　216, 296
不幸感　19, 30, 32, 41, 43, 47, 49,

150
不愉快な感情　191
不愉快な出来事日誌　173, 303, 304
不愉快なフィーリング　181
古い習慣　76
変化の見落とし　78
妨害　294
ボディスキャン　132, 136, 142, 143, 144, 296, 297, 308
　――瞑想法　133

ま行

毎日のマインドフルネス　285
マインドフル　67, 71, 120, 126, 144, 231
　――・ウォーキング　114, 115, 118
　――な気づき　91, 129, 191, 273
　――な立位のヨガ　159, 302
　――・ヨガ　158, 164, 184, 302, 306, 308
マインドフルネス　6, 58, 59, 60, 66, 67, 84, 127, 231, 284, 285
　――実践　9, 201, 288
　――・ストレス低減プログラム　6, 232
　　→ cf. mindfulness-based stress reduction(MBSR)

――認知療法プログラム　3, 232, 291
　　→ cf. mindfulness-based cognitive therapy(MBCT)
まとめる　234
無意識　120
無価値　34
　――感　28
無選択の気づき　227, 307
無能　34
　――感　37
明晰な見方　226
瞑想実践　107, 111, 132, 158
目標志向　109
目標達成　51
問題解決　51, 52, 55

や・ら・わ行

安らぎ　80, 103
やり直す　109
余暇活動　35
リラックス　136
レーズン・エクササイズ　68, 70, 83
悪い瞑想　142

著者略歴

マーク・ウィリアムズ博士（Mark Williams, Ph.D.）

マーク・ウィリアムズ博士は，英国オックスフォード大学で臨床心理学教授とウェルカム・トラスト主任研究員を務めている。1983年から1991年まで英国ケンブリッジの医学研究カウンシルの認知・脳科学ユニットで研究科学者を務め，その後，バンゴーにあるウェールズ大学の臨床心理学教授となり，同大学の医学・ソーシャルケア研究センター（IMSCaR）とマインドフルネス研究・実践センターを創設している。

ジョン・ティーズデール博士（John Teasdale, Ph.D.）

ジョン・ティーズデール博士は，最初は英国オックスフォード大学の精神医学部で，次にはケンブリッジの認知・脳科学ユニットで，医学研究カウンシルが資金提供をしている上級研究員の地位を有する。またロンドン大学精神医学研究所で訪問教授も務めた。英国における認知療法研究のパイオニアの1人である。

ジンデル・シーガル博士（Zindel Segal, Ph.D.）

ジンデル・シーガル博士はトロント大学の心理療法部門でモーガン・ファイアーストーン［訳注：研究のスポンサー］の主任を務めている。トロント大学では，嗜癖とこころの健康センターで認知行動療法部門の主任，精神医学部・心理学部の教授，精神医学部の心理療法プログラム主任でもある。

ジョン・カバットジン博士（Jon Kabat-Zinn, Ph.D.）

ジョン・カバットジン博士は，科学者，ライター，瞑想指導者。マサチューセッツ大学医学部の名誉教授であり，医療・ヘルスケア・社会のためのマインドフルネスセンターの創始者兼最高顧問センター長，世界的に有名なストレス低減クリニックの前院長。また統合医療アカデミックヘルスセンター共同体の創始者かつ主催者で，マインド＆ライフ研究所の副所長である。

訳者略歴

越川房子（こしかわ　ふさこ）
臨床心理士，学校心理士，臨床発達心理士。
1993 年　早稲田大学大学院文学研究科心理学専攻修士課程修了
1991 年　早稲田大学大学院文学研究科心理学専攻後期課程単位取得退学
1991 年　早稲田大学文学部助手
1994 年　同　専任講師
1997 年　同　助教授
2002 年〜　現職（早稲田大学文学学術院教授）
2004 年秋〜 2005 年夏（特別研究期間）　オックスフォード大学のウィリアムズ教授（本書の第一著者）のもとで過ごす

黒澤麻美（くろさわ　あさみ）
1989 年　慶應義塾大学文学部卒業
1990 〜 1993 年　英国オックスフォード大学留学
1991 年　慶應義塾大学大学院文学研究科修士課程修了。帰国後，複数の大学で英語講師として勤務
2005 年〜　北里大学一般教育部専任講師
共訳書：『認知行動療法を始める人のために』（星和書店，2007），『ACT（アクセプタンス＆コミットメント・セラピー）を実践する』（星和書店，2009）など。

うつのためのマインドフルネス実践
―― 慢性的な不幸感からの解放 ――

2012 年 11 月 15 日　初版第 1 刷発行
2014 年 3 月 4 日　初版第 2 刷発行
2018 年 6 月 14 日　初版第 3 刷発行

著　者　マーク・ウィリアムズ，ジョン・ティーズデール，
　　　　ジンデル・シーガル，ジョン・カバットジン
訳　者　越川房子，黒澤麻美
発行者　石澤雄司
発行所　㈱星和書店
　　　　〒168-0074　東京都杉並区上高井戸1-2-5
　　　　電話　03（3329）0031（営業部）／03（3329）0033（編集部）
　　　　FAX　03（5374）7186（営業部）／03（5374）7185（編集部）
　　　　http://www.seiwa-pb.co.jp
印刷・製本　中央精版印刷株式会社

Printed in Japan　　　　　　　　　　　　　　ISBN978-4-7911-0826-8

・本書に掲載する著作物の複製権・翻訳権・上映権・譲渡権・公衆送信権（送信可能化権を含む）は㈱星和書店が保有します。
・JCOPY〈（社）出版者著作権管理機構　委託出版物〉
　本書の無断複製は著作権法上での例外を除き禁じられています。複製される場合は，そのつど事前に（社）出版者著作権管理機構（電話 03-3513-6969，FAX 03-3513-6979，e-mail：info@jcopy.or.jp）の許諾を得てください。

うつのための
マインドフルネス&アクセプタンス・ワークブック

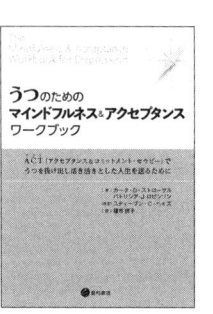

ACT（アクセプタンス&コミットメント・セラピー）でうつを抜け出し活き活きとした人生を送るために

カーク・D・ストローサル,
パトリシア・J・ロビンソン 著
スティーブン・C・ヘイズ 序文
種市摂子 訳

A5判　456p　定価：本体3,500円+税

「うつは行動」という斬新な見方に基づく、マインドフルネスとACTの技法を用いたうつの治療プログラム。9つのステップでうつの罠から抜け出して、活き活きとした人生を手に入れることができる。

マインドフルネスで
不安と向き合う

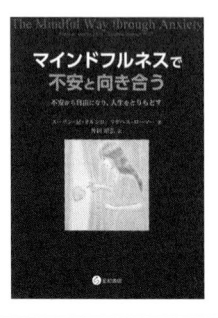

不安から自由になり、人生をとりもどす

スーザン・M・オルシロ,
リザベス・ローマー 著
仲田昭弘 訳

A5判　440p　定価：本体2,700円+税

マインドフルネスは、「今、この瞬間」の経験をありのまま受け容れて自己を思いやる気づきのスキルである。マインドフルネスによる慢性的不安への対処法を、豊富な症例とエクササイズで身につける。

発行：星和書店　http://www.seiwa-pb.co.jp

マインドフルネスを始めたいあなたへ

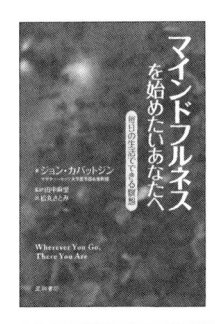

毎日の生活でできる瞑想
原著名：Wherever You Go, There You Are

ジョン・カバットジン 著
（マサチューセッツ大学医学部名誉教授）

田中麻里 監訳
松丸さとみ 訳

四六判　320p　定価：本体2,300円＋税

75万部以上売れ、20以上の言語に翻訳されている書の日本語訳。マインドフルネス実践の論拠と背景を学び、瞑想の基本的な要素、それを日常生活に応用する方法まで、簡潔かつ簡単に理解できる。

マインドフルネスそしてACT（アクセプタンス＆コミットメント・セラピー）へ

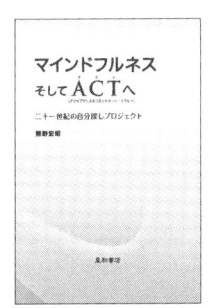

二十一世紀の自分探しプロジェクト

熊野宏昭 著

四六判　164p　定価：本体1,600円＋税

「ACT＝アクセプタンス＆コミットメント・セラピー」と、マインドフルネスという2600年前にブッダが提唱した心の持ち方を結びつけながら、今を生きるためのヒントを探る。

発行：星和書店　http://www.seiwa-pb.co.jp

ACT(アクセプタンス&コミットメント・セラピー)をはじめる

セルフヘルプのためのワークブック

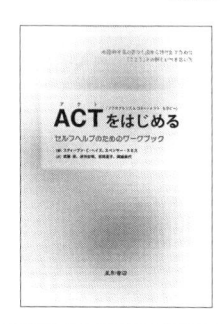

スティーブン・C・ヘイズ,
スペンサー・スミス 著

武藤崇、原井宏明、吉岡昌子、岡嶋美代 訳

B5判　344p　定価：本体2,400円+税

ACTは、新次元の認知行動療法といわれる最新の科学的な心理療法。本書により、うつや否定的思考をスルリとかわし、よりよく生きる方法を身につけることができる。楽しい練習課題満載。

アクセプタンス&コミットメント・セラピー (ACT) 第2版

マインドフルな変化のためのプロセスと実践

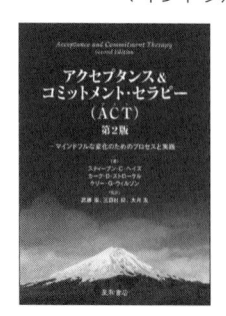

スティーブン・C・ヘイズ,
カーク・D・ストローサル,
ケリー・G・ウィルソン 著

武藤崇，三田村仰，大月友 監訳

A5判　640p　定価：本体4,800円+税

1999年にHayesらによりACTに関する初めての書が出版された。2012年に大幅に内容が改訂された第2版が出版。本書は、その第2版の翻訳である。ACTの神髄を体得できる基本マニュアルである。

発行：星和書店　http://www.seiwa-pb.co.jp

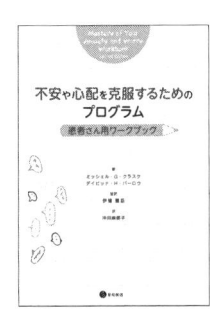

不安や心配を克服するためのプログラム： 患者さん用ワークブック

ミッシェル・G・クラスケ，
デイビッド・H・バーロウ 著
伊豫雅臣 監訳
沖田麻優子 訳

B5判　188p　定価：本体2,400円＋税

「心配性だ」「すぐ緊張してしまう」と悩んでいる人，不安でやるべきことが手につかない人など，全般性不安障害（全般不安症）をもつ人やその傾向のある人が，認知行動療法による対処方法を学べる。

不安や心配を克服するためのプログラム： 治療者用ガイド

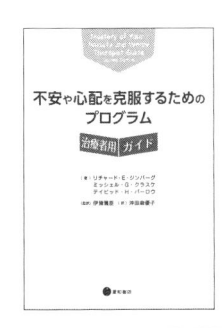

リチャード・E・ジンバーグ，ミッシェル・G・クラスケ，
デイビッド・H・バーロウ 著
伊豫雅臣 監訳
沖田麻優子 訳

A5判　220p　定価：本体3,200円＋税

『不安や心配を克服するためのプログラム：患者さん用ワークブック』を使いこなしたい治療者のためのガイドブック。全般性不安障害をもつ人やその傾向のある人のための，認知行動療法を使った治療プログラムを実践する。

発行：星和書店　http://www.seiwa-pb.co.jp

〈特集〉マインドフルネス
―精神科治療への導入と展開―

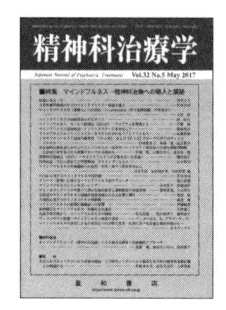

月刊 **精神科治療学　32巻5号**

B5判　定価：本体 2,880円+税

いま大流行のマインドフルネス。誤用も見られる中、その本質に迫る。仏教の瞑想法に由来するマインドフルネスは、不安症やうつ病をはじめ、さまざまな精神疾患の治療に用いられ、その効果も実証されつつある。本特集ではマインドフルネスが精神科医療にどのように根付き、実践されているのかを概観する。導入と総論、様々な治療法の中でのマインドフルネス（MBSR、MBCT、ACT、TF-CBT、DBT 等）、様々な疾患や反応への適用（内科疾患、うつ病と不安症、PTSD、悲嘆等）、周辺領域との関連（認知科学、森田療法、現象学、ヴィパッサナー瞑想、有害反応への予防と対策等）を取り上げた。今後、精神科医療でますます用いられるであろうマインドフルネスを日常臨床に取り入れたい臨床家必読の特集。

〈特集〉ACT（アクト）（アクセプタンス＆コミットメント・セラピー）
＝ことばの力をスルリとかわす新次元の認知行動療法

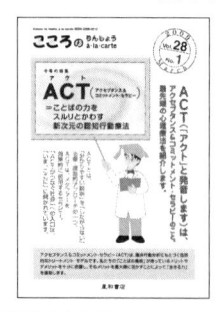

季刊 **こころのりんしょう à·la·carte　28巻1号**

B5判　定価：本体 1,600円+税

ACT は、認知行動療法の第 3 の波といわれる最新の心理療法。「ことばの機能」が持っているメリットやデメリットを十分に把握し、そのメリットを最大限に活かすことによって「生きる力」を援助する。本誌は、その理論背景と臨床実践を Q&A と論説により詳しく解説する。

発行：星和書店　http://www.seiwa-pb.co.jp